Michael Armbrust & Anja Link

Borderline im Trialog

Miteinander reden – voneinander lernen

Ausführliche Informationen zu jedem unserer lieferbaren und geplanten Bücher finden Sie im Internet unter ↗ http://www.junfermann.de. Dort können Sie unseren Newsletter abonnieren und sicherstellen, dass Sie alles Wissenswerte über das Junfermann-Programm regelmäßig und aktuell erfahren. – Und wenn Sie an Geschichten aus dem Verlagsalltag und rund um unser Buch-Programm interessiert sind, besuchen Sie auch unseren Blog: ↗ http://blogweise.junfermann.de.

MICHAEL ARMBRUST & ANJA LINK

BORDERLINE IM TRIALOG

MITEINANDER REDEN – VONEINANDER LERNEN

Junfermann Verlag
Paderborn
2015

Copyright	© der deutschen Ausgabe: Junfermann Verlag, Paderborn 2015
Coverfoto	© lolloj – iStock
Covergestaltung / Reihenentwurf	Christian Tschepp
Satz	JUNFERMANN Druck & Service, Paderborn

Bibliografische Information der Deutschen Nationalbibliothek

Die Deutsche Nationalbibliothek verzeichnet diese Publikation in der Deutschen Nationalbibliografie; detaillierte bibliografische Daten sind im Internet über http://dnb.d-nb.de abrufbar.

ISBN 978-3-95571-338-6
Dieses Buch erscheint parallel als E-Book.
ISBN: 978-3-95571-358-4 (EPUB), 978-3-95571-359-1 (MOBI), 978-3-95571-360-7 (PDF).

Für Patricia H., Jan P, Claudia P. und Matthias K., meine ehemaligen Patienten, die mir die Augen und die Seele geöffnet haben für Borderline.

M. A.

Mein Dank gilt insbesondere den Eltern, die in Beratungsgesprächen und den Trialogen offen und ehrlich über ihre Gefühle gesprochen haben und mich so lernen und verstehen ließen.

A. L.

Inhalt

Vorwort

Als der Junfermann Verlag im Frühsommer 2013 an mich (M. A.) herantrat mit der Frage, ob ich Interesse hätte, ein Buch über die Borderline-Störung zu schreiben, reagierte ich zuerst zurückhaltend. Ich erwiderte, dass es ja schon so viele Bücher zu diesem Thema gebe, sowohl aus professioneller Sicht als auch aus der Perspektive der Betroffenen, ließ mich dann jedoch überzeugen, dass ein Buch mit *trialogischer* Grundausrichtung etwas Neues und eine Bereicherung sein dürfte. Völlig klar war auch sofort, dass dieses Projekt nur zusammen mit Anja Link, der Mitbegründerin des Borderline-Trialogs, erfolgen konnte. Wir kennen uns seit über zehn Jahren, zahlreiche Begegnungen und Kooperationen zum Thema Borderline fanden in dieser Zeit statt.

In diesem Buch sollen die wesentlichen Informationen zum Thema Borderline vermittelt werden, und zwar aus der Perspektive sowie zum Nutzen aller drei beteiligten Gruppen: Betroffene, Angehörige und Praktizierende.

Bei der Darstellung der einzelnen Themen aus den verschiedenen Blickwinkeln treten mitunter gewisse inhaltliche Wiederholungen auf. Dies wurde bewusst so konzipiert, da die Themen aus unterschiedlichen – trialogischen – Perspektiven und auch in unterschiedlicher inhaltlicher Gewichtung dargestellt werden, je nachdem, *für* wen und *durch* wen ein besseres Verstehen erreicht werden soll. Die trialogische Grundidee ist durch die unterschiedlichen Blickwinkel gut repräsentiert, und inhaltliche Wiederholungen unterstreichen zudem die Wichtigkeit der jeweiligen Themen.

Wie an der einen oder anderen Stelle deutlich werden wird, haben wir unterschiedliche Stile in der Darstellung der Inhalte gewählt. Auch dies ist im Sinne des Trialogs gewollt.

Zu den Inhalten gibt es folgende Vorbemerkungen: Wir stellen in diesem Buch den Stand im Sommer 2015 vor, der sich in Bezug auf einige Themen wahrscheinlich ändern wird, z. B. bezüglich der psychosozialen Entwicklungsmöglichkeiten oder der Gewichtung der Therapieformen. In den jeweiligen Kapiteln werden mögliche Entwicklungsrichtungen angedeutet.

Zur Frage des Zusammenhangs von traumatischen Erfahrungen und Borderline gibt es sehr unterschiedliche Positionen, die engagiert diskutiert werden. Wir möchten an dieser Diskussion nicht intensiv teilnehmen, sondern äußern uns zurückhaltend, was schon hier im Vorwort betont werden soll. Wir gehen von der Position aus, dass Traumafolgestörungen ein eigenständiges Krankheitsbild darstellen, das zusätzlich zur Borderline-Störung bestehen kann. Zusammenhänge dieser beiden Störungen werden im Buch durchaus behandelt, für eine umfassende Darstellung der Traumafolgestörung sei jedoch auf andere Literatur verwiesen.

Ebenso wollen wir vorausschicken, dass manche unserer Ausführungen möglicherweise beim Leser einen deutlichen Perspektivwechsel erfordern. In erster Linie denken wir hier an die Stellung und Gewichtung der Angehörigen im gemeinsamen Prozess. Dies ist aus unserem trialogischen Blickwinkel aber ausdrücklich gewünscht.

Wir gehen davon aus, dass dieses erste „trialogische" Buch noch nicht alle Themen abschließend abhandeln kann, sondern diesbezügliche Ergänzungen folgen werden. Gerade in den trialogischen Diskussionen ergeben sich immer wieder neue Erkenntnisse, sodass die Inhalte weiterentwickelt werden und gegebenenfalls in einer Neuauflage eingearbeitet werden können. Wie in den Inhalten deutlich wird, ist die Borderline-Störung und deren Behandlung vor allem in den letzten 20 Jahren großen Neuentwicklungen, zum Teil grundsätzlichen Neuauffassungen, unterworfen und wir hoffen, dass dies auch in Zukunft so weitergehen wird – zum Wohle aller Beteiligten.

Wir freuen uns über jede Rückmeldung, sei es von Betroffenen, Angehörigen oder professionell Tätigen. Wir wünschen uns eine Ausweitung der trialogischen Verständigung.

Bad Bramstedt/Nürnberg, Juni 2015

Dr. Michael Armbrust
Anja Link

1. Trialogischer Austausch – den Blickwinkel ändern, verstehen und lernen

„Ich begreife es einfach nicht: Unsere Tochter hat 16 Wochen Therapie gemacht und es geht ihr nicht besser. Sie beteiligt sich nicht am Haushalt, obwohl sie den ganzen Tag nichts zu tun hat, und wenn ihr was nicht passt, schneidet sie sich die Arme auf! Zu Hause laufen wir alle wie auf rohen Eiern!"

(Mutter einer Betroffenen)

„Vielleicht fühlt sich Ihre Tochter unter Erfolgsdruck gesetzt? Bei mir hat es damals fast zwei Jahre gedauert, bis ich das, was ich in der Therapie gelernt habe, wirklich im Alltag umsetzen konnte. Aus dem ‚Schutzraum Klinik' entlassen zu werden ist ganz schön hart. Wichtig waren dort für mich die Ermutigungen durch die Fachleute. Eine Weile war ich sogar richtig darauf fixiert, weil ich die Vorstellung hatte, nur in der Klinik habe ich Menschen, die mich verstehen und die mir zeigen können, wie das Leben funktioniert. Für die Meinung von anderen interessierte ich mich lange Zeit nicht mehr."

(25-jährige Borderline-Betroffene)

„Das war mir gar nicht so klar, dass die Betroffenen uns so sehen könnten. Denn ich kam mir oft genauso hilflos wie die Betroffenen selbst vor, gerade wenn Situationen auf Station eskaliert sind. Erst seit wir mit neuen Konzepten therapeutisches Handwerkszeug bekommen haben, fühle ich mich in meiner Profi-Rolle wieder handlungsfähiger; das ist für mich wichtig, um bei der Sache bleiben und Zuversicht vermitteln zu können."

(Psychotherapeut)

„... und ich dachte immer, die Profis verstecken sich nur hinter ihren Therapiekonzepten. Immer, wenn es hieß, ich soll diese oder jene Übung machen, habe ich gedacht, das klingt fast wie eine Floskel, aber ich als Person werde gar nicht mehr wahrgenommen ...."

(25-jährige Borderline-Betroffene)

Diese – hier auszugsweise wiedergegebene – Diskussion zwischen einer Betroffenen, einer Angehörigen und einem Psychotherapeuten zeigt, wie die Teilnehmer eines Trialoges sich gegenseitig dabei helfen, die Situation des jeweils anderen besser zu verstehen. Durch dieses bessere Verstehen können Beziehungen sich verändern und mehr Offenheit und Akzeptanz entstehen. Das Konzept des Trialogs wird so zu einem Zugewinn für alle, die daran teilnehmen.

1.1 Betroffene, Angehörige und Fachleute an einem Tisch

Die Idee zu einem Borderline-Trialog wurde 2001 von Andreas Knuf im Nachwort des Buches „Leben auf der Grenze“ (2006) beschrieben. Zunächst aber schien ein Voneinander-Lernen auf gleicher Augenhöhe – in der Form, wie es seit 30 Jahren sehr erfolgreich in den Psychose-Seminaren geschieht – im Zusammenhang mit der Borderline-Störung nicht möglich. Kommunikation und Beziehungen sind nicht selten geprägt von heftigen Emotionen. Manchmal geht gar nichts mehr; die Beteiligten können nicht mehr miteinander sprechen, ohne in Streit und in gegenseitige Schuldzuweisungen zu geraten. Der Austausch auf einer sachlichen Gesprächsebene ist nicht mehr möglich. Hilfreich ist es dann, Abstand zu gewinnen, die Situation von außen zu betrachten und sich in die Lage aller Beteiligten hineinzuversetzen. Genau das geschieht im Trialog, wenn Betroffene, Angehörige und Fachleute sich auf gleicher Augenhöhe zum Austausch von Erfahrungen und Wissen an einen Tisch setzen. Das Motto lautet hier: „Lernen und Verstehen über einen Stellvertreter“. In den Trialogen geht man nicht mit dem eigenen Patienten, der eigenen Mutter oder dem eigenen Psychotherapeuten, sondern der Borderline-Betroffene begegnet beispielsweise einem Menschen, der Angehöriger eines anderen Borderliners ist und sich in einer ähnlichen Situation wie die eigene Mutter befindet. In diesem „neutralen“ Rahmen und dem konfliktfreien Kontakt kann eine klärende Diskussion stattfinden, Fragen offen gestellt und Antworten gefunden werden. Mit diesem neu gewonnenen Wissen kann wieder Begegnung stattfinden.

Den Trialog-Gedanken aufzugreifen und umzusetzen gelang gemeinsam in einem kleinen Initiatorenteam: Christiane Tilly und Anja Link – zugleich Betroffene und in psychosozialen Berufen ausgebildet – holten noch Heiner Dehner als Psychologen und Psychiatriekoordinator der Stadt Nürnberg ins Boot. Der Einladung zum ersten bundesweiten Borderline-Trialog folgten im Dezember 2004 mehr als 300 Betroffene, Angehörige und professionell Tätige. Diese Resonanz machte deutlich, wie stark das Interesse am gegenseitigen Verstehen war und nach wie vor ist. Vor allem aber wurden auch der Mut und die Motivation geweckt, diese Form des Austausches voranzubringen und zu etablieren.

Nachdem die ersten Schritte im mittelfränkischen Ansbach und Nürnberg getan waren und sich damit Befürchtungen zerschlagen hatten, dass eine trialogische Gruppe im Zusammenhang mit Borderline nicht funktionieren könne, begann die Idee sich weiterzuverbreiten. Engagierte Trialog-Teilnehmer der bundesweiten Veranstaltung aus ganz Deutschland fragten nach, unter welchen Voraussetzungen und mit welchen Mitteln die Umsetzung eines Borderline-Trialogs gelingen kann. In Telefonaten und Zusammenkünften mit Interessierten vor Ort wurde gemeinsam überlegt, geplant und jeweils von den bisher gemachten Erfahrungen profitiert, experimentiert und immer weiter voneinander gelernt.

Fortführung der Trialog-Veranstaltungen

Neben den jährlich stattfindenden bundesweiten Trialog-Veranstaltungen haben sich inzwischen in mehreren Städten Regionalgruppen gegründet, die regelmäßig zusammenkommen und teils schon über mehrere Jahre bestehen. In all diesen Treffen werden sehr offen von allen Beteiligten Fragen gestellt und vielfältige Antworten gefunden. Spannend ist, die Besonderheiten der einzelnen Regionalgruppen zu verfolgen, die an dieser Stelle nur kurz angerissen werden können. So schreiben beispielsweise die Teilnehmenden in Herborn Protokolle über ihre Zusammenkünfte, sodass die beeindruckenden gemeinsamen Erkenntnisse festgehalten und später nachgelesen werden können.

Durch die Rückmeldungen der Regionalgruppen wird auch deutlich, dass manchmal Kompromisse notwendig sind, um Prozesse überhaupt in Gang zu setzen. Manche gefundene Lösung erweist sich dann als praktikabler Weg, der beibehalten werden kann. So findet beispielsweise das Treffen des Borderline-Trialogs in Bad Bramstedt, den es seit 2007 gibt, in den Räumlichkeiten einer psychosomatischen Klinik statt. Damit wird zwar der ursprünglichen Trialogidee des „neutralen" Ortes nicht entsprochen, für die Teilnehmenden scheint dies jedoch kein Hindernis zu sein. Nach Auskunft der Veranstalter kommen regelmäßig bis zu 60 Interessierte zum Regionaltreffen, dabei sind die Gruppen der Betroffenen, Angehörigen und Fachleute etwa gleich stark vertreten. Besonders ist dort, dass sich auch erwachsene Kinder von Menschen mit der Diagnose Borderline im Trialog einfinden.

Trialog – (wie) funktioniert das?

Die konkrete Umsetzung des Trialog-Gedankens und die Gestaltung der Gruppen hängen jeweils von den Vorstellungen und Wünschen der Teilnehmer und teils einfach auch von den vor Ort verfügbaren Möglichkeiten und Ressourcen ab. Bewährt hat sich, nach einer Initialveranstaltung zum Trialog, einen verlässlichen Rahmen für die Gruppentreffen anzubieten, Termine im Vorfeld festzulegen und die Gespräche durch eine Moderation zu begleiten. Gute Erfahrungen wurden inzwischen mit sogenannten Blockseminaren gemacht.

Ein Blockseminar ist ein „Paket" aus drei bis fünf Sitzungen, bei denen der erste Termin stets ein Informationsabend ist. An diesem ersten Abend werden die drängendsten sachlichen Fragen zu Borderline und zum Trialog geklärt, und er bietet eine gute Gelegenheit, die Themenwünsche der Teilnehmer zu sammeln. Nach dem Info-Abend gibt es weitere vier Abende, in denen die trialogischen Gesprächsrunden zu den ausgewählten Themen stattfinden. So kann das Vorbereitungsteam nach Abschluss des „Blocks" entscheiden, wann der nächste Borderline-Trialog stattfinden wird. Rücksicht nehmend auf die Kapazitäten der Organisator/inn/en lässt sich so ein Block mit etwa fünf Abenden leichter umsetzen als eine kontinuierlich angesetzte Veranstaltungsreihe. Die Pause zwischen den Seminaren kann kreativ genutzt werden, um dann wieder alle Energien für den nächsten Durchlauf zu bündeln.

Günstig ist, im Vorbereitungsteam die Regeln für den Trialog festzulegen und schon beim Informationsabend zu präsentieren oder sogar schon auf dem Info-Flyer der Veranstaltungsankündigung abzudrucken.

Entscheidend für eine offene Atmosphäre im Trialog ist eine Grundhaltung, die durch folgende Punkte gekennzeichnet ist:

- Der Austausch geschieht auf gleicher Augenhöhe.
- Bewertungen werden vermieden.
- Jeder ist für sich selbst verantwortlich.
- Die Wahrheit ist subjektiv.

In diesem Rahmen sind intensive, wechselseitige Lernprozesse möglich und nutzen allen Beteiligten: Fachleute berichten, dass sie im Trialog eine tiefere Ebene des Verstehens erreichen und ihre eigene Rolle als Helfer neu betrachten und definieren können. Betroffene beschreiben beispielsweise, dass sie durch Erzählungen der Angehörigen die Situation der eigenen Eltern oder Partner ganz anders reflektieren und deren Reaktionen auf eigenes Verhalten anders bewerten können. Dabei macht auch Mut, von anderen Betroffenen zu hören, welche Erfahrungen mit Selbsthilfe und Therapie gemacht werden. Gerade Eltern von Betroffenen haben im Trialog die Möglichkeit, Fragen zu stellen, die die eigenen Kinder selbst noch nicht beantworten können. Durch diese „Übersetzungsarbeit“ entsteht wieder mehr Verständnis, und die Bereitschaft zur Meisterung des gemeinsamen Alltags wird gestärkt.

1.2 Trialog weitergedacht

Das hohe Interesse am Borderline-Trialog, die intensive Arbeit in der Regionalgruppe, viele Anfragen nach Vorträgen, um von den Erfahrungen des Initiatoren-Teams zu profitieren, – all dies machte sehr schnell deutlich, dass diese Arbeit allein auf ehrenamtlicher Basis nicht lange geleistet werden kann. Darüber hinaus ist der Trialog-Gedanke nicht auf Veranstaltungen und Gruppentreffen beschränkt, sondern beschreibt viel mehr eine Haltung, mit der einander begegnet wird. Er zeichnet einen neuen Rahmen, in dem Unterstützung stattfinden kann. Die trialogische Arbeit im Kontext der Borderline-Störung bedeutet beispielsweise, dass Hilfsangebote auch für Angehörige erarbeitet werden, Erfahrungswissen in Fortbildungen für Fachleute genutzt wird und Betroffene eine Vorbildfunktion für jüngere Betroffene einnehmen können.

Seit 2006 gibt es in Nürnberg, unter Trägerschaft des Fördervereins Ambulante Krisenhilfe e. V., ein Informations- und Beratungsangebot mit trialogischem Konzept: die bundesweit tätige Borderline-Trialog Kontakt- und Informationsstelle. Mit diesem Vorhaben sollte eine Anlaufstelle geschaffen werden, für Menschen, die an einer Borderline-Persönlichkeitsstörung erkrankt sind, und Personen, die im beruflichen oder persönlichen Kontext mit der Erkrankung konfrontiert sind.

Ziel der Arbeit ist, das Verständnis für Borderline-Betroffene auf individueller und gesellschaftlicher Ebene zu verbessern, um neue Lösungswege für einen gelingenden Alltag zu finden und einer Stigmatisierung entgegenzuwirken. Dies soll unter dem besonderen Aspekt gelingen, bei dem die Perspektive, das Wissen und die Erfahrungen von Betroffenen, professionell Tätigen und Angehörigen berücksichtigt werden.

Die übergeordnete Aufgabe der Stelle ist, zum besseren Verständnis der Borderline-Störung beizutragen und dabei das Wissen und die Erfahrungen, die im Trialog gesammelt werden, zu bündeln. Der Trialog-Gedanke soll dabei weiter Verbreitung finden und neue Lösungswege im gemeinsamen Alltag ermöglichen. Umgesetzt wird dies u. a. durch Gespräche mit Betroffenen und Angehörigen, dialogische Fortbildungen und Fallkonferenzen, Informationsveranstaltungen und nicht zuletzt dem Trialog selbst.

Mit dem ersten bundesweiten Borderline-Trialog 2004 ist ein gewinnbringender Prozess in Gang gekommen, der vielfache Möglichkeiten eines tieferen Verständnisses und mehr Toleranz für die Situation aller Beteiligten ermöglicht. Die Begegnungen und Erkenntnisse im Trialog wecken Mut und Zuversicht sowohl bei den Betroffenen als auch bei Angehörigen und professionell Tätigen. Der Trialog leistet einen erheblichen Beitrag für die Bildung einer Lobby der Borderline-Betroffenen und ihres Umfeldes; jeder einzelne Schritt in diese Richtung ist lohnenswert.

Kürzlich erreichte die Autorin direkt im Anschluss an ein Gründungstreffen zum Trialog eine Mail von einer Betroffenen. Darin schreibt sie, dass sie nach anfänglichem Zögern allen Mut zusammengenommen und sich bereiterklärt habe, sich an der Moderation und Koordination der Borderline-Trialoge zu beteiligen. Was sie zum ersten Treffen unter ihrer Leitung schreibt, lässt vielleicht „den Funken überspringen“:

> „Wie gut, dass wir noch Ersatzstühle mitgebracht haben, denn wir haben sie alle gebraucht, es waren ca. 40 Leute da! Davon 6 Fachleute, ca. 6–8 Angehörige und der Rest alles Betroffene. Wir haben erst mal die Regeln aufgestellt, die wir wichtig fanden, dann haben wir Themen gesammelt und das mit dem Duzen oder Siezen geklärt. Die Kommunikation klappte reibungslos, ich musste nur ein-, zweimal als Moderatorin eingreifen. Ich war am Anfang ziemlich aufgeregt, aber alle machten gut mit, und ganz schnell waren wir mitten im Gespräch! Ich bin aufs nächste Mal gespannt und mache auf jeden Fall weiter.“

2. Zum Grundverständnis der Störung

2.1 Borderline trialogisch betrachtet

Das Erleben der Betroffenen

Für die Betroffenen handelt es sich bei der Borderline-Störung um ein sehr komplexes Leiden, das auch nach jahrelangem Verlauf oft nur schwer (be-)greifbar ist. Bestimmte Symptome, durch die sich die Störung äußert, werden über lange Zeit hinweg nicht akzeptiert. Das führende subjektive Gefühl ist Verzweiflung. Betroffene[1] äußern sich dazu so oder in ähnlicher Weise:

> „Früher war Borderline für mich vor allem Wut oder etwas, was ich Gefühlsmatsch nenne, weil es zu viel war. Heute ist es eher Trauer und Erschöpfung. Am schlimmsten finde ich den Zustand des absoluten Nichts."
>
> (Alex, 46-jährige Betroffene)

> „Am schlimmsten für mich ist der Kontrollverlust. Ich gerate von einem Extrem ins nächste und fühle mich dann handlungsunfähig."
>
> (Marion, 27-jährige Betroffene)

Im Vordergrund des Erlebens steht für die Betroffenen oft die weitreichende Unfähigkeit, ein Verlassenwerden auszuhalten. Das bezieht sich weniger auf ein grundlegendes Alleinsein, sondern auf das Weggehen, Nichtkommen oder Vermissen einer Person, zu der eine Gefühlsbindung besteht. Es ist also mehr der Prozess gemeint als der Zustand. Die Unfähigkeit, diesen Prozess auszuhalten, kann sich durch verschiedene psychische Störungen äußern, wobei Ängste und innere Anspannung am häufigsten auftreten. Diese Symptome können aber auch in aktuellen, nicht lösbaren Konflikten – mit sich oder anderen – begründet liegen.

Hinzu kommen Selbstabwertungen bis hin zu Selbsthass und starken Selbstzweifeln, meist verbunden mit der Frage, ob man überhaupt liebenswert sei. Die Betroffenen verneinen dies meist und sehen darin auch die „Begründung" für das Verlassenwerden durch andere. Die eigenen, in der Regel unerfüllten Bedürfnisse nach Nähe, Zuwendung und Geborgenheit werden als Schwäche wahrgenommen und deshalb abgewertet. Daraus resultiert psychologische wie auch physiologische (Bedürfnis-) Frustration. Die resultierenden Anspannungszustände werden als „Druck" erlebt

---

1 Die Namen der Betroffenen und ihrer Angehörigen, die im Buch zitiert werden, wurden zugunsten der Anonymität geändert. Teilweise handelt es sich um selbst gewählte „Pseudonyme".

mit der Notwendigkeit, sie möglichst schnell zu beseitigen, z.B. durch selbstschädigendes Verhalten oder Substanzeinnahme. Mittel- bis langfristig entwickeln sich zusätzlich Verhaltens*muster*, die den „Zweck" haben, Gefühle zu vermeiden, also „Gefühle wegzumachen", wie die Betroffenen es oft ausdrücken: häufigeres Dissoziieren, regelmäßige Einnahme bestimmter Substanzen, sozialer Rückzug etc. (All diese Verhaltensweisen werden später genauer erläutert und erklärt.)

Neben den Anspannungszuständen entwickeln sich aus dem frustrierenden Verlauf der Störung auch Unsicherheiten und Ängste und damit verbunden große Probleme mit der Selbsteinschätzung. Letzteres führt regelmäßig zu Schwierigkeiten bei der Beantwortung der Frage „Was gilt?", also dem sicheren Einschätzen, was für einen selbst angemessen und richtig ist, was nötig ist, was gebraucht wird usw. Das kann von basalen Fragen wie „Möchte/muss ich jetzt schlafen?" oder „Möchte ich jetzt essen?" bis zu tiefer gehenden Fragen reichen wie: „Möchte ich jetzt wirklich Nähe?", und sogar: „Möchte ich wirklich diesen Beruf ausüben?"

Aufgrund dieser Unsicherheit – die direkt mit Selbstinvalidierung (vgl. Abschn. 2.4.3) zusammenhängt – entstehen komplexe Grübeleien und Selbstzweifel, die ohne Unterstützung von den meisten Betroffenen nicht lösbar sind. Sie führen zu sozialer Isolation, dem freiwilligen Verzicht auf Gesellschaft oder Partnerschaften. Dieses Vermeidungsverhalten hat den „Vorteil", schwierige Gefühle, die ja meist an Kontaktsituationen geknüpft sind, nicht erleben zu müssen. Etwas salopp, aber wohl treffend ausgedrückt, handeln die Betroffenen nach dem Motto: Wenn ich keine Bindung eingehe, kann ich nicht verlassen werden.

Oft werden bestehende Bindungen auch spontan beendet – als Schutz vor dem befürchteten Verlassenwerden –, was die Betroffenen später bereuen und erneut als Anlass für Selbstabwertungen erleben. Nicht selten werden die Bindungen dann wieder erneuert – bis zum nächsten spontanen Ende. Nachvollziehbarerweise ist diese Achterbahnfahrt für die Partner der Borderline-Betroffenen eine riesige Herausforderung.

Zusammenfassend kann festgehalten werden, dass die Betroffenen mit sich selbst, vor allem mit ihren Gefühlen hadern, ihre Beziehungen nicht so gestalten können, wie sie es sich wünschen, und keine stabile Orientierung in die Aktivitäten ihres Lebens bekommen. Manche Betroffenen vergleichen ihr Erleben mit einer Flipper-Kugel, die hin und her gestoßen wird – von den eigenen Gefühlen.

Das Erleben der Angehörigen

Für Angehörige stellt die Störung oft ein großes Rätsel dar, da sie immer wieder mit dem unverständlichen Verhalten ihrer Kinder, Eltern oder Partner konfrontiert werden. Da im Regelfall auch keine Erklärung gegeben wird und selbst Gespräche kein Verständnis schaffen, sind die Angehörigen stark verunsichert. Sie ahnen zwar, dass die Betroffenen große emotionale Probleme haben, wissen aber nicht zu helfen oder zu unterstützen.

Und je nach Beziehung haben die Angehörigen ein großes Bedürfnis danach. Diese eigentlich positive Absicht der Angehörigen kann aber die Situation auch verschlechtern, da die Hilfs- und Unterstützungsangebote von den Betroffenen nicht unbedingt als solche erlebt werden, sondern unter Umständen als bedrängend, fordernd oder abwertend. Die aktuelle Beziehungssituation läuft dann womöglich ganz aus dem Ruder – mit sehr starken Gefühlsreaktionen auf beiden Seiten. Es ist fast unvermeidbar, dass die Angehörigen sich durch die Verhaltensweisen der Betroffenen „angegriffen" fühlen und dann mit ihren eigenen Verhaltensmustern, z. B. mit Rückzug oder Gegenangriff, reagieren.

Insgesamt ist herauszustreichen, dass sämtliche Beziehungen mit Angehörigen stets sehr emotional verlaufen, häufig impulsive Verhaltensweisen auftreten und ein gegenseitiges Verständnis sehr schwer herzustellen ist. Gerade in Bezug auf diesen Aspekt kann der Trialog zu einer allgemeinen Verbesserung des Zwischenmenschlichen führen.

Das Erleben der Fachleute

Professionell Tätige sind sich nach jahrzehntelanger Auseinandersetzung über die Einordnung und das adäquate Verständnis der Störung inzwischen einig darin, dass es sich im Kern um eine Störung der Gefühlsregulation handelt. Als Hauptursachen werden angesehen:

- eine angeborene stärkere Intensität der Gefühlsreaktionen,
- früh wirksame Störungen der Bindungserfahrungen sowie
- langjährig wirksame Erfahrungen von Invalidierung (vgl. Abschn. 2.4.3).

Aus professioneller Sicht ist die Vielfältigkeit der auftretenden Symptome immer zurückzuführen auf die grundlegenden Gefühls- und Beziehungsprobleme der Betroffenen, die dann im Einzelfall genau herausgearbeitet werden müssen.

Fachleute erleben Betroffene als vielfältige und komplexe Persönlichkeiten mit vielen Problemen. Nicht wenige fühlen sich davon überfordert und lehnen eine Behandlung ab. Eine Untersuchung in München ergab, dass 22 Prozent der niedergelassenen Psychotherapeuten die Behandlung von Borderline-Klienten grundsätzlich ausschließen (Jobst, 2010). Deren Einstellung gegenüber den Betroffenen dürfte nicht gerade positiv sein. Letztlich „hilft" diese Ablehnung den Betroffenen aber dabei, den für sie richtigen Therapeuten zu finden, denn mit einer negativen oder ambivalenten Einstellung der Ärzte oder Psychologen zu ihren Klienten ist keine effektive Therapie durchführbar.

Die meisten Fachleute und professionell Tätigen, sogar BPS-erfahrene, haben widersprüchliche Erfahrungen mit Borderline-Patienten gemacht und vertreten entsprechend ambivalente Haltungen. Noch vor nicht allzu langer Zeit galten Betroffene in Fachkreisen als unheilbar, ja, als nicht auszuhalten. Im günstigen Fall wurde man als Betroffener einfach ignoriert. Das bedeutete zum Beispiel, dass man aus Kliniken möglichst schnell einfach wieder entlassen wurde, auch wenn die Perspektive völlig unklar war.

Meistens kam es aber zu Konflikten, die beiden Seiten nicht lösbar erschienen und nicht selten in Machtdemonstrationen endeten. Die entsprechenden Mittel der psychiatrischen Kliniken sind bekannt, also Verbringung in geschlossene Bereiche, auch gegen den Willen der Betroffenen, ggfs. dort auch Fixierung oder Zwangsmedizierung. Nach Erfahrung der Autoren ist dies erst in den letzten zehn Jahren in der Praxis weitgehend verschwunden.

Aber auch Betroffene hatten ihre Möglichkeiten. Der Autor erinnert sich an ein drastisches Beispiel, bei dem ein Betroffener, den er später behandelte, in suizidaler Absicht auf einem Dach stand und von dort die BILD-Zeitung anrief, sein Leid schilderte und als Grund für den geplanten Suizid seine Therapeutin angab, deren Personalien er dann auch der Zeitung nannte.

In den letzten Jahren hat sich das Verhältnis zwischen Betroffenen und Behandelnden gewandelt, vor allem durch Erkenntniszuwachs und bessere störungsspezifische Ausbildung der Fachleute. Die immer effektiver werdenden Therapiemöglichkeiten tragen wesentlich dazu bei.

Der Anteil der Therapeuten, die Borderline grundsätzlich behandeln, steigt stetig und dürfte inzwischen sicher bei weit über der Hälfte aller Praktizierenden liegen. Die allermeisten nehmen aber nur ein bis drei Betroffene an, und diese sind oftmals genau ausgesucht. Als Grund wird die stark herausfordernde Arbeit genannt, die vor allem die hohe Suizidgefährdungsrate mit einschließt, aber auch die besonderen Beziehungsprobleme.

Die Versorgung muss deshalb immer noch als schlecht gelten, besonders für „schwere Fälle". Hierzu rechnen weniger die Klienten mit schweren Borderline-Symptomen, sondern die mit bestimmten Komorbiditäten (s. hierzu auch Kapitel 7). Wenn zusätzlich eine Zwangsstörung besteht oder ein Suchtproblem, ist es fast unmöglich, einen ambulanten Therapeuten zu finden, der sich dieses Klienten annimmt.

Aus eigener Erfahrung kann der Autor sagen, dass die Behandlung von Borderline eine Lebensaufgabe ist, die den Ehrgeiz, sich mit besonderen Problemstellungen auseinandersetzen zu wollen, erfordert. Auch der große Respekt für das mühselige Ringen der Betroffenen um Verbesserung und Entwicklung von mehr Lebensqualität sollte Grund genug sein, seine professionelle Unterstützung anzubieten.

2.2 Historische Aspekte

Die Borderline-Persönlichkeitsstörung wurde schon vor fast 100 Jahren in Einzelfällen beschrieben. Eine klare Zuordnung in die damals in Entwicklung begriffene Krankheitssystematik gelang nicht, d.h., das Störungsbild konnte vor allem weder den Neurosen (damaliger Begriff für leichtgradige psychische Störungen, die durch einen sogenannten neurotischen inneren Konflikt verursacht werden) noch den Psychosen (schwere psychische Störungen mit zeitweiligem weitgehendem Verlust des Realitätsbezugs) zugeordnet werden. Letztlich behalf man sich damit, dass man die Störung in einen Grenzbereich verwies, auf eine Art Grenzlinie zwischen anderen Störungen, sodass sich dann der Begriff Grenzlinien-Syndrom durchsetzte – *borderline syndrome* im Englischen. Vereinzelte Fallstudien, Definitionsversuche über Kriterien (Gunderson, 1978) und vor allem die gründlichen Forschungsarbeiten von Otto Kernberg führten zu einer klaren Beschreibung der Störungsanteile und der störungstypischen Verhaltensweisen.

Es wurde dann versucht, sie gegenüber anderen Diagnosen wissenschaftlich abzugrenzen, vor allem gegenüber der schizotypen Störung, was weitgehend gelang (u.a. durch Spitzer & Endicott, 1979), sodass 1980 die Diagnose offiziell eingeführt werden konnte. Dies geschah erstmalig in der amerikanischen Klassifikation der psychischen Störungen, dem DSM-III *(Diagnostic and Statistical Manual)* als *borderline personality disorder.*

DSM-5: Klassifikationssystem in der Psychiatrie, das von der *American Psychiatric Association* herausgegeben wird, um psychiatrische Diagnosen reproduzierbar und statistisch verwertbar zu machen.

Das DSM wurde weiterentwickelt und führte im Jahre 1997 zur Einführung der Diagnose „Emotional-instabile Persönlichkeitsstörung“ in die Klassifikation der WHO, der ICD-10 *(International Classification of Diseases).* Die dort beschriebenen diagnostischen Kriterien gelten weltweit, entsprachen den Kriterien des DSM-IV von 1996 und des 2015 (in Deutschland) herausgegebenen DSM-5. Bis heute wurden sie kaum noch verändert.

Fünf von neun Kriterien müssen erfüllt sein, damit eine Borderline-Persönlichkeitsstörung diagnostiziert werden kann (vgl. Kasten).

Borderline-Persönlichkeitsstörung – Diagnostische Kriterien – F60.3

Ein tiefgreifendes Muster von Instabilität in zwischenmenschlichen Beziehungen, im Selbstbild und in den Affekten sowie von deutlicher Impulsivität. Der Beginn liegt im frühen Erwachsenenalter, und das Muster zeigt sich in verschiedenen Situationen. Mindestens fünf der folgenden Kriterien müssen erfüllt sein:

1. Verzweifeltes Bemühen, tatsächliches oder vermutetes Verlassenwerden zu vermeiden. (Beachte: Hier werden keine suizidalen oder selbstverletzenden Handlungen berücksichtigt, die in Kriterium 5 enthalten sind.)
2. Ein Muster instabiler und intensiver zwischenmenschlicher Beziehungen, das durch einen Wechsel zwischen den Extremen der Idealisierung und Entwertung gekennzeichnet ist.
3. Identitätsstörung: ausgeprägte und andauernde Instabilität des Selbstbildes oder der Selbstwahrnehmung.
4. Impulsivität in mindestens zwei potenziell selbstschädigenden Bereichen (Geldausgaben, Sexualität, Substanzmissbrauch, rücksichtsloses Fahren, „Essanfälle"). (**Beachte:** Hier werden keine suizidalen oder selbstverletzenden Handlungen berücksichtigt, die in Kriterium 5 enthalten sind.)
5. Wiederholte suizidale Handlungen, Selbstmordandeutungen oder -drohungen oder Selbstverletzungsverhalten.
6. Affektive Instabilität infolge einer ausgeprägten Reaktivität der Stimmung (z. B. hochgradige episodische Dysphorie, Reizbarkeit oder Angst, wobei diese Verstimmungen gewöhnlich einige Stunden und nur selten mehr als einige Tage andauern).
7. Chronische Gefühle von Leere.
8. Unangemessene, heftige Wut oder Schwierigkeiten, die Wut zu kontrollieren (z. B. häufige Wutausbrüche, andauernde Wut, wiederholte körperliche Auseinandersetzungen).
9. Vorübergehende, durch Belastungen ausgelöste paranoide Vorstellungen oder schwere dissoziative Symptome.

(Aus: *Diagnostisches und Statistisches Manual Psychischer Störungen DSM-5®* in der deutschen Fassung von Falkai und Wittchen, mitherausgegeben von Döpfner, Gaebel, Maier, Rief, Saß und Zaudig (2015). Hogrefe Verlag, Göttingen.)

Rechnerisch ergeben sich durch diese Konstruktion 256 Kombinationsmöglichkeiten, was deutlich macht, dass es sich um ein vielfältiges Symptomgeschehen handelt. Hinzu kommen die häufigen Überschneidungen mit anderen Persönlichkeitsstörungen, z. B. der dependenten oder der narzisstischen, sowie den Symptomstörungen, z. B. Angst- oder Essstörungen, und der Ausprägungsgrad der einzelnen Kriterien.

Es wird somit klar, dass es sich um ein sehr komplexes klinisches Bild handelt und die Diagnosestellung manchmal schwerfällt. Letzteres trifft besonders zu, wenn sich die emotionale Instabilität hinter einem andern Problem „versteckt", wie es z. B. für Menschen mit Zwängen oder Süchten gilt.

Hinsichtlich der Häufigkeit der Störung, der sogenannten Prävalenz, gibt es einige methodisch gute Untersuchungen, die trotzdem zu unterschiedlichen Ergebnissen kommen.

In zwei europäischen Studien lag diese Prävalenz bei 0,7 Prozent, in fünf amerikanischen bei 0,5–5,9 Prozent (Übersicht bei Zanarini & Hörz, 2011).

Das DSM-5 (2015) führt aus, dass der Median, also der statistische Mittelwert der Prävalenz, bei 1,6 Prozent geschätzt wird. Der Anteil der Borderline-Betroffenen wird bei ambulanten psychiatrischen Patienten bei 10 Prozent, bei stationären bei 20 Prozent gesehen.

Zum Langzeitverlauf nennen Zanarini und Hörz (2011) Zahlen, die ein deutlich positiveres Bild erkennen lassen, als lange Zeit gedacht wurde: Bei 88 Prozent der Betroffenen sind die Kriterien (s. o.) nach zehn Jahren – für viele auch deutlich früher – für das Stellen der Diagnose nicht mehr erfüllt. Da aber manche weiterhin Bestand haben und einige Symptome bestehen, ist derzeit in intensiver Diskussion, was diese Ergebnisse hinsichtlich einer möglichen „Gesundung" genau bedeuten. Hier wird es darauf ankommen, diese „Gesundung" genauer zu definieren. Dieser Prozess ist bereits angestoßen. Wenn nur manche Kriterien noch erfüllt sind, kann das aber auch bedeuten, dass der Betroffene trotzdem beschwerdefrei ist, weil ihn die „Rest"-Störung nicht beeinträchtigt.

2.3 Aspekte der Neurobiologie

Sehr früh wurde davon ausgegangen, dass die Störung der Emotionsregulation sich auch in neurobiologischen Befunden zeigen muss, da die Regulation der Emotionen sich ja in den Mechanismen der Neurophysiologie vollzieht. Da dies kein medizinisches Lehrbuch sein soll, wird für die Grundlagen auf weiterführende Literatur verwiesen (z. B. Goldenberg et al., 2014; Berking, 2010; Holodynski, 2012; LeDoux, 2001).

Es sei aber darauf hingewiesen, dass einige neurobiologische Funktionen bei Vorliegen einer Borderline-Störung abweichend ablaufen. Dies ist keinesfalls als Ursache zu verstehen, sondern als ein zeitgleicher Vorgang der psychopathologischen Auffälligkeiten und der neurobiologischen Abweichungen. Diese Abweichungen betreffen die Funktionen in den Zentren der Gefühlsregulation, zeigen sich aber auch in Veränderungen der neurovegetativen Reaktionen, d. h. des vegetativen Nervensystems und dessen Regulation.

Berichte zu Veränderungen der Gehirnstrukturen selbst waren bisher nicht eindeutig; zum Teil gab es gegensätzliche Befunde, sodass zum jetzigen Zeitpunkt keine verbindliche Aussage möglich ist.

Festzuhalten ist, dass psychologisch gestörte Abläufe der Gefühlsregulation bestehen, die sich durch psychische Symptome und Verhaltensauffälligkeiten bemerkbar machen. Zeitgleich bestehen in den für die Gefühlsregulation zuständigen Strukturen des Gehirns Abweichungen der Funktionen. Hier sind vorrangig die Mandelkerne zu nennen, die bei Borderline stärker reagieren und für Erregungsanstieg, emotional wie physiologisch, sorgen, aber auch die kontrollierenden und steuernden Funktionen des Großhirns dämpfen können.

2.4 Aspekte der Persönlichkeitsentwicklung

Zu diesem Thema gibt es eine sehr große Anzahl an psychologischer und psychiatrischer Literatur, die in den kommenden Jahren sicher noch weiter ausgebaut werden wird. Grund dafür ist, dass sich die klassische, vorrangig biologische Psychiatrie mit Persönlichkeitsentwicklung lange Zeit wenig befasst hat. Durch die in Abschnitt 2.3 beschriebenen Auffälligkeiten traten jedoch interessante Zusammenhänge zutage und weckten das Interesse auch der neurobiologisch orientierten Psychiater.

Die Literatur von psychoanalytischer und tiefenpsychologischer Seite zum Thema Persönlichkeitsentwicklung und deren mögliche Besonderheiten ist kaum zu überblicken, da es für viele Forscher und Autoren oft eine zentrale Aufgabe war, hierzu differenzierte Vorstellungen, Modelle und Hypothesen zu entwickeln. Eine einheitliche Meinungsbildung besteht zwischen den verschiedenen psychoanalytischen Ansätzen nicht.

Auch auf dem Gebiet der vor allem universitär geprägten psychologischen Grundlagenforschung gibt es beim Thema Persönlichkeitsentwicklung keine eindeutige Meinung. Für Interessierte wird deshalb auf grundlegende Lehrbücher der Entwicklungspsychologie verwiesen, z. B. das von Schneider & Lindenberger (2012; vormals Oerter & Montada).

Einig sind sich alle, dass die Persönlichkeitsentwicklung jedes einzelnen Menschen beeinflusst wird durch die genetisch bedingten Anlagen einerseits und die Lebenserfahrungen andererseits.

Für den trialogischen Blick ist es entscheidend, für den Einzelfall sehr genau herauszuarbeiten, wie die Entwicklung verlaufen ist, also welche Anteile die Betroffenen „mitgebracht" haben, welchen Einfluss Angehörige auf die Entwicklung hatten und wie die Wechselwirkung zwischen Betroffenen und Angehörigen weiterverlaufen ist. Nicht selten spielen auch Fachleute in dieser Wechselwirkung eine Rolle: etwa der schon früh von Eltern einbezogene Kinderarzt, der das „schwierige" Kind „korrigieren" soll, über bei Krisen hinzugezogene (Not-)Ärzte oder Sozialarbeiter bis hin zu – als Elternersatz – fungierende Pädagogen oder Kinder-Therapeuten, die neben dem pädagogischen / therapeutischen Einfluss auch die trialogischen Wechselwirkungen dann hoffentlich bewusst steuern.

Für den jeweiligen Einzelfall bedeutet dies, Prozesse, bei denen auch das Erfahrungswissen der Fachleute erforderlich ist, stets gründlich zu analysieren. Im trialogischen Sinne ist dies ein sehr lohnendes Unterfangen.

Im Weiteren sollen nun einige grundlegende Aspekte der Persönlichkeitsentwicklung diskutiert werden, immer mit dem Hinweis darauf, dass sie die unter Umständen mühsame, aber lohnenswerte Einzelfallanalyse nicht ersetzen können.

2.4.1 Bindungserfahrung

Stabile Bindungserfahrungen sind für die Entwicklung einer gesunden Persönlichkeit wesentlich. Im Entwicklungsprozess gibt es entscheidende entwicklungspsychologische Aufgaben wie z. B. das Erlernen von Objektkonstanz, d. h. der Fähigkeit, ein Objekt psychischen Erlebens konstant zu halten, auch wenn dieses Objekt, z. B. die Mutter, nicht physisch anwesend ist. Diese grundlegende entwicklungspsychologische Aufgabe ist bei Borderline-Betroffenen oftmals nicht bewältigt worden.

Bindungserfahrungen sind auch für die Bewältigung von unangenehmen Gefühlen, wie z. B. Trauer und Schmerz, entscheidend. Über die Bindung wird Trost gespendet, aber auch Orientierung in der jeweiligen Krise geboten und modellhaft Gefühlsbewältigung vorgelebt.

Bindungserfahrungen bestimmen auch sehr stark die Entwicklung der Gefühle, die für das Beginnen und Aufrechterhalten von späteren Beziehungen entscheidend sind, also Zuneigung, Liebe, Vertrauen, Geborgenheit, Verbindlichkeit und anderes. Darüber hinaus sind die Bindungserfahrungen zentral für die Ausbildung von grundlegenden Verhaltensmustern in der Beziehungsgestaltung.

Nicht zuletzt sind Bindungserfahrungen wesentlich für die Entwicklung von Selbstbild und Identität. Borderline-Betroffene haben oft instabile Bindungserfahrungen erleben müssen: Wichtige primäre Bezugspersonen wie die Eltern waren z. B. nicht präsent – emotional oder auch physisch – oder verhielten sich willkürlich zu reglementierend oder grenzüberschreitend. Aufgrund eigener Probleme verhielten sie sich evtl. nicht wie verantwortungsvolle Erwachsene. In diesem Sinne können im Einzelfall so gut wie immer Entwicklungsbeeinflussungen eruiert werden, die auf das Bindungsverhalten Auswirkungen hatten. Eindeutige übergreifende Erklärungsmuster finden sich aber nicht.

Bindungstheorie: Unter anderem vom britischen Kinderpsychiater John Bowlby entwickelte Theorie, nach der Menschen ein angeborenes Bedürfnis haben, enge und emotionale Beziehungen zu Mitmenschen aufzubauen. Vier Bindungsqualitäten werden bei Kindern unterschieden: sichere, unsicher-vermeidende, unsicher-ambivalente und die desorganisierte Bindung.

Oft resultieren der unsicher-ambivalente oder der desorganisierte Bindungstyp gemäß der Bindungstheorie von Bowlby, der zuletzt wieder stärker ins Forschungsinteresse geraten ist (zu Bowlby s. Holmes, 2002).

Auch die Objektsbeziehungstheorien der Psychoanalyse, vorrangig von Kernberg (1992), und die Invalidierungshypothese der DBT (Linehan, 1996) widmen sich diesen Prozessen. In jüngerer Zeit hat auch die Schematherapie (Arntz, 2010) hierzu Hypothesen entwickelt.

Die sich aus den instabilen Bindungserfahrungen ergebende Instabilität der Gefühle, der Identität und der Beziehungsgestaltung als Kern der Störung ist also nicht überraschend.

Für Angehörige ist dieser Punkt auch im Trialog natürlich enorm wichtig, da sie an den Bindungserfahrungen stark beteiligt waren und diese geprägt haben. Auch hier kommt es auf die Einzelfallanalyse an und – wenn möglich – auf eine gemeinsame Bearbeitung der gegenseitigen Bindungserfahrungen im Rahmen einer Therapie oder eines trialogischen Gesprächs.

Der für Angehörige oft sehr belastende Aspekt der Schuldfrage wird später aufgegriffen und diskutiert (s. Abschn. 2.4.9).

2.4.2 *Identitätsbildung*

Wie gerade schon ausgeführt, ist die Identitätsbildung abhängig von Bindungs- und Beziehungserfahrungen. Alle Menschen beschäftigen die Fragen „*Wer* bin ich?“, „*Wie* bin ich?“, „Wie will ich sein?“, „Wo führt mein Weg hin?“, und es ist letztlich ein lebenslanger Prozess, Antworten auf diese Fragen zu finden, ein Prozess, dessen Anfänge in frühen Erlebnissen wurzeln und durch spätere Erfahrungen weitergeführt oder auch umgestaltet werden können. Identität ist somit nie eine statische Größe, aber der wesentliche Strang jeder Persönlichkeitsentwicklung. Grundlegend bei diesem Prozess sind die Wechselwirkungen der Identität mit ihrer Umwelt und die hieraus resultierenden Erfahrungen. Daraus werden die zentralen Anteile eines Selbstbilds geformt, das vom Fremdbild, d. h. wie die anderen einen sehen, nicht wesentlich abweichen sollte.

2.4.3 Validierung und Invalidierung

Für Entstehung und Behandlung der Borderline-Störung ist die Validierung sehr wichtig. Dieser Begriff stammt aus der Dialektisch-Behavioralen Therapie (DBT) und beschreibt eine psychotherapeutische Strategie und dazugehörige Techniken. Darauf wird in Kapitel 8.1.3 noch ausführlich eingegangen.

Der Begriff Validierung wird in vielen Lebenszusammenhängen verwendet und stammt vom lateinischen Wort „validus“ (= stark, wirksam, gesund) ab, welches sich wiederum von dem lateinischen Verb „valere“ ableitet und „gesund sein“, „stark sein“, „kräftig sein“ bedeutet. Es bedeutet aber auch „wert sein“, „Bedeutung haben“, „gültig sein“, „Einfluss haben“. Vor allem in dieser zweiten Bedeutung wird der hohe psychologische Wert der Validierung deutlich.

Mit dem Begriff Validierung ist ein subjektiver Vorgang gemeint, bei dem ein Mensch sein psychisches Erleben mit Gefühlen, Gedanken, Verhaltensweisen und sogar Körperreaktionen als gültig erlebt, als passend, stimmig, angemessen und letztlich auch „wert-voll“. Dies verleiht dem psychischen Erleben Stabilität und wird als Selbstvalidierung lebenslang praktiziert.

Diese für seelische Gesundheit notwendige Selbstregulation muss durch Validierungserfahrungen gelernt werden, etwa indem sich die spontane Freude eines Kindes in der Mimik und dem Verhalten der Bezugsperson abbildet, z. B. durch die Mutter, die lächelt, strahlt, lobt usw. Auch eine Trauerreaktion als entgegengesetztes Beispiel wird validiert durch die Reaktion der Bezugsperson, die auch Trauer zeigt, sich dem Kind zuwendet und es tröstet.

Borderline-Betroffene haben in der Regel zu wenige solcher Erfahrungen gemacht oder problematische. Problematisch meint, dass falsche Validierung erfolgte, also Verhaltensweisen validiert wurden, die gar nicht angemessen waren, sich aber dadurch im Verhalten „festgesetzt“ haben. Ein typisches und häufiges Beispiel ist das Verstecken oder Überspielen von Trauer durch bestimmte Verhaltensweisen wie z. B. Herumalbern oder Selbstdisziplin. Dieses Verhaltensmuster wurde sich angeeignet, weil hierauf Zuwendung durch die Bezugspersonen erfolgte, nicht aber auf die tatsächlich empfundene Traurigkeit.

Theory of Mind: Fähigkeit, eine Annahme über Bewusstseinsvorgänge in anderen Personen vorzunehmen und diese in der eigenen Person zu erkennen, also Gefühle, Bedürfnisse, Absichten etc. des Gegenübers zu vermuten.

Spiegelneurone: Nervenzellen, die im Gehirn von Primaten beim Betrachten eines Vorgangs das gleiche Aktivitätsmuster zeigen wie bei der tatsächlichen Ausführung.

Shaping: bezeichnet in der Lernpsychologie den Vorgang, bei dem jede Annäherung an gewünschte Verhaltensweisen (mittels Belohnung) verstärkt wird.

Die Validierungserfahrungen erfolgen zumindest zu Beginn der Entwicklung durch Rückmeldungen von außen. Hier sind vor allem die primären Bezugspersonen wichtig, später aber auch Erzieher, Lehrer und die Peergroups, d.h. die altersgemäßen Bezugsgruppen.

Innerpsychisch sind an diesem Prozess viele Phänomene beteiligt, die zum Teil erst in den letzten Jahren erkannt und erforscht wurden, so zum Beispiel die sogenannte Theory of Mind, die Spiegelneurone, das Mentalisieren (vgl. auch Abschn. 8.3.3), aber auch schon lange bekannte lernpsychologische Phänomene wie Lernen am Modell oder das sogenannte Shaping, das Ausformen eines gewünschten Verhaltens.

Zusammengefasst ist also wichtig zu wissen, dass für eine stabile seelische Entwicklung ein über viele Jahre hinweg laufender Prozess der Validierung erforderlich ist bzw. die Grundlage für eine mögliche stabile Entwicklung darstellt. Die für die Entwicklung einer Borderline-Störung wesentlichen Invalidierungserfahrungen und ihre Auswirkungen auf das seelische Gefüge und Handeln müssen in der Therapie bearbeitet werden.

2.4.4 *Selbstwertregulation*

Menschen mit einer Borderline-Störung haben neben ihren grundlegenden Problemen mit der Gefühlsregulation und den Beziehungen auch beträchtliche Probleme mit der Identitätsbildung und der Selbstwertregulation. Dies wurde zu Beginn in der DBT nicht ganz so stark bewertet wie etwa die Bemühung um Verbesserung der Anspannungs- und Interaktionsprobleme. Nach den Erfolgen der heute breiter eingesetzten Therapieverfahren konnten die Schwerpunkte der therapeutischen Aktivitäten weiterentwickelt werden und die Selbstwertproblematik rückte stärker ins therapeutische Interesse.

Das Selbstwertproblem bedeutet für Betroffene, dass sie sich als weitgehend „unwert“, als nicht wertvoll erleben. Dies kann sich als Selbstinvalidierung mit fast beständiger Unsicherheit bezüglich der eigenen Gefühle, Reaktionen, Denkweisen und Entscheidungen äußern.

Betroffene erleben sich selbst im Vergleich zu anderen Mitgliedern der Peergroup schon sehr früh als „anders". Vor allem in der Schule ist dies der Fall. Sie spüren sehr eindrücklich, dass sie Probleme haben, die andere offensichtlich nicht haben, und empfinden sich deshalb als fremd, abweichend und nicht zugehörig. Viele Betroffene sprechen deshalb auch davon, dass sie sich wie ein „Alien" fühlen.

Dieses Fremdheitsgefühl ist für sich alleine genommen schon äußerst unangenehm und sehr belastend für die Betroffenen. In der Regel kommt noch eine starke Tendenz hinzu, sich für dieses Fremdsein-Gefühl zusätzlich abzuwerten. Sie vergleichen sich mit anderen und machen sehr schnell und übergreifend die Erfahrung, dass die Verhaltensweisen der anderen „gehäuft" auftreten, dass diese deshalb wohl richtig sind und gelten und deshalb auch wertvoll sind. Die eigenen Verhaltensweisen werden dann zwangsläufig abgewertet.

Die Grundlagenforschung (v. a. Wilkinson-Ryan & Westen, 2000) hat ergeben, dass die Identitätsproblematik sowie die Schwierigkeiten der Selbstwertregulation bei Borderline-Betroffenen hauptsächlich drei Formen annehmen können, die nachstehend ausgeführt werden sollen:

1. Funktionszustände

Am häufigsten und sehr störungstypisch nehmen Betroffene sogenannte „Funktionszustände" ein, d. h., sie erfüllen eine von außen vorgegebene Verhaltenserwartung, die bis zu einer komplexen sozialen Rolle ausgebaut werden kann. Dies bedeutet, dass die Betroffenen in diesen Rollen funktionieren, obwohl sie diese kaum selbst, geschweige denn authentisch mitgestalten, sondern sich an den Vorgaben von außen orientieren. Die Identitätsprobleme sind hiermit oft gut zu kompensieren, und die Betroffenen sind hierbei sehr kompetent. Das führt dann auch zu dem oftmals vernachlässigten Phänomen, dass viele Betroffene zum Teil über lange Zeiträume hinweg sehr erfolgreich sein können, z. B. im Beruf oder im Sport, dort sogar nicht selten Karriere machen. Aber sie zahlen einen hohen Preis. Bedürfniserfüllung und Zufriedenheit erfolgen sehr einseitig oder bleiben ganz aus, Mangel- wie Verlusterleben führen in der Folge zur Depression. Dass diese bei über 90 Prozent im Verlauf der Borderline-Störung auftritt, ist ein deutliches Indiz dafür.

Ein Preis, der auch dafür gezahlt werden muss, ist, dass das „Wahre Selbst", wie es der Psychotherapeut Masterson (Masterson & James, 1993) in einem bahnbrechenden Buch formulierte, nicht entwickelt, weitergeführt oder ausgebaut werden kann. Die psychische Energie, die eingesetzt werden muss, um das Spannungsverhältnis zwischen Erfüllen der Funktionszustände und dem Frustrationserleben des Wahren Selbst auszuhalten, wird ständig größer. Früher oder später muss diese Konstruktion scheitern und es kommt zu einem Zusammenbruch, meist mit starker psychosomatischer Symptombildung, wobei Ängste und Erschöpfung am häufigsten auftreten. In der psychosomatischen Behandlung ist diese Konstellation immer anzutreffen und bestimmt den Beginn der jeweiligen Behandlung. Um besser zu veranschaulichen, wie sich das Ungleichgewicht von Rolle und Wahrem Selbst ausdrückt, lassen wir zwei Betroffene selbst zu Wort kommen:

> „Privat fühle ich mich oft unsicher und hilflos. Im Beruf ist das ganz anders. Da fühle ich mich schlau, intelligent, sicher und anderen überlegen. Ich weiß, was zu tun ist, und kenne mich sehr gut aus. Fehler passieren so gut wie nie. Allerdings sind meine Ansprüche an mich sehr hoch. Ständiger Druck, nicht scheitern zu dürfen, belastet mich. Es gab daher schon damals in meiner Ausbildung den ersten großen Zusammenbruch. Angst davor, das noch mal erleben zu müssen, ist ständig da. Ich führe mir das immer vor Augen und versuche mittlerweile, alles etwas langsamer anzugehen und den Druck aus der Arbeit zu nehmen. Gefahr ist immer da, mich zu überfordern und zusammenzubrechen."
>
> (Flautato, 30-jähriger Betroffener)

> „Der Funktionalität wegen schaffe ich es auch, zum Workaholic zu werden. Wenn ich mich in der ‚realen Welt', also in einem nicht von mir ausgesuchten Umfeld bewege, dann komme ich mir manchmal vor wie ein Roboter. Deswegen fällt es mir oft nicht leicht, mein auserwähltes Umfeld zu verlassen. Nach einer gewissen Zeit in diesem Zustand breche ich regelrecht zusammen und falle aus dem ‚realen Leben' raus. Jedoch habe ich mittlerweile Methoden und Tricks gefunden, immer seltener in diesen Funktionszustand zu fallen."
>
> (Lorelei, 33-jährige Betroffene)

2. Innere Zerrissenheit

Zum Zweiten bestimmt eine ausgeprägte innere Zerrissenheit das Selbsterleben der Betroffenen. Immer wieder erleben sie plötzliche Stimmungsschwankungen oder plötzliche Meinungsänderungen. Ein Kinobesuch mit Freunden, auf den der Betroffene sich tagelang gefreut hatte, wird kurz vorher abgesagt, weil sich spontan die Befindlichkeit ändert und zur weiter bestehenden Freude Angst hinzutritt. Die entstehende Zerrissenheit der Gefühle und Impulse wird durch Vermeidung gelöst. Auch schon länger bestehende liebevolle und zugewandte Partnerbeziehungen können sich quasi aus dem Nichts heraus falsch, gescheitert und völlig unpassend anfühlen. Das Gefühlserleben scheint komplett verändert, und nicht selten beschließen unerfahrene Betroffene dann ein sofortiges Ende der jeweiligen Partnerbeziehung.

Solche und ähnliche Beispiele machen deutlich, wie sich plötzliche Veränderungen der Befindlichkeiten auf das Verhalten auswirken und es den Betroffenen schwermachen, ein stabiles Erleben zu entwickeln. Sie stellen die wesentliche Grundlage für die Identitätsbildungsproblematik dar.

3. Inkonsistentes Verhalten

Als drittes Anzeichen für die Identitätsproblematik und die Probleme mit der Selbstwertregulation ist inkonsistentes Verhalten zu nennen. Dies ist eine Auffälligkeit, die in erster Linie für die Angehörigen belastend ist. Die Betroffenen erkennen zwar den Wechsel ihres Verhaltens, lassen aber dann das jeweilig aktuelle Verhalten bestimmen und haben wegen der sich daraus ergebenden Reduktion der Spannung keinen hohen Leidensdruck. Den Leidensdruck haben die Angehörigen, die diese plötzlichen Veränderungen nicht nachvollziehen können. So können beispielsweise (gemeinsam mit dem Partner geplante) Ausflüge aus „heiterem Himmel" als unpassend eingeschätzt und die sofortige Rückkehr vorgeschlagen werden. Eine Patientin berichtete auch von alltäglicheren Inkonsistenzen: Sie wünschte sich morgens einen Camembert für die Einkaufsplanung, erklärte beim Abendessen aber dann, dass sie Camembert überhaupt nicht möge. Als einzelner Vorfall erscheint dieses Verhalten banal, ein gehäuftes Auftreten dieser Inkonsistenzen (und dazu noch auf allen Ebenen des Zusammenlebens) stellt jedoch eine enorme Herausforderung für alle Beteiligten dar.

2.4.5 *Beziehungsfähigkeit*

Aus den bisherigen Erläuterungen wird bereits deutlich, dass die Beziehungsfähigkeit bei Borderline-Betroffenen ein sehr schwieriges Thema darstellt, am schwierigsten wahrscheinlich für die Partner. Sie erleben die Betroffenen als sehr emotional, zugewandt, liebevoll, sogar versorgend und verwöhnend, und nicht selten empfinden sie die Partnerschaft in der Anfangsphase als die beste, die sie jemals hatten. Umso härter ist dann das Erwachen, wenn die „Stimmung" und die Mechanismen der Störung voll zum Tragen kommen. Dann können nicht nur starke Verhaltensprobleme (z. B. plötzliche Zurückweisungen oder unangemessener Ärger) seitens der Betroffenen auftreten, sondern ab und zu wird eine Partnerbeziehung auch spontan beendet, was für die nicht betroffenen Partner wie aus heiterem Himmel kommt und überhaupt nicht nachvollziehbar ist.

Insgesamt könnte man sagen, dass Borderline-Betroffene beziehungsfähig und zugleich beziehungs*un*fähig sein können.

Die gute Beziehungsfähigkeit bezieht sich auf Qualitäten wie Zugewandtheit, Fürsorge, Einfühlungsvermögen und die Bereitschaft, dem Partner sehr viel zu geben. Die Beziehungsunfähigkeit bezieht sich darauf, dass die Beziehungen nur schwer stabil und längerfristig gestaltet werden können und die emotionale Instabilität und innere Zerrissenheit sich direkt auf die Gestaltung der Beziehung auswirkt. Diese Problematik zeigt sich auch in der Paarbeziehung zwischen zwei Betroffenen (s. a. Kap. 10).

Die Beziehungsfähigkeit im familiären Kontext ist nicht einheitlich zu beschreiben. Eltern von Kindern mit Borderline können oftmals von vielen Erfahrungen berichten, die ihre Kinder als „schwierig“ darstellen. Fachleute sollten hier mit Wertungen jedoch vorsichtig sein: Lebhaft-impulsive, sehr neugierige oder stürmisch ausgelassene Kinder werden – je nach Erwartung der Eltern – unter Umständen negativ eingeschätzt. Es können aber auch sehr stille, in sich gekehrte, verträumte Kinder Unmut auslösen. Entscheidend ist die sich entwickelnde Interaktion zwischen Kind und Eltern, die von der Persönlichkeit beider Seiten bestimmt wird. Hier ergeben sich dann sehr unterschiedliche und personenabhängige Konstellationen, die für den Einzelfall herausgearbeitet werden müssen, v. a. im Hinblick auf Invalidierungserfahrungen. Schon reale Grenzüberschreitungen sind nicht immer klar und einfach zu eruieren und subtilere Prozesse von emotionaler Missachtung, Vernachlässigung, Überforderung können schwer zu erkennen sein – v. a. da es Wechselwirkungen sind, die nicht nur in eine Richtung wirken (vgl. Beispiel).

BEISPIEL

Das folgende Beispiel ist *keine* typische Geschichte im Sinne von „So entsteht Borderline“, aber es illustriert die Art von gegenseitigen Beeinflussungsmechanismen, die dann jeweils eine individuelle Dynamik annehmen:

Die wegen des eigenen Übergewichts frustrierte Mutter sagt ohne spezielle Absicht der 9-jährigen Tochter: „Iss nicht so viel, sonst kriegst du keinen Mann!“ Die Tochter interessiert das auch eigentlich noch nicht, aber sie spürt die große Sorge und Bedeutung bei der Mutter und beginnt, weniger zu essen – und behält eine schlanke Figur. Die Mutter lobt sie, die Tochter ist stolz und steigert ihr Engagement. Sie stellt auch fest, dass die Mutter noch stolzer ist, wenn sie gute Noten hat, gut reiten oder Tennis spielen kann, und dass sie dann zugewandt ist.

Die in diesem Alter übliche zweite Trotzphase erfolgt unvollständig, da die Patientin diese starken Anpassungsprozesse nicht unterbrechen kann und will. Die Pubertät – als quasi dritte Trotzphase – wird später psychisch gar nicht wirklich begonnen. Die in der Entwicklung eigentlich stetig zunehmenden autonomen Bedürfnisse und Interessen werden dauerhaft zurückgestellt, dazugehörende Gefühle „weggedrückt“. Das in der Folge auftretende Frustrations- und Mangelerleben untergräbt zusätzlich die schwache Selbstwertentwicklung, steigert aber die Spannung. Hierdurch zwangsläufig auftretende destruktive Gefühls- und Impulsdurchbrüche bedingen Schamerleben und verstärken die Selbstabwertung. Die über kurze Phasen von Versuchen der Verselbstständigung enttäuschte oder traurige Mutter muss dann „aufgeheitert“ werden – durch weiteres Zurücknehmen der eigenen Person und der eigenen Bedürfnisse, was die Selbstinvalidierung verfestigt. Es entsteht ein fataler Teufelskreis.

Grundsätzlich ist zu sagen, dass Borderline-Betroffene als Kinder wie alle Kinder beziehungsfähig sind, *Kind sein können* (und vor allem auch *wollen*) und den Eltern viel Zuwendung entgegenbringen möchten. Die komplexen Mechanismen von Familiengefügen machen dies oft sehr schwer oder haben ihren Preis: Nicht selten finden sich Betroffene in einer Art Aschenputtel-Rolle in der Familie wieder, wobei auch die „bösen" Geschwister nicht fehlen.

Komorbide Störungen wie schwere ADHS oder autistische Störungen kommen erschwerend hinzu. Damit können die wenigsten Eltern gelassen und immer liebevoll umgehen.

Zu Borderline-Betroffenen als Eltern gibt es kaum Literatur und wenig fundierte Meinungen, weder bei Betroffenen noch bei den Fachleuten. Das Buch „Borderline-Mütter und ihre Kinder" von Christine Ann Lawson (2006) macht einen Versuch, der nach Meinung der Autoren lesenswert, aber teilweise sehr schematisch ist und Parallelen zu Gestalten aus Märchen und Mythen zieht.

Die Meinung der Kinder von Betroffenen wurde bisher fast gar nicht berücksichtigt. Das einzige hierzu existente Buch mit dem Titel „Übersehene Kinder", herausgegeben von Jana Reich (2013), ist interessant zu lesen – es ist lobenswert, dass solch ein Buch überhaupt existiert. Es handelt sich hierbei ausschließlich um unkommentierte Fallberichte. Manche beschreiben Mütter, bei denen nicht sicher Borderline vorliegt, auch da die Störung damals – also vor 1980 – gar nicht diagnostiziert werden konnte.

2.4.6 Dialektische Probleme

In Zusammenhang mit der Borderline-Störung sprechen Fachleute oft von innerer Spaltung und Dichotomisierung. Gemeint ist damit eine Art Schwarz-Weiß-Denken, das gleichsam auf ein Schwarz-Weiß-Fühlen und ein Schwarz-Weiß-Handeln übertragen werden kann. Dieses für die meisten Betroffenen sehr passende Bild des Schwarz-Weiß-Erlebens macht deutlich, dass die Zwischentöne im Erleben und Verhalten fehlen oder nicht zum Tragen kommen. Diese mangelnde Dialektik, die in den Therapien methodisch aufgegriffen wird, bedeutet, dass Zwischentöne oder ein „Mittelweg" zwischen zwei Extrempositionen gefunden werden sollten. Häufig muss auch sehr einseitiges, „undialektisches" Verhalten aufgegriffen werden. Die Auseinandersetzung mit diesen dialektischen Problemen ist wesentlich für das Grundverständnis (s. Kap. 8).

Dichotomisierung: Zerlegung einer Gesamtheit in zwei Teilgesamtheiten, sodass nur zwei Ausprägungen unterschieden werden.

2.4.7 Traumatisierung

Traumatisierung ist ein sehr aufwühlendes Thema, dem man sich vorsichtig nähern sollte.

Je nach Zugehörigkeit zur Gruppe (Betroffener, Angehöriger oder Fachmann / -frau) werden ganz unterschiedliche Meinungen, aber auch sehr starke Gefühle aktiviert. Ein Konsens besteht darin, dass traumatisierende Erlebnisse für die Entstehung und den Verlauf einer Borderline-Störung eine große Rolle spielen. Uneinig ist man sich hingegen über die Art, die Häufigkeit und vor allem die psychologische Bedeutung dieser Erlebnisse sowie über die Wechselwirkungen zwischen Traumatisierung und Borderline-Störung. Die oberflächliche Einschätzung „Trauma verursacht Borderline“ ist so sicher falsch.

Auf Seite der Fachleute gibt es sehr unterschiedliche Fraktionen, die verschiedene, zum Teil widersprüchliche Positionen besetzen. Eine ganze Reihe von Fachleuten ist der Meinung, dass Traumatisierung immer eine Rolle spielt und dass die Borderline-Störung auch ersetzt werden könne durch die Diagnose einer komplexen Posttraumatischen Belastungsstörung. Das Hauptargument *gegen* diese Position ist, dass viele komplex traumatisierte Menschen keine Borderline-Störung entwickeln.

Andere Fraktionen sehen die Häufigkeit von traumatischen Erfahrungen als Entstehungsursache deutlich geringer. Die wissenschaftliche Literatur ist hier uneinheitlich: So werden psychische Traumatisierungen mit einer Häufigkeit von bis zu 90 Prozent beschrieben (Zanarini, 1997; Driessen, 2002), wobei für diese Zahlen aber emotionale Vernachlässigung, körperliche Misshandlung und sexueller Missbrauch zusammengerechnet werden. Driessen zitiert aus der Literatur die Häufigkeit einer gleichzeitig bestehenden Posttraumatischen Belastungsstörung von 10–50 Prozent. Ausführliche Darstellungen zum Thema finden sich bei Paris sowie bei Sack und Dulz im *Handbuch der Borderline-Störungen* (herausgegeben von Dulz, Herpertz, Kernberg & Sachsse, 2011, Kap. 19–21). Bei Paris finden sich hier – im Gegensatz zu seinen früheren Ausführungen im Handbuch von 2000 – keine Zahlen mehr. Verbindungen zwischen traumatischen Erfahrungen und der Störung werden benannt, aber diese werden als vielfältig beschrieben. Auch neue Aspekte wie Resilienz und Veranlagung werden mit diskutiert. Direkte ursächliche Zusammenhänge weist er zurück: „Statistisch gesehen besteht nur in der Minderheit der Fälle eine Beziehung zwischen Traumatisierung und pathologischen Spätfolgen“ (Kap. 19, S. 193). Ausführlichere Darstellungen sind in seinem Buch dargestellt (Paris, 2008), aus dem Kernberg zitiert: „Eine Durchsicht der Literatur ergab jedoch nur … bei 20 % [der Borderline-Population] schwere Missbrauchserfahrungen, die zu schweren psychopathologischen Beeinträchtigungen führen“(PTT 3 / 2012, S. 169). In der großen

NESARC-Studie von 2010 (Pagura et al.) wurde eine Komorbidität von PTBS von 30,2 Prozent bei BPS und von 24,2 Prozent BPS bei PTBS-Erkrankten gefunden.

Am ehesten liegt also ein komplexes Gefüge vor von psychischen Fehlentwicklungen über viele Jahre, bei dem gleichzeitig auch traumatische Erlebnisse auftreten und im Zusammenspiel sich eine Borderline-Persönlichkeitsstörung entwickeln kann.

Für das Verständnis wesentlich ist, dass es nicht nur körperliche, sondern auch emotionale und soziale Traumatisierungen gibt und sich in der Folge vielfältige Wechselwirkungen ergeben können. So kann etwa ein sozial traumatisierter Mensch durch Armut oder Suchterkrankung der Eltern ein erhöhtes Risiko für Gewalterfahrungen aufweisen.

Die genauen Zusammenhänge können sich im Einzelfall also als sehr schwierig und unübersichtlich darstellen.

Immer stärker setzt sich also nun die Anschauung durch, dass bei der Entstehung der Borderline-Störung viel weniger eine Traumatisierung im engeren Sinne entscheidend ist, sondern die vielschichtige und intensive Invalidierung des gesamten Gefühlserlebens. Dies bedeutet also ausdrücklich eine kognitive wie emotionale Unmöglichkeit zur validen Bewältigung der Geschehnisse.

Als weiteres Argument gegen eine simpel *kausale* Verknüpfung von Trauma und Borderline ist noch die Tatsache zu nennen, dass die emotional-instabile Fehlentwicklung die Betroffenen meist frühzeitig zu Hochrisikoverhalten bringt, auch in Interaktionen. Aufgrund der mangelnden Selbstfürsorge, der Selbstabwertung und des Selbsthasses, der sozial inkompetenten Auswahl von Interaktionspartnern und nicht zuletzt auch der Neigung zu selbstschädigendem Verhalten wird der Wahrscheinlichkeit sekundärer traumatischer Erfahrungen Vorschub geleistet.

Täter / Opfer-Denken

Das Thema *Trauma und / oder Borderline* ist in intensiver Diskussion und eine einheitliche wissenschaftliche Meinungsbildung steht noch aus. Der Mythos von der (immer) traumatischen Ursache der Borderline-Störung wird auch hier aufgegriffen: http://bpd.about.com/od/understandingbpd/tp/Myths.htm (Siehe 2. Mythos)

Genauso falsch wäre bei Borderline die extrem oberflächliche Einschätzung: Alle Angehörigen sind „Täter“ (vgl. auch Abschn. 2.4.9). Diese Meinung herrscht sogar bei einigen Angehörigen selbst vor, existiert aber auch bei unzureichend ausgebildeten Fachleuten. Die erstaunlicherweise differenzierteste Haltung vertreten hierzu viele Betroffenen. Der Gedanke, dass auch die „Täter“-Eltern selbst schon „Opfer“-Kinder waren, ist inzwischen recht verbreitet.

Nicht zuletzt kommt es nicht selten vor, dass Betroffene sich „ungünstige" Partner suchen, die durch ihr Verhalten weitere Traumatisierungen verursachen können. Dies wird von den Betroffenen aus ganz unterschiedlichen Motiven aber oftmals in Kauf genommen. Sehr interessante Überlegungen hierzu stellt Judith Herman in ihrem Buch „Die Narben der Gewalt" (2014) an.

Zusammenfassend kann man festhalten, dass der Anteil der Borderline-Betroffenen, die gar keine traumatischen Erfahrungen gemacht haben, gering sein dürfte. Aber nicht jedes Trauma ist als störungsmitbildend einzuschätzen. Traumata können auch Folgen der psychosozialen Probleme im Kontext der Borderline-Störung sein.

2.4.8 Schemata

Bei der Betrachtung der Persönlichkeitsentwicklung darf die Erwähnung der Schemata nicht fehlen. Im Laufe der Entwicklung von Psychotherapie-Verfahren hat sich immer stärker und breiter die Analyse und Bearbeitung sogenannter Schemata durchgesetzt. Dies führte auch zu der seit einigen Jahren im Ausbau begriffenen Schematherapie (vgl. Abschn. 8.3.2).

Hier soll der Begriff des Schemas in Bezug auf Persönlichkeitsentwicklung erläutert werden.

Das menschliche Lernen wird unter anderem stark von der Verdichtung von Informationen bestimmt; es können und sollen sinnvollerweise nicht alle einzelnen Ereignisse gespeichert werden. Wesentliche Gedächtnisfunktionen bestehen deshalb darin, die erlebten Erfahrungen zusammenzufassen und Muster zu generieren. Diese Muster basieren auf der Wiederholung von Erfahrungen und hier insbesondere auf der Wiederholung von bestimmten wesentlichen Merkmalen. Diese Merkmale stellen zwar nicht die Gesamterfahrung dar, die weitaus bunter und vielfältiger in vielen Qualitäten ist. Für das Lernen und Speichern und damit auch für die Orientierung in der Welt sind es aber diese Merkmale, die entscheiden. In Gruppen zusammengefasst, bilden sie Muster. Diese Muster sind dann auch „abstrakt" zu nennen, d. h., die konkreten Einzelerfahrungen werden quasi aus einer „höher gelegenen" Perspektive betrachtet.

Dieses sehr theoretische Konstrukt soll an einem Beispiel erläutert werden: Ich kann, wenn ich als Kind einen Gegenstand erkunde, die Einzelerfahrung machen, dass dieser rund und weich ist und, nach unten oder nach vorne gegen eine Fläche geworfen, zurückspringt. Diese Einzelerfahrung kann sich mit verschiedenen Gegenständen wiederholen, die die gleichen Eigenschaften (rund, weich und zurückspringend) beinhalten. Diese Gruppe von Merkmalen kann ich als Muster begreifen und diesem Muster einen Begriff zuordnen, der in der deutschen Sprache „Ball" sein wird. Die Lernerfahrung hat zur Folge, dass ich später jeden weiteren Gegenstand, der die gleichen Eigenschaften aufweist, auch als Ball begreifen werde. Je nachdem, was ich zusätzlich darüber gelernt habe, was ich mit einem Ball veranstalten kann (z. B. ihn mit dem Fuß nach vorne zu treten), werde ich diese Aktivität dann auch auf alle zukünftigen Bälle anwenden können. Für die Aktivität ist dann wichtig, dass der jeweilige Ball die Eigenschaften hat, die ich gelernt habe: weich, rund, zurückspringend.

Nicht so wichtig ist, welche Eigenschaften der Ball noch hat, z. B. welche Größe oder welche Farbe oder aus welchem Material er hergestellt wurde. Dieses nach Vornetreten kann ich mit einem Tennisball wiederholen, ebenso wie mit einem Volleyball oder einem großen Krankengymnastik-Übungsball. Diese Art der Musterzuordnung und Wiedererkennung ist wesentliche Grundlage, um Orientierung zu erlangen und unsere Welt zu begreifen. Hierbei ist sehr wichtig, dass dieses Begreifen eines Musters nicht nur ein abstrakter gedanklicher Vorgang ist, sondern die abstrakte Benennung mit einem Begriff („Ball") verbunden ist, mit einer sensorischen, also mit den Sinnen erlebbaren Erfahrung der Eigenschaften des Musters. Einen Ball kann ich greifen, etwas eindrücken, und die Erfahrung des Zurückspringens kann ich sensorisch machen, wenn er mir beim Zurückspringen z. B. gegen den Körper prallt. Dieses Lernen ermöglicht mir dann ein Wiedererkennen und schnelles Orientieren. Nicht selten laufen diese Prozesse weitgehend automatisch ab.

Diese grundlegende Art der Musterbildung und Wiedererkennung ist sehr wesentlich für unser Denken und bezieht sich nicht nur auf einfache Gegenstände wie Bälle, sondern auch auf sehr viel komplexere Sachverhalte, in denen wir ebenfalls Muster begreifen und wiedererkennen. Dies können auch komplexe Muster sein wie Geburtstagsfeier, Fahrradrennen oder Bankautomat.

Bei einem neuen Erlebnis, z. B. einem Bankautomat in Kairo, kann ich auf diese Weise schnell aufgrund der mustertypischen Eigenschaften begreifen, worum es sich handelt. Hierbei greifen sensorische Wahrnehmungen, Gefühlsreaktion und gedankliche Bewertung ineinander und definieren das Muster.

Aus diesem Mustererlernen abgeleitet ergeben sich für das Lernen von sozialen Gegebenheiten und Herausforderungen ebenfalls Muster, die Schema bzw. in der Mehrzahl Schemata genannt werden können. Dies gilt ebenso für meine Selbsterfahrung, sodass ich z. B. von mir das Schema „Ich gebe schnell auf" oder „Ich muss der Beste sein" haben kann.

Für die Schemata gibt es leicht abweichende Definitionen in den Therapierichtungen und deren Theorien, auch unterschiedliche Gewichtungen der einzelnen Anteile, wobei in einigen Definitionen die kognitiven, also bewertenden, Anteile sehr stark betont werden.

Relevant für die Persönlichkeitsentwicklung, und damit auch in Bezug auf die Borderline-Störung, ist, dass Betroffene zwar den gleichen Prinzipien der Persönlichkeitsentwicklung unterliegen, also auch Schemata gebildet haben, dass diese aber bei Borderline-Betroffenen nicht immer lebens- oder alltagsdienlich sind, wodurch sich die störungstypischen Schwierigkeiten erklären lassen.

Konkret kann dies zum Beispiel heißen, dass aufgrund von Erfahrungen der Vernachlässigung mit begleitenden Trauer- und Angstreaktionen ein bestimmtes Schema gelernt wurde. Einer der berühmtesten kognitiven „Schema"-Therapeuten, Aaron T. Beck, sprach schon früh davon, dass „Die Welt ist böse und gemein" ein typisches Borderline-Schema sei. (Beck & Freeman, 1999). Hiermit ist ein stark kognitives und bewertendes Schema gemeint, das das Verhalten stark beeinflusst. Eine Verhaltensänderung ist nur möglich, wenn auch die zugrunde liegenden Denkschemata geändert werden. Erreicht werden kann dies, indem neue und alternative Erfahrungen gemacht werden, die dann das Schema ändern oder fachlich ausgedrückt: die das Schema modifizieren.

Dieser grundsätzliche Ansatz ist erfolgreich, auch in der Therapie von Borderline-Störungen, und wurde deshalb weiter ausgeweitet zur Schematherapie bei Borderline-Störungen.

2.4.9 *Schuld*

Die Frage der Schuld beschäftigt bei der Borderline-Störung sowohl die Betroffenen als auch die Angehörigen sehr stark, aber in unterschiedlichen inhaltlichen Zusammenhängen und Gewichtungen.

Die Wahrnehmung von Schuld aufseiten der Betroffenen

Betroffene fühlen sich häufig schuldig wegen ihres Fehlverhaltens und leiden hierunter sehr stark. Sie können erkennen, dass sie sich situationsunangemessen verhalten, fühlen sich verantwortlich für die Folgen ihres Verhaltens und daher auch schuldig. Bei Wiederholung des Fehlverhaltens werden die Schuldgefühle weiter verstärkt. Dies auch, da Selbstvorwürfe und -abwertungen hinzukommen.

Schuld spielt auch deshalb eine wichtige Rolle, weil Betroffene oftmals denken, sie seien an ihrer Störung selbst schuld. Diese Einschätzung wird selbst dann aufrechterhalten, wenn die grundlegenden Zusammenhänge, die zur Entstehung der Störung geführt haben, insbesondere die Invalidierungen, schon erarbeitet wurden. Der naheliegende Grund dafür ist, dass das Aufsichnehmen der Schuld vermeidet, andere beschuldigen zu müssen. Aufgrund der oft vorhandenen starken emotionalen Verstrickung mit anderen potenziell Schuldigen würde dies zu großen emotionalen Belastungen führen. Diese Prozesse, die schwer zu ertragen wären, versuchen viele Betroffene zu vermeiden.

Die Wahrnehmung von Schuld aufseiten der Angehörigen

Vor allem Eltern, aber auch Geschwister, Partner und das soziale Umfeld wie Schule etc. sind an den Prozessen der Persönlichkeitsentwicklung sehr stark beteiligt und für viele Aspekte dieser Entwicklung mitverantwortlich. Diese Verantwortung kann als belastende Schuld erlebt werden und wird deshalb nicht selten zurückgewiesen, zum Teil recht vehement. Ein konstruktives Auseinandersetzen mit den Entwicklungsprozessen ist dann nicht möglich.

Anderen Angehörigen gelingt dieses Zurückweisen nicht so einfach. Sie empfinden ein starkes Schuldgefühl und haben das Bedürfnis, ihre vermeintliche Schuld wiedergutzumachen, was die zwischenmenschlichen Probleme jedoch manchmal im Sinne eines „Mehr desselben" (z.B. wenn Fürsorge bei den Betroffenen als Bevormundung erlebt wird) noch verstärkt. Nicht selten ist die Schuldfrage so niederdrückend, dass die Angehörigen auf Distanz zu den Betroffenen gehen, da sie meinen, die gemeinsame Bearbeitung emotional nicht ertragen zu können.

Für beide Gruppen stellt die Schuldfrage eine hohe Belastung dar und führt kaum zu konstruktiven Auseinandersetzungen. Die Frage der Schuld hilft daher nicht wirklich weiter. Sie sollte durch die Frage nach Verantwortung umformuliert werden und Betroffene wie Angehörige sollten sich dieser Frage gemeinsam stellen, wenn überhaupt der gemeinsame Entwicklungsprozess aufgearbeitet werden möchte.

Ein hilfreicher Gedanke hierbei ist, dass man für ein echtes Verschulden eine Wahl gehabt haben muss. Dies war in vielen Fällen der gemeinsamen Entwicklung nicht gegeben; als aktiv Handelnde wurden keine bewussten Entscheidungen getroffen und es waren auch nicht immer Alternativen möglich. So kann etwa ein Vater seiner Tochter eine höhere Schulbildung verweigern, worunter sie lebenslang leidet. Er fühlt sich im Recht, da dies zu hundert Prozent seiner gelernten Lebenseinstellung entspricht, die er nicht infrage stellt, schon gar nicht aufgrund der Unzufriedenheit des Mädchens. Erst viel später, als Erwachsene, gelingt es ihr, unterstützt durch gesellschaftliche Wandlungen, den Vater dazu zu bringen, seine Position zu überdenken.

Es ist den Autoren wichtig zu betonen, dass dies keine juristische Argumentation ist, sondern eine psychologische. Juristisch relevantes Verschulden, z. B. strafrechtlicher Art, muss entsprechend aufgegriffen werden (vgl. Abschn. 3.7.2). Das psychologische Verschulden stellt sich aber meist mit vielfältigen Erlebnisqualitäten dar. Und so sollte keine, wenn nötig auch deutlich geführte, Auseinandersetzung verhindert werden, aber auch ein Versöhnen möglich sein.

3. Problemfelder und konkrete Auswirkungen im Alltag

Wie in Kapitel 2 beschrieben, stellen für Borderline-Betroffene Abweichungen in der Emotionsregulation ein zentrales Problem dar, was vor allem eine *emotionale Instabilität* zur Folge hat.

Diese ist wiederum die Grundlage für die *interaktionelle Instabilität* und die *Instabilität der Identität.* Letzteres wurde zuvor v.a. als innere Zerrissenheit oder mit dem Einnehmen von Funktionszuständen ausgeführt, die beiden andern zeigen sich vorrangig als Beziehungs- und Impulskontrollprobleme. Wie sich diese zentralen Problemfelder im Alltag der Betroffenen bemerkbar machen und wie Fachleute und Angehörige dazu stehen, ist Gegenstand dieses Kapitels.

3.1 Emotionale Instabilität

Die emotionale Instabilität als Kern der Störung zeigt sich bei jedem Betroffenen und ist zwingende Bedingung für die Diagnosestellung. Da sie nicht immer offensichtlich ist und z.B. durch Substanzmittel unterdrückt oder durch eine Zwangs- oder Essstörung kompensiert werden kann, ist die Diagnostik manchmal erschwert. Im Regelfall hat die emotionale Instabilität zwei Gesichter, die sich einerseits in Stimmungsschwankungen und andererseits in einer enormen Impulsivität manifestieren.

Stimmungsschwankungen

Wie beschrieben, kann bei Borderline-Betroffenen die Stimmung sehr schnell und unter Umständen auch sehr stark wechseln, nicht selten innerhalb weniger Stunden, sodass über einen Tagesverlauf hinweg meist mehrere ganz unterschiedliche Stimmungszustände auftreten können. Die Stimmungswechsel sind manchmal durch Kleinigkeiten ausgelöst, manchmal gar nicht einem Auslöser eindeutig zuzuordnen.

Lange Zeit wurde intensiv diskutiert, ob es sich aufgrund der häufig auftretenden emotionalen Hochs und Tiefs um eine besondere Verlaufsform einer bipolaren affektiven Störung, also einer manisch-depressiven Störung, handelt. Hierzu wurden dann biologische Mechanismen mitgedacht, die sicher eine Rolle spielen und durch medikamentöse Strategien mit beeinflusst werden können. Vor allem der zu schnelle zeitliche Wechsel der Phasen und die komplexen störungstypischen psychologischen

Faktoren führten inzwischen jedoch zu der allgemein akzeptierten Erkenntnis, dass es sich um eine eigenständige Störung handelt.

Impulsivität

Experten haben schon früh einen besonderen Verlauf der Affektreaktionen und der Impulse bei Borderline-Betroffenen beschrieben und als störungstypisch benannt. Neurobiologische Grundlagenforschungen haben inzwischen klar ergeben, dass leichte strukturelle und einige funktionelle Veränderungen bei Borderline-Störungen nachweisbar sind. Interessierte können dies ausführlich nachlesen bei Herpertz (2007) oder Remmel, Kernberg & Vollmoeller (2006). Auch im *Handbuch der Borderline-Störungen* (Dulz, Herpertz, Kernberg & Sachsse, 2011, Kap. 9) finden Sie weitere Informationen dazu. Vielfältige Befunde, die nicht immer eindeutig sind, lassen im Kern aber erkennen, dass bei Borderline-Betroffenen eine andere Art der Emotionsregulation vorliegt.

Wie auch bei anderen Menschen üblich, erfolgt auf einen Reiz eine Affektreaktion. Diese ist aber bei Borderlinern erstens schneller und zweitens stärker als bei einem Menschen ohne Borderline, d.h., die Intensität erreicht ein höheres Niveau. Diese kehrt dann drittens erst später zum Ausgangsniveau zurück. Dies ergibt die von den Betroffenen immer wieder erlebte – und auch den Angehörigen gut bekannte – ausgeprägte Heftigkeit der Gefühlsreaktion, und zwar bei jedem beliebigen Gefühl. Außerdem erklärt insbesondere der hohe Anstieg der emotionalen Reaktion auch, warum es nicht selten zu einem Kontrollverlust und der daraus resultierenden Handlungsimpulse kommen kann.

Bei der im Alltag üblichen Reizdichte ist die Affektreaktion auf den vorausgegangenen Reiz noch nicht zum Ausgangsniveau zurückgekehrt, wenn schon ein neuer Reiz einwirkt. Das führt dazu, dass die Anspannung nicht mehr das Ruheniveau erreichen kann. Die Anspannung schwankt also regulär zwischen einem höheren und niedrigeren Level, ist aber insgesamt erhöht.

In der Therapie werden Patienten darin angeleitet, das Spannungsniveau einzuschätzen – zwischen 0 (Koma – kommt also praktisch nie vor) und 100 (Kontrollverlust). Bei Gesunden schwankt im Regelfall die Anspannung zwischen 30 und 50, bei Borderline-Betroffenen befindet sie sich meist zwischen 50 und 70. Hier wird die hohe Belastung durch die permanente Anspannung deutlich, aber auch das erhöhte Risiko, oberhalb von 70 in problematische Anspannungszustände zu geraten. In diesem Fall können Probleme mit der Impulskontrolle auftreten, die bis zum Impulskontrollverlust führen können. Dies kann sich als aggressives Fehlverhalten zeigen – gegen sich selbst oder gegen andere –, aber auch als dissoziative Symptomatik (bzgl. Dissoziation siehe Abschn. 7.6).

Die meistens durchgängig erhöhte Anspannung sorgt für eine hohe Stress-Belastung, was in der Folge zu Erschöpfung, Ängsten oder Schlafstörungen, auch psychosomatischer Symptombildung wie Kopf- oder Rückenschmerzen oder Magen-Darm-Problemen und nicht zuletzt auch zu Depressionen führen kann.

3.2 Interaktionale Instabilität – Borderline und Beziehungsgestaltung

Was fällt Betroffenen bei der Beziehungsgestaltung so schwer?

Fachlich nüchtern wird in den Diagnose-Kriterien der Borderline-Störung beschrieben, dass die Betroffenen typischerweise instabile Beziehungen führen. Gekennzeichnet sind sie durch einen Wechsel von Idealisierung und Abwertung sowie einer auffallenden Intensität.

Sehr lebendig werden die Aspekte der Beziehungsdynamik und -gestaltung auch in den trialogischen Gesprächsrunden immer wieder thematisiert. Betroffenen, Angehörigen und auch professionell Tätigen ist es ein zentrales Anliegen, die Beziehungsprobleme besser zu verstehen. Alle drei Gruppen kommen stets mit vielen Fragen und einem starken Interesse an der Sichtweise des jeweils anderen zu den Trialog-Seminaren. Es fällt auf, dass gerade die Betroffenen den Fragestellungen mit einer hohen Offenheit begegnen. An die Stelle von Bewertungen und Kategorisierung der Betroffenen können ein besseres Verständnis und neue Lösungswege rücken.

Wie diese Beziehungsschwierigkeiten durch oft komplizierte Bindungserfahrungen entstehen, wurde in Kapitel 2 beschrieben. Erfahrungen aus den Trialogen sollen hier aufgegriffen werden, um deutlich zu machen, wie sie sich im Alltag auswirken und wie sie besser verstanden werden können.

Das Alleinsein aushalten lernen

Eines der folgenreichsten Probleme ist die Schwierigkeit, das Alleinsein auszuhalten. Dies ist eng verknüpft mit der Identitätsproblematik der Borderline-Betroffenen. Sie können das eigene Ich nicht spüren. Ihre Mitte, das, was die eigene Persönlichkeit ausmacht, was beständig und stabil als innerer Anker erlebt wird, ist für sie selbst nicht greifbar. An dessen Stelle wird eher eine Art hohler Kern empfunden. Man könnte sagen, ein zu wenig an „Ich“ braucht viel „Du“: Wenn man sich selbst nicht wahrnehmen kann, wird dringend ein Gegenüber benötigt, in dessen Augen, durch dessen Reaktionen und nicht zuletzt durch dessen Zuwendung man sich erst als existent erleben kann. Ist kein Gegenüber da, entstehen existenzielle Ängste, sich aufzulösen, was einem Sterben gleichkäme. Gerade in Situationen des Alleinseins oder auch, wenn äußere Strukturen wegfallen und dadurch ein Leerlauf, also äußere Leere, entsteht, sind Borderline-Betroffene konfrontiert mit dem Gefühl der inneren Leere.

Diese Leere zu füllen erzeugt einen enormen Druck. Das Gefühl wird wie eine Art subtile Bedrohung beschrieben, die aber nicht näher bestimmt werden kann. Es kann nicht benannt werden, von was man sich bedroht fühlt. Kontakt lindert diese innere Leere sofort. Dies kann zu typischen Situationen führen, die Borderline-Betroffenen den Ruf eingehandelt haben, zu manipulieren oder zu dramatisieren (s. Beispiel).

BEISPIEL

Ein Wochenende, das für Dirk, einen 33-jährigen allein lebenden Borderline-Betroffenen, als unüberschaubar lang erlebt wird, steht bevor. Er kommt nach einem langen Arbeitstag am Freitagabend in die leere Wohnung. Aber anstatt ein Gefühl der Entlastung zu erleben, ist er schlagartig konfrontiert mit der inneren Leere. Der Impuls, sich selbst zu verletzen, um Entspannung herbeizuführen, wird stärker. Um Schlimmeres zu verhindern, ruft er beim Krisendienst an. Sobald die Stimme des Beraters am anderen Ende der Leitung zu hören ist, ist das Problem des Alleinseins gelindert. Was vor wenigen Minuten innerlich passiert ist, ist schwer in Worten zu beschreiben. Um dem Krisendienst-Mitarbeiter aber davon zu überzeugen, dass er noch eine Weile als Gesprächspartner verfügbar sein soll, und um den Anruf zu rechtfertigen, greift Dirk auf Erklärungen zurück, von denen er annimmt, dass sie der Berater besorgniserregend genug findet, um sich mehr Zeit zu nehmen. Weil das Gefühl der inneren Leere so schwer zu beschreiben ist, berichtet Dirk stattdessen von einer akuten Suizidalität. Für Suizidalität ist der Krisendienst schließlich zuständig. Beschreibungen der Leere könnten vom Helfer mit Langeweile verwechselt werden. Für den Berater ist jedoch spürbar, dass etwas an den Erzählungen des Betroffenen nicht stimmig ist. Es entsteht der Eindruck, dass die Suizidalität nicht echt ist. Gelingt es beiden nicht, die Situation aufzulösen, kann der professionelle Helfer versucht sein, den Anruf als dramatisierend oder vielleicht sogar manipulierend abzutun.

Die Strategien, die Borderline-Betroffene einsetzen, um Nähe herzustellen und die innere Leere nicht spüren zu müssen, können offen, direkt und konstruktiv sein, aber häufig auch dysfunktional und für das Umfeld schwer nachvollziehbar. Sabrina zum Beispiel, eine 32-jährige Borderlinerin, beschreibt, wie sie einen positiven Umgang damit erlernt hat:

> „Früher habe ich mich in Situationen, in denen ich mit dieser Leere konfrontiert war, oft geschnitten. Mit der Selbstverletzung konnte ich dann in die Chirurgie gehen. Dort war immer jemand da; auch wenn man nur im Wartezimmer herumsaß, allein ist man dort nicht. Ich wurde von den Ärzten und dem Pflegepersonal meist nicht besonders freundlich behandelt. Sie ärgerten sich oft darüber, dass ich zusätzliche Arbeit bereite. Aber dieser Kontakt, diese Zuwendung waren besser, als die Leere daheim aushalten zu müssen. Später ist es mir immer

öfter gelungen, stattdessen bei einer Freundin anzurufen. Ich habe dann aber nicht erzählt, welche Panik gerade in mir ist und wie schlecht es mir geht, sondern ich habe erst mal nur zugehört. Wenn sie dann von ihrem Alltag erzählt hat, neueste Geschichten von den Kindern oder ihrer Arbeit, ging es mir langsam immer besser. Es war so ein Gefühl, als ob ich teilhaben könnte an dieser Normalität und sogar selbst ein Teil davon wäre. Ich hatte dann in mir wieder eine Brücke zum Leben, die über die Leere hinweghalf."

Mit dem Gefühl der inneren Leere sind oft auch die verzweifelten Versuche begründet, ein Verlassenwerden zu vermeiden, denn für die Betroffenen bedeutet Verlassenwerden Leere, und Leere bedeutet sich „aufzulösen" Die Furcht vor solchen Situationen wird zur Dauerbelastung in Beziehungen mit Borderline-Betroffenen. Überall lauert diese Bedrohung, und die Angst davor kann von den Betroffenen nur schwer beherrscht werden. Permanente Rückversicherungen oder auch „Tests" in Beziehungen sind Versuche, ein wenig Sicherheit und Kontrolle zu erlangen.

Allerdings darf daraus nicht die Schlussfolgerung gezogen werden, dass ein großes Problemfeld beseitigt wäre, wenn die Betroffenen genug Nähe erfahren. Neben der inneren Grundüberzeugung „Ich kann alleine nicht überleben" gibt es eine weitere Grundüberzeugung, die den Betroffenen warnt: „Achtung, Nähe ist gefährlich!" Gefühle wie Scham („Ich rieche vielleicht komisch"), Wut („Meine Grenzen werden nicht gewahrt") oder Einsamkeit („Ich gehöre nicht wirklich dazu") können dadurch aktiviert werden, unter Umständen sehr stark.

Diese beiden sich widersprechenden Überzeugungen sind in der Beziehungsgestaltung nicht einfach zu managen. Ein Problem in der Nähe-Distanz-Regulierung kann beispielsweise über den Mechanismus der Idealisierung und Abwertung gelöst werden. Idealisierung eignet sich gut, um schnell Nähe herzustellen, und Abwertung hilft, wieder Distanz zu schaffen.

Sandra beschreibt dies folgendermaßen:

„Meine Beziehungen laufen immer nach dem gleichen Muster ab. Zuerst ganz viel Nähe und Idealisierung, und wenn etwas nicht in den Kram passt, kommt die Abwertung. Bei meinem letzten Therapeuten war es auch wieder so: Schon beim ersten Gesprächstermin habe ich viel von mir erzählt, war kaum zu bremsen. Ich war ja auch tatsächlich davon überzeugt, beim einzig richtigen und besten Therapeuten gelandet zu sein. Gleich nach dem ersten Kontakt fing ich jedoch mit meinen Recherchen an. Ich wollte so viel wie möglich über meinen Therapeuten herausfinden. Vielleicht haben mir die Informationen das echte Vertrauen ersetzt? Jedenfalls hatte ich dadurch schnell das Gefühl, zum Leben meines neuen Therapeuten dazuzugehören, ihm nahe zu sein. Aber das wurde auch anstrengend. Ganz bald konnte ich diese Nähe dann schon nicht mehr aushalten. Jetzt genügt eine Kleinigkeit, um ins Gegenteil umzuschlagen. Als mir mein Therapeut dann ankündigte, dass er für drei Wochen im Urlaub sei und ich ihn für diese Zeit tatsächlich auch nicht erreichen könne, war es vorbei. Ein Therapeut, der mich wirklich versteht und zu mir hält, würde mir doch seine Handynummer geben! Beim nächsten Termin habe ich die Therapie dann abgebrochen. Der ist doch unfähig! Es ist mir sowieso vollkommen egal, wie lang der Therapeut im Urlaub rumhängt. Ich brauche ihn nicht mehr!"

Fehlende Objektkonstanz

Eine Beziehung stabil zu halten ist auch deshalb schwer, weil Betroffenen die Entwicklung einer Objektkonstanz fehlt (s. Abschn. 2.4.1). Die emotionale Qualität der Beziehung kann in der Vorstellung des Betroffenen nicht verinnerlicht werden. Sobald der unmittelbare Kontakt wegfällt – also das Gegenüber nicht mehr sicht-, hör- oder spürbar ist –, flammen Zweifel auf, ob der Kontakt und die Verbindung weiter bestehen. So kann dem Borderline-Betroffenen auch der Zeitraum von einer zur nächsten Therapiestunde unüberschaubar lang vorkommen. Der innere Kontakt geht über diesen – aus Betroffenensicht sehr langen Zeitraum – verloren. In der Folgestunde findet dann erst eine neue Orientierung statt: Mag die Therapeutin mich noch? Ist sie mir wohlgesonnen? Kann ich vertrauen?

Sogenannte Übergangsobjekte können in diesen Fällen helfen. Das sind Dinge, die in Trennungssituationen die Beziehung und auch die Person repräsentieren können. Beim Kleinkind, das die Objektkonstanz erst noch entwickeln muss, kann ein Kuscheltuch mit dem Duft der Mutter Trost und Halt spenden, indem es eine spürbare Erinnerungsbrücke zur Beziehung der Mutter baut. In der therapeutischen Beziehung können sich als hilfreiche Übergangsobjekte beispielsweise Dinge aus dem Therapiezimmer erweisen: eine Muschel oder eine Postkarte etwa.

Soziale Wahrnehmung

Die ausgeprägte Sensitivität von Borderline-Betroffenen spielt auch in der sozialen Wahrnehmung eine große Rolle. In einer Studie (Staebler et al., 2011) zur Gesichtsdetektion haben Forschergruppen herausgefunden, dass Borderliner sehr viel schneller und präziser darin sind, Emotionen in der Mimik anderer Menschen zu erkennen. Problematisch dabei ist jedoch die Fehlinterpretation dieser Wahrnehmung. Borderline-Betroffene bringen schnell die Reaktion des anderen mit sich selbst in Verbindung. So empfinden sie beispielsweise rasch Ablehnung, wo es eigentlich nur einen gestressten Gesichtsausdruck beim Gegenüber gab. Auf diesem Weg schleichen sich oft Missverständnisse, Kränkungen und Wut in die Beziehung ein.

Auch die Selbstwertproblematik spiegelt sich in Beziehungen wider. Borderline-Betroffene können sich meist nicht vorstellen, liebenswert zu sein und gemocht zu werden. Zuneigungsbekundung wird mit Skepsis oder gar Ablehnung („weil es ja nicht ernst gemeint sein kann“) quittiert. Diese Verunsicherung erschwert die Kommunikation. Studien zur sozialen Wahrnehmung bei Borderline-Betroffenen (vor allem die sogenannten „Cyberball“-Studien) ergaben, dass diese sich mehr als andere Menschen benachteiligt und ausgeschlossen fühlen (Renneberg et al., 2012). Parallel ergaben sich in den letzten Jahren auch Hinweise darauf, dass Betroffene eine deutlich höhere Ausprägung an Zurückweisungsempfindlichkeit („rejection sensitivity") aufweisen (Rosenbach & Renneberg, 2011). In einer aktuellen Studie (Bungert et al., 2015) wird dies erneut nachgewiesen und ein Zusammenhang mit Selbstwertproblemen aufgezeigt.

> „Ich hatte immer schon große Angst, etwas verkehrt zu machen. Wenn ich dann tatsächlich mal wegen etwas meist Belanglosem kritisiert wurde, war das ein innerlicher Weltuntergang. Ich schämte mich unendlich für meine Unzulänglichkeit und wollte am liebsten sterben oder wenigstens auf der Stelle unsichtbar werden. Das war ein sehr vernichtendes Gefühl."
>
> (Sabrina, 29-jährige Borderlinerin)

Borderline-Betroffene können zunächst nicht zwischen Kritik am Verhalten einer Person und Kritik an der Person selbst unterscheiden. Eine starke Verletzbarkeit, durch die sich die Selbstwertproblematik ausdrückt, macht die Kommunikation mit Betroffenen schwer. Angehörige beschreiben dies oft als einen „Eiertanz". Alles, was man sagt, kann fehlinterpretiert, missverstanden oder umgedeutet werden. Wichtig ist zu begreifen: Borderline-Betroffene wollen ihr Umfeld nicht ärgern oder quälen. Sie kennen es nur meist nicht anders und haben keine Alternativstrategien, auf die sie zurückgreifen können. Ein wichtiger Ansatz, dies zu verstehen, ist das Erklärungsmodell der invalidierenden Umgebung (vgl. Abschn. 2.4.3). Die Betroffenen vertrauen ihrer Wahrnehmung nicht und haben Schwierigkeiten, die Reaktionen des Gegenübers einzuschätzen und die Wirkung des eigenen Verhaltens auf andere vorherzusehen.

Workshops für Familien, die sich an den DBT-Strategien orientieren, Psychoedukation für Angehörige oder auch trialogische Gespräche können ein guter Ansatzpunkt sein, um gemeinsam an diesen Schwierigkeiten zu arbeiten. Kern der trialogischen Gesprächsrunden ist die Frage, wie es dem jeweils anderen in seiner Situation ergeht. Betroffene üben in diesen Gesprächen, sich von den eigenen Interpretationen zu distanzieren, und ersetzen diese durch die Beschreibungen des Gegenübers. Auch für die Angehörigen und die professionell Tätigen ist immer wieder erkenntnisreich, die innere Logik der Betroffenen von ihnen selbst erklärt zu bekommen. In der Feedback-Runde eines Trialog-Abends erklärt die Mutter einer Betroffenen:

> „Für mich war heute das Wichtigste, von den Betroffenen zu hören, dass jedes Gefühl achtmal so stark ist wie bei Gesunden. Dass da die Wahrnehmung wirklich anders funktioniert als bei mir. Ich werde in Zukunft anders damit umgehen können."

So kann Validierung konkret erlernt und umgesetzt werden.

Auch das Konzept der Gewaltfreien Kommunikation (GFK) nach Marshall Rosenberg kann nützliche Strategien vermitteln. Bei der GFK handelt es sich um Kommunikationsmethoden, die es ermöglichen sollen, respektvoll und wertschätzend miteinander umzugehen und die Bedürfnisse beider Kommunikationspartner zu berücksichtigen. Dieses Konzept wird auch als die „Sprache des Herzens“ oder die „Giraffensprache“ bezeichnet. (Giraffensprache deswegen, weil die Giraffen unter allen Tieren das größte Herz haben.)

3.2.1 Ursprungsfamilie, Eltern und Geschwister

Die Auswirkungen der Borderline-Störung in den familiären Beziehungen sollen nicht pauschalisierend dargestellt werden. Sie hängen sehr individuell von den gemeinsamen Erfahrungen ab, von der Familienatmosphäre und auch von der Ausprägung der Störung – Und nicht zuletzt auch von den Hilfestellungen, die verfügbar sind.

Für die Eltern ist die Selbstdestruktivität der Betroffenen ein häufig genanntes Problem. Es bedeutet enormes Leid für sie, mit ansehen zu müssen, wie das eigene Kind sich körperlich verletzt oder durch schwierige Verhaltensweisen sein Leben boykottiert.

Die Eltern wissen nicht, wie sie helfen können. Altersentsprechend ist das betroffene Kind nicht mehr so zugänglich für die Eltern oder auch noch nicht bereit, Hilfen anzunehmen. Das wiederum ruft starke Gefühle von Ohnmacht und Hilflosigkeit hervor. Die Autonomiebestrebungen des Kindes werden mit großer Sorge verfolgt, man ist unsicher, welche Belastungen überhaupt noch möglich sind und welche Auswirkungen die täglichen Anforderungen auf die psychische Stabilität haben.

Je weniger das Borderline-betroffene Kind offen über die Probleme spricht – was sein Ausdruck von Autonomie ist, da es Probleme eigenständig lösen will –, desto stärker sind die Bemühungen der Eltern, über Kontrollen Einblick zu bekommen. Dem wiederum möchte der Jugendliche sich entziehen. Dies ist nachvollziehbar, doch für die Beziehung eine Belastung.

Den Borderline-Betroffenen und seine Herkunftsfamilie verbindet zwar der gemeinsame Hintergrund und der Alltag, in den Borderline-Trialogen wird jedoch ersichtlich, wie unterschiedlich die jeweilige Wahrnehmung ausfallen kann:

VATER: „Zu Hause dreht sich alles um Svenja *(Tochter mit Borderline)*. Wir als Eltern haben schon die Sorge, dass die anderen beiden Kinder zu kurz kommen. Wir versuchen, nichts Falsches zu sagen, damit Svenja nicht wieder hochgeht wie eine Rakete. Wir trauen uns auch nicht, von ihr ganz normale Tätigkeiten zu fordern, aus Angst, dass sie sich dann schneidet. Immer, wenn Anforderungen an sie herangetragen werden, ritzt sie sich. Wir laufen alle wie auf rohen Eiern.“

SVENJA: „Ich nehme mich zu Hause sehr zurück. Ich glaube, meine Familie merkt auch gar nicht, wie schlecht es mir geht. Ständig gibt es Vorwürfe.“

Im Trialog geht es natürlich nicht um eine Wahrheitsfindung im juristischen Sinne. Die subjektive Wahrheit des Einzelnen hat Gültigkeit. Das zu akzeptieren ist nicht immer einfach, weil gegenseitige Vorwürfe oder Schuldzuweisungen oft eine zentrale Rolle spielen. Schuldzuweisungen können auf beiden Seiten so belastend werden, dass es mitunter sinnvoll ist, den Kontakt zeitweise stark einzuschränken.

Selten gelingt eine positive Auflösung der gegensätzlichen Wahrnehmungen, aber durch die offenen Gespräche im Trialog wird die Gefahr von Missverständnissen reduziert und ein gegenseitiges Verständnis gefördert.

Ablösung von der Ursprungsfamilie

Ablösungsprozesse sind in belasteten Beziehungen meist schwierig. Distanz ist ganz normal, aber für den von Borderline betroffenen jungen Menschen schwerer zu ertragen. Ebenso wie ein Zuviel an Nähe. Manchmal gelingen die ersten Schritte zur Ablösung durch einen Kontaktabbruch, der oft aber nicht verstanden und auf beiden Seiten als Kränkung erlebt wird.

Ein weiterer zentraler Aspekt ist die finanzielle Abhängigkeit der Betroffenen von den Eltern. Dies kann zu einem großen Dilemma führen – für beide Seiten. Einerseits wollen die Eltern das Kind unterstützen, aber lange Klinikaufenthalte sowie das wiederholte Abbrechen von Ausbildungen können auch in finanzieller Hinsicht eine Belastung werden. Aus impulsiven Verhaltensweisen heraus kann es beispielsweise zu großen, unüberlegten Geldausgaben kommen. Eltern haften dann oft dafür, weil sie wissen, dass das Kind keine Chance hat, sich aus dieser Notlage selbst zu befreien. Die Eltern kann dies jedoch an ihre finanziellen Grenzen bringen.

„Ich hasse dich – verlass mich nicht!“

Mit diesem eigentlich paradox klingenden Ausspruch kann (zumindest eine typische) Variante der Beziehungsdynamik zwischen Eltern und dem betroffenen Kind beschrieben werden. Das tägliche Zusammenleben wird für alle Beteiligten schwierig, wenn Wutausbrüche, Stimmungsschwankungen oder schwierige Verhaltensweisen den Alltag dominieren. Die ambivalenten Gefühle, die dadurch entstehen, brachte die Mutter einer 32-jährigen Betroffenen mit folgender Frage zum Ausdruck: „Kann man sich von so einem Menschen, dem eigenen Kind, ent-lieben?“

Geschwister können gleichermaßen Verbündete wie Konkurrenten sein. Konkurrenten, weil sie von den Betroffenen als „das bessere, weil gesunde Kind“ erlebt werden; Verbündete, weil niemand die Familiengeschichte und -atmosphäre so gut kennt wie der Bruder oder die Schwester. Oftmals sind sie aber mit der Rolle des Verbündeten überfordert, weil sie dadurch mit der möglichen Suizidalität konfrontiert werden, von dem Drogenkonsum des Geschwisters erfahren oder andere Informationen erhalten, von denen sie nicht wissen, wie sie damit umgehen sollen. Hier brauchen auch die Geschwisterkinder Unterstützung. Gerade bei jüngeren Geschwistern sorgen sich die Eltern oft darum, wie diese mit den Auswirkungen der Störung zurechtkommen. Ganz konkret wird häufig benannt, dass Geschwister mit Impulsdurchbrüchen und selbstdestruktivem Handeln überfordert sind. Manchmal sind sie unfreiwillig Zeugen von Selbstverletzungen, haben aber selbst meist keine Ansprechpartner für ihre Gefühle von Wut, Hilflosigkeit und Angst.

3.2.2 *Partnerschaft*

> „Für mich ist Borderline wie eine Achterbahnfahrt der Gefühle. Und mein Partner hat sich das so nicht ausgesucht, aber er sitzt in dem Achterbahnwagon mit drin. Er muss mitfahren, ob er das gerade will oder nicht."
>
> (Lena, 24-jährige Betroffene)

> „Jahrelang konnte ich mich nur auf One-Night-Stands einlassen. Ich konnte niemanden an mich heranlassen. Die Beziehung zu meiner jetzigen Freundin klappt vielleicht deswegen so gut, weil es eine Fernbeziehung ist und weil ich nicht mehr nur auf ihr Verhalten achte, sondern ab und an mal auch auf meine Gefühle, auch wenn es mir zuwider ist. Den Wunsch der totalen Verschmelzung zu erreichen habe ich schon aufgegeben, auch wenn es der Vorstellung meiner Idealbeziehung entspricht."
>
> (Alex)

Die Auswirkungen der Borderline-Problematik auf eine Partnerschaft können sehr komplex sein. Für den Betroffenen ist Nähe mitunter genauso schwierig wie eine Trennungssituation. Die Nähe-Distanz-Regulierung ist nicht selten prägend für die Beziehungsgestaltung. Der bereits beschriebene Wechsel zwischen Idealisierung und Abwertung kann für die Beziehung eine enorme Anstrengung bedeuten. Unangemessene Eifersucht, plötzliche Trennungswünsche vonseiten der Betroffenen können Auslöser für Krisen in der Partnerschaft sein.

Die Partner von Menschen mit Borderline beschreiben oft, dass die permanente Sensibilität und das „Hochgehen bei Kleinigkeiten" auf Dauer schwer erträglich werden. Ebenso wird aber auch eine vorher nicht gekannte Intensität der Beziehung erwähnt: Die schillernde Persönlichkeit des Borderliners fasziniert zunächst. Die Partner sind bereit, sich mehr als sonst für den anderen zu engagieren. Es kann zu einem ständigen Wechsel von Trennung und Wiederannäherung kommen, Krisen und Versöhnungen, und um den Betroffenen bestmöglich zu unterstützen, werden eigene Bedürfnisse und Interessen zurückgestellt. Nicht selten wird die Grenze zur Selbstaufgabe erreicht und der Partner muss sich kritisch die Frage stellen, ob er in eine Co-Abhängigkeit geraten ist.

Beim zehnten bundesweiten Borderline-Trialog im Dezember 2013 durften wir Lorelei und ihrem Partner Frank (Namen geändert) Fragen zu ihrer Beziehung stellen. Die beiden haben ihre Antworten freundlicherweise den Lesern dieses Buches zur Verfügung gestellt.

Wann ist der richtige Zeitpunkt, von der BL-Störung zu erzählen. Gibt es den? Wie war es bei euch?

LORELEI: Frank kannte die Stimmungsschwankungen und die Sensibilität, und später hat er sich intensiver damit befasst.

FRANK: Als Partner sollte man möglichst schnell davon erfahren, damit man auch darauf reagieren und sich damit auseinandersetzen kann. Das habe ich dann natürlich auch gemacht. Vor allem habe ich mich informiert, wie man damit umgehen kann.

Betroffenen fällt es oft schwer, Vertrauen zu fassen. Meistens ist es ein längerer Prozess. Was hat dir, Lorelei, dabei geholfen?

LORELEI: Das mit dem Vertrauen war eigentlich eine lustige Angelegenheit. Jedes Mal, wenn ich gefragt habe: „Warum bist du mit mir zusammen, ich bin doch krank?“, dann kam von ihm eigentlich nur: „Wir setzen uns jetzt an den Tisch und ich erkläre dir ganz rational die Tatsachen, warum du mir vertrauen kannst.“ Da kam der Verstand zum Vorschein, und das hat es leichter gemacht. Meine Emotionalität und seine Rationalität haben ganz gut zusammengepasst. Frank ist nie müde geworden, mir zu zeigen, dass ich ihm vertrauen kann. Er hat es mir auch immer wieder gesagt und mich spüren lassen.

Wie kriegt ihr Zeiten der Trennung hin?

LORELEI: Im Grunde ist das ein Training meinerseits, diese Zeiträume so zu gestalten, dass es mich nicht belastet. Wenn es kritisch wird, kann ich eine SMS schreiben. Wenn nicht gleich eine Antwort kommt, hilft es mir, die Fakten aufzuzählen, warum sich der Partner gerade nicht melden kann, z. B. Stress auf der Arbeit etc.

Es klingt einfach, das über den Verstand zu lösen. Ist es einfach?

LORELEI: Es gibt schon sehr viel „Gezicke“ meinerseits. Es ist auch einiges an Geschirr oder Spiegeln zu Bruch gegangen. Dann hilft Reden ganz gut. Und wenn es mal nicht hilft, hat er eine gute Masche. Er geht dann einfach aus dem Zimmer. Dann schreie ich zehn Minuten die Wand an und denke mir: „Was mache ich da eigentlich?" Und fang dann an, darüber nachzudenken.

Wie gelingt es dir, Lorelei, zu verstehen, dass die Beziehung etwas Verlässliches ist und nicht jeden Moment in die Brüche gehen wird? Oder ist das gar kein Problem?

LORELEI: Für ganz schwierige Situationen haben wir einen Rescue-Code: Im Falle von Misstrauen oder Verlassenheitsängsten ist es der Satz „Kosename & Kosename zusammen für immer". Das ist unser Lieblingsspruch, den wir uns auch in den Ehering eingravieren ließen, und da wird dann meistens nur auf den Ehering gedeutet.

Was, würdet ihr beide sagen, ist in eurer Beziehung wegen Borderline anders?

FRANK: Es ist ein sensiblerer Umgang miteinander, weil ich mehr auf die Stimmungsschwankungen trainiert bin und darauf, zu erkennen, wo das hinführen könnte. Dann kann man schon gegensteuern. „Setz dich erst mal hin, mach dir da keine Gedanken", sage ich dann oft: „Teewasser kocht schon, rauch erst mal eine" – und dann geht es oft ohne große emotionale Ausbrüche.

LORELEI: In Momenten, in denen es mir nicht gut geht, geht Frank mit einer anderen Sensibilität mit mir um. Hier ist das „Geheimnis" Kommunikation. Wenn ich ihm nicht sage oder zeige, wie ich mich fühle, kann er nicht wissen, wie er mit mir umgehen soll.

3.2.3 *Freundschaften*

Freunde von Borderline-Betroffenen berichten über zweierlei Erfahrungen in der Beziehung: Einerseits gibt es Krisen, da die Betroffenen sich manchmal regelrecht an Freunde klammern, was für diese anstrengend sein kann. Andererseits werden Menschen mit Borderline von ihren Freunden aber auch als sozial kompetent und sehr fürsorglich erlebt. Die starke Begeisterungsfähigkeit, die Betroffene oft haben, kann sich beispielsweise auf die gemeinsame Freizeitgestaltung auswirken, und Langeweile wird zum Fremdwort. Hobbys und Interessen zu teilen oder sich darin mitreißen zu lassen kann ein positives verbindendes Element sein. Schwierig kann es werden, das richtige Maß an Nähe und Distanz zu finden – für beide. Letztendlich wiederholt sich in Beziehungen zu Freunden dasselbe Muster, das auch in Partnerschaften zum Tragen kommt, in etwas geringerer Intensität.

Es kann für den Betroffenen aufgrund der Selbstwertproblematik schwer sein, sich vorzustellen, für jemand anderen überhaupt von Bedeutung zu sein, und in der Folge läuft die Beziehungspflege vielleicht sehr einseitig, weil der Betroffene sich nicht meldet. Oder das Gegenteil ist der Fall und die Betroffenen haben den Wunsch, sich an jemanden zu binden, und investieren sehr viel in die Beziehung. Diese beiden Ausprägungen können sich auch abwechseln, was wiederum für Außenstehende schwer zu verstehen ist.

Was Freunde und Bekannte von Borderline-Betroffenen überfordert, sind Krisen, insbesondere suizidale Krisen, Zeuge von Selbstverletzungen zu werden oder Zielscheibe von Wut und Impulsdurchbrüchen zu sein. Aber auch ein plötzlicher Rückzug ohne offensichtlichen Grund sowie ein häufiger Wechsel von Interessen und ideellen Ausrichtungen der Betroffenen, hervorgerufen durch die Instabilität des Selbstbildes.

Angehörige haben das Recht, sich abzugrenzen. Für Laien kann es schwierig sein zu erkennen, wann eigene Grenzen überschritten sind. Hier können unterstützende Gespräche beispielsweise im Rahmen einer Beratung sinnvoll sein. Um die Beziehung zum Borderline-Betroffenen halten zu können, ist es wichtig, auf die eigenen Kapazitäten, ausreichende Selbstfürsorge und das Wahren der eigenen Grenzen zu achten. So berichtet die Freundin einer Betroffenen, dass sie während einer lang dauernden stationären Behandlung die Häufigkeit ihrer Besuche nicht an den Krisen der Betroffenen, sondern an den eigenen verfügbaren Reserven orientiert hat. Mit zwei Kleinkindern ergab sich diese Notwendigkeit, die sich bewährt hat, von selbst. Doch auch wenn die äußeren Umstände dies nicht automatisch nahelegen, ist es von großer Wichtigkeit, dass sich Angehörige und Freunde ihrer Kräfte und deren Grenzen bewusst sind. Günstig ist, wenn der Borderline-Betroffene die persönlichen Gründe für etwas Distanz in der Beziehung oder einer Kontakt-Pause authentisch erklärt bekommt und es nachvollziehen kann.

3.2.4 Beziehungen zu professionell Tätigen

> „Vor ungefähr vier Jahren wurde mein Therapeut intern im Krankenhaus versetzt. Er sollte nun mehr stationär arbeiten und nicht mehr ambulant. Mich hatte er als ambulante Patientin. Als er mir dann mitteilte, dass er nicht wüsste, ob er mich trotzdem weiterhin ambulant behandeln könne, brach für mich eine Welt zusammen. Ich rief nach dem Gespräch meinen Mann an und heulte ihm die Ohren voll, dass ich keine Beziehung zu einem anderen Therapeuten aufbauen könne, dass ich mir auf keinen Fall einen anderen Therapeuten suchen würde. Lieber würde ich gar keinen haben wollen. Ich war fix und fertig. Glücklicherweise kam dann die Nachricht, dass er mich weiterbehandeln wird. Aber der Gedanke daran, dass er das irgendwann nicht mehr tut, verstört mich ein bisschen.“
>
> (Lorelei)

Für manche Borderline-Betroffene sind die Beziehungen zu professionellen Helfern nicht so bedeutsam wie Partnerschaften, Freunde oder Familie. Dann wird der Therapeut am ehesten als eine Art Coach wahrgenommen, der Orientierung und Wissen vermittelt. Für andere wiederum sind Berater, Therapeuten und Pflegepersonal so bedeutsam wie die eigene Familie (es eigentlich sein sollte). Dann sind die Erwartungen sehr hoch, der Wunsch nach Fürsorge, Halt oder Heilung dominiert diese Beziehung. Entsprechend heftig können Frustrationen sein, wenn Bedürfnisse und Wünsche durch Profis nicht erfüllt werden.

Die früh erlernten Beziehungsmuster werden in professionellen Beziehungen wiederholt. Den Betroffenen stehen (noch) keine günstigeren Muster zur Verfügung. Man könnte sagen, die Geister der Vergangenheit betreten mit dem Betroffenen das Therapeutenzimmer. Die starke Bedeutung des Fachpersonals – dabei ist meist irrelevant, ob es sich um Therapeuten, Berater oder Pflegepersonal handelt – kann in Verbindung mit der Idealisierung und Entwertung durch Borderline-Betroffene verstanden werden. Dann handelt es sich um ein Reaktionsmuster und den Versuch, Nähe und Distanz zu steuern. Für manche Betroffene geht die Bedeutsamkeit der professionellen Beziehung noch tiefer. Sie berichten von dem Gefühl, abhängig zu sein. Es gibt einen starken Wunsch nach Nähe und Zugehörigkeit zum Therapeuten. Man möchte gern teilhaben können am (vermeintlich) intakten Leben des Therapeuten, und dies wird als sinnvolle Problemlösestrategie wahrgenommen.

Warum dies so ist, wird nachvollziehbar, wenn die Borderline-Störung als eine Bindungsstörung verstanden wird. Fehlte die erste stabile Bindung zu einer versorgenden, liebenden Bezugsperson in der frühen Lebensphase, kann eine lebenslange Suche nach dieser Art von Beziehung, nach inniger Bindung, ausgelöst werden. Gerade die Asymmetrie in professionellen Beziehungen kann den Anschein erwecken, die richtige, heilende Beziehung endlich gefunden zu haben. Ein professioneller Helfer wird als übermächtig, versorgend und beschützend erlebt.

Wenn die professionellen Helfer die Bedeutung von Ersatz-Eltern oder Partnern bekommen, ist dies meist mit Leiden für die Betroffenen verbunden. Letztlich bleibt der Behandelnde unerreichbar. Die Realität, dass der Therapeut nicht wirklich in den Alltag mitgenommen wird, niemals wirklich abends zum tröstenden Gespräch am Bettrand sitzt oder den Betroffenen gar adoptieren könnte, wird als sehr hart empfunden. Gefühle, dieser Beziehung ohnmächtig ausgeliefert zu sein, können belastend werden.

Die eingesetzten Strategien können als verzweifelte Versuche verstanden werden, etwas Kontrolle über diese bedeutsame Beziehung zu bekommen und das Gefühl des Ausgeliefertseins zu mildern:

- Bemühungen, die Kontakte zu verlängern oder zusätzliche Gesprächszeiten zu bekommen, etwa indem kurz vor dem Ende der Therapiestunde noch brisante oder wichtige Themen „ausgepackt" werden.
- „Lieblingsthemen" des Therapeuten herausfinden und bedienen, auch wenn eigene Grenzen dabei überschritten werden. Zum Beispiel zu früh über Trauma-Erfahrungen sprechen oder verstärkt selbstverletzende Verhaltensweisen zeigen, weil der Therapeut ein starkes Augenmerk darauf hat und mit Besorgtheit darauf reagiert.
- Subtilen Dauerstress erzeugen, und dadurch Aufmerksamkeit binden. Dies ist eine Form der Beziehungsgestaltung, bei der das Gegenüber in eine Art Dauer-Sorge versetzt wird und somit permanent gedanklich oder real mit dem Patienten in Kontakt ist. Zum Beispiel gelingt dies, indem der Therapeut über die Suizidalität nur vage Andeutungen bekommt, die schwer einzuordnen sind, oder indem Selbstverletzungen in einer unberechenbaren Weise auftreten. Der Therapeut rechnet ständig mit dem Schlimmsten. Es entsteht dadurch eine Form von Verbindung zwischen Patient und Therapeut, die für beide spürbar ist.
- Pseudo-Stalking: Der Betroffene versucht möglichst viel über den Therapeuten herauszufinden, seine Vorlieben, Hobbys, die Adresse, Fotos aus dem Internet usw. Hier geht es nicht um eine Variante von Stalking, sondern der Betroffene versucht eine Form von Nähe und Teilhabe herzustellen.

Urlaubszeiten und Ausfälle durch Krankheit können in dieser Konstellation Borderline-Betroffenen sehr bedrohlich und unüberwindbar vorkommen. Ähnlich wie für ein Kind drei Wochen als ein nicht überschaubarer Zeitraum erlebt werden, kann es für Borderline-Betroffene unmöglich sein, die innere Beziehung zum Therapeuten so lange innerlich präsent zu halten. Es gleicht einem schmerzlichen Verlassenwerden.

Professionelle Helfer sollten sich ihrer Vorbildfunktion, die sie für Betroffene haben, bewusst sein. Diese Vorbildwirkung als Vorbild kann sowohl für die Betroffenen als auch für die Helfer als Chance verstanden werden und sehr konstruktiv genutzt werden. Im Trialog erzählte eine Betroffene:

> „Mein Arzt findet gut, dass ich im betreuten Wohnen noch eine Sozialpädagogin zur Unterstützung habe. Neulich meinte er sogar ‚Kopieren Sie ihre Sozialpädagogin'. Ich darf mir jetzt ärztlich verordnet abgucken, wie sie es hinkriegt, sich ihre Zeit so einzuteilen, dass immer noch Kraft für Privates bleibt, oder wenn wir zusammen den Frühstückstreff vorbereiten, wie sie alles strukturiert, gut und sorgfältig plant und die Bedürfnisse und Wünsche der Teilnehmer dabei versucht zu erfüllen."

Der besagte Therapeut greift dabei also die Tendenz zur Idealisierung von Helfern als Möglichkeit auf, sich neue – beispielsweise selbstfürsorgende – Verhaltensweisen anzueignen.

> „Ich habe meine Therapeutin in der Klinik – heimlich natürlich – permanent beobachtet. Ich wollte wissen, wie sie es schafft, ein solches normales und erfolgreiches Leben zu führen. Dabei registrierte ich sehr genau, wie sie mittags im Personal-Casino mit Kollegen aß und sich nachmittags eine große Tasse Kaffee aus der Cafeteria holte. So konnte ich eine Vorstellung von Normalität bekommen."
>
> (Sandra, 34-jährige Betroffene)

Als Arzt oder Therapeut kann man dies natürlich gezielt nutzen, indem man dem Borderline-Betroffenen von der eigenen Alltagsgestaltung beispielhaft erzählt – wohl wissend, dass dieses Vorgehen behutsam umgesetzt werden sollte. Das „Kopieren" durch den Betroffenen im Zuge der Idealisierung kann dem Behandelnden schmeicheln, ihn aber auch erschrecken, wenn er bemerkt, dass der Patient plötzlich die gleichen Schuhe trägt, dieselben Einkaufszentren aufsucht oder dieselben Hobbys pflegt. Solange der Therapeut die dahinter liegenden Mechanismen nicht versteht, wird er vermutlich mit Zurückweisung reagieren. Es wäre also unfair, die Komplikationen, die sich in Patient-Therapeut-Beziehungen ergeben, alleine den Betroffenen zuzuschreiben. Die Strategien der Beziehungsgestaltung seitens der Betroffenen können in der Tat eine komplizierte Beziehungsdynamik verursachen. Dies fordert den professionellen Helfern eine hohe Reflexionsfähigkeit und fundiertes Fachwissen ab, um Zusammenhänge richtig zu erkennen und dem Betroffenen keine bösen Absichten (Manipulation) zu unterstellen.

Vorsicht walten lassen und sich der eigenen Verantwortung bewusst sein

In den 80er- und 90er-Jahren ging die Stigmatisierung von Menschen mit Borderline von den Fachleuten aus. Die Allgemeinheit hatte sich noch gar kein Bild von dem Störungsbild gemacht. Professionelle Helfer beschrieben die Borderliner als manipulierend, anstrengend, als Teamspalter, Energievampire und Therapeutenkiller (Knuf, 2009). Noch im Jahr 2013 beschreibt ein eigentlich fachkundiger Arzt die Betroffenen u. a. als humorlos, begriffsstutzig und kleingeistig (Schramm, 2013, einzusehen unter ↗ http://www.zeit.de/2013/47/borderliner-psychisch-krank).

Anteile des Therapeuten an der komplizierten Beziehungsdynamik müssen genauso reflektiert werden wie therapiezerstörendes Verhalten der Patienten. Dass es therapeutische Fehler gibt, wird oft tabuisiert. Wenn die Therapie nicht die erhoffte Wirkung zeigt, wird schnell dem „schwierigen" Borderliner die Verantwortung dafür zugeschrieben. Auch wenn manche Fachleute zu Recht denken, dass sie in ihrer professionellen Beziehungsgestaltung viel Gutes tun, muss ihnen klar sein, welche Auswirkungen ihre Verhaltensweisen haben können. Wer als Profi nicht achtsam und vorsichtig vorgeht, kann ein böses Erwachen erleben (s. Beispiel).

BEISPIEL

Ein Hausarzt mit Zusatztitel Psychotherapeut behandelte eine Borderline-Patientin ambulant. Er fand die Therapie „sehr intensiv", legte die Sitzungen dann extra auf den Freitagnachmittag – als „würdigen Abschluss der Woche". Nach einer besonders intensiven Sitzung, „die ich einfach nicht so abbrechen konnte", lud er die Patientin zu einer Tasse Tee nach Hause ein. Die Patientin wollte jedoch später nicht mehr gehen, und er rief in der Psychiatrischen Klinik an, was er nun tun solle. Es endete mit Polizeieinsatz und Zwangseinweisung der Betroffenen in eine Klinik.

Es gibt also auch Verhaltensweisen und Reaktionen von professionellen Helfern, die für Borderline-Betroffene enorm frustrierend sein können und den Therapiefortschritt gefährden. Werden diese Fehler nicht glaubhaft eingeräumt und zu klären versucht, wird sich der Borderliner ungerecht behandelt fühlen. Im Folgenden sind einige der möglichen Stolpersteine, die sich Therapeuten in der Behandlung von Borderline-Klienten selber legen, genannt. Sie sind plakativ beschrieben, in der täglichen Praxis sind sie in unterschiedlicher Ausprägung zu beobachten. Manche Strategien kennt man u. U. eher in einer milden Form. Der Leser sollte sich aber bewusst sein, dass Borderline-Betroffene hierfür sehr sensibel sind und schnell darauf reagieren:

- nicht authentisch sein;
- nicht transparent vermitteln, wie man erreichbar ist;
- keine Absprachen für den Fall einer Krise treffen;
- sich nicht ausreichend informieren und fortbilden. Borderline-Betroffene sind oft selbst gut informiert über aktuelle fachliche Diskussionen zur Borderline-Thematik. Sie werden sehr schnell merken, wenn der Profi nicht mithalten kann. Dies kann als mangelndes Interesse an der Person verbucht werden.
- Starke innere Distanzierung und Abgrenzung wird von Borderline-Betroffenen oft so erlebt, als ob der Therapeut eine „professionelle Maske" auf hat und unnahbar ist. Die Versuchung ist groß, diese Maske herunter zu reißen, um mit dem Menschen dahinter in Kontakt zu kommen.
- Klischeedenken: Borderline-Betroffene spüren, wenn der Therapeut Angst vor Borderline-typischen Verhaltensweisen hat.
- Übermäßiger Selbstschutz, ein „Auf-der-Hut-Sein" vor „Borderline-Fallen". Dies kann vom Patienten als persönliche Zurückweisung erlebt werden und einen Vertrauensaufbau unmöglich machen.
- Retter-Fantasien: Gerade Borderline-Betroffene mit einer längeren „Psychiatrie-Karriere" kennen es, von einer Spezial-Klinik in die nächste weiterüberwiesen zu werden. Zu Beginn der neuen Therapie kann der Ehrgeiz aufkommen, „den Patienten zu knacken". Es entstehen dadurch Machtkämpfe und Konkurrenzgebaren zwischen Patient und Helfern.

- „Aufdecken" wollen, das heißt, zu intensiv etwas „herausfragen" wollen, im schlechtesten Fall sogar etwas „hineinfragen", was gar nicht vorliegt.
- Keine regelmäßigen, verlässlichen Kontakte anbieten;
- in Therapieverträgen Dinge verlangen, die für den Betroffenen unerfüllbar sind;
- zu sehr auf Veränderung drängen;
- unerfüllbare Hoffnungen (nach permanenter Verfügbarkeit oder „Rettung") wecken.

Professionelle Helfer sind in bestimmten Phasen wichtige Lebensbegleiter. Nur wenn möglichst viel über die Beziehungsdynamik verstanden und reflektiert wird, kann eine konstruktive Begleitung der Betroffenen möglich sein. Die Profis sollten hierauf in ihren Ausbildungen vorbereitet werden, auch mit ausreichender Fähigkeit zur Selbstkritik durch Selbsterfahrung.

3.2.5 *Alltagsbeziehungen*

Auch eigentlich belanglose Kontakte im Alltag können für Borderline-Betroffene eine Herausforderung darstellen. Ein ungeduldiger Blick der Kassiererin im Supermarkt oder ein unpassender Kommentar eines Mitarbeiters einer Behörde kann den Borderliner stark belasten. Menschen mit Borderline können sich nicht gut (von Bewertungen Fremder) abgrenzen und haben Schwierigkeiten damit, bedeutsames von unbedeutendem Feedback zu unterscheiden. Es kommt schnell zu einer Überinterpretation der Situation und der Beziehung, und eine Fehleinschätzung ist die Folge. Hilfreich kann eine aus der DBT bekannte Strategie sein: die des „fairen Blicks". Hier stellen die Betroffenen sich vor, nicht ihnen selbst würde gerade diese Situation widerfahren, sondern einer guten Freundin. „Was würden Sie Ihrer Freundin jetzt raten? Sollte sie sich den Kommentar des Hausmeisters so sehr zu Herzen nehmen?" In der Regel fallen geeignete Argumente zur Distanzierung ein, sobald die eigene emotionale Beteiligung nicht mehr so im Wege steht.

Fehlende soziale Kompetenzen können nachträglich erlernt werden, und ein Lernen an positiven Beziehungserfahrungen geschieht sehr häufig.

3.3 Instabilität der Identität

3.3.1 *Das Ich-Empfinden*

Mit dem „Ich" werden die Persönlichkeit und die Selbstwahrnehmung eines Menschen beschrieben. Es verändert sich mit den individuellen Erfahrungen und den Menschen, mit denen wir in Kontakt sind. Es ist sehr wichtig, dass dieses „Ich" plastisch, beweglich bleibt, damit wir dazulernen und uns verändern und entwickeln können. Zu viel Bewegung kann uns jedoch aus der Bahn werfen. Eine länger andauernde Verunsicherung in diesem „Ich-Erleben", eine Identitäts-Krise, ist belastend.

Eine größere Krise dieser Art ereilt jeden in der Pubertät. Das Wertesystem gerät durcheinander und sortiert sich neu. Das Selbstwertgefühl wird vorübergehend brüchig. Das soziale Netz verknüpft sich entscheidend weiter, Beziehungen und die soziale Rolle verändern sich. Es wird versucht, die Fremd- und Selbsteinschätzung im Selbstbild möglichst auf „einen Nenner" zu bringen.

Auch später können Umbruchzeiten im Leben mit einer Identitätskrise einhergehen. Verlust des Arbeitsplatzes, ein Umzug, eine Trennung oder auch Zeiten, in denen es „ganz dick" kommt und sich gleich mehrere Baustellen auftun. Dann geraten die eigenen Grundfesten ins Wanken und man ist im Selbsterleben sehr verunsichert. Zweifel an den eigenen Entscheidungen, Handlungen, Zielvorstellungen und sogar an sich selbst bahnen sich ins Bewusstsein. Man wird diese Zeit vielleicht nicht in bester Erinnerung haben. Die Verunsicherung des Identitäts-Erlebens wird als krisenhaft wahrgenommen.

Wie bereits angesprochen, haben Menschen mit Borderline ein sehr fragiles Ich-Empfinden. Daher muss die Borderline-Störung in wesentlichen Teilen auch als eine wie oben beschriebene Identitätsstörung verstanden werden. Dies bedeutet, dass das Ausmaß der Verunsicherung des Identitätsgefühls bei Borderline-Betroffenen stärker ist und auch nicht nur von vorübergehender Erscheinung.

Fachleute sagen zwar, dass die Borderline-Symptomatik erst mit der Pubertät einsetzt (dies wird in „Borderline-Störungen bei Kindern und Jugendlichen" von Schlüter-Müller, Schmeck & Schmid in der Zeitschrift *Psychiatrie 4* [2009] diskutiert). Entsprechend würde die Ich-Störung auch in dieser Zeit erst deutlich werden. Doch wenn man Borderline-Betroffene fragt, berichten diese sehr häufig, dass sie sich schon immer als „irgendwie anders", „wie ein Alien" oder „nicht dazugehörig" erlebt haben. Hier könnte man meinen, dass die Störung des Identitäts-Bewusstseins schon vor der Phase der Pubertät vorhanden ist und schon früh mit einer erlebten Einsamkeit einhergeht.

Auch ein tendenziell negatives Selbstbild ist häufig schon vor der Pubertät erkennbar. Betroffene beschreiben sich meist selbst nicht als selbstbewusste, charakterstarke Kinder, selbst wenn sie von ihrer Umwelt so wahrgenommen wurden. In ihrer Erinnerung waren sie eher zurückgezogen, angepasst und auch unglücklich.

Körperidentität

Eine wichtige Säule der Identität ist das Körpererleben. Dazu gehört, den eigenen Körper wahrzunehmen und ein positives Bild von ihm aufzubauen. Mit dem Einsetzen der Pubertät muss ein enormer Veränderungsprozess bewältigt werden. Vielen

Jugendlichen fällt es schwer, diese Veränderungen in das Ich-Erleben zu integrieren. Daher ist die Pubertät eine kritische Entwicklungsphase, in der sich ein neues Körperbewusstsein entwickelt. Borderline-Betroffenen gelingt diese Aufgabe in dieser Entwicklungsphase nicht gut. In Verbindung mit der Selbstwertproblematik wird das negative Bild von sich selbst stark im Körper-Erleben verankert.

Die Betroffenen haben Schwierigkeiten, sich beispielsweise im Spiegel zu betrachten. Sie empfinden starke Scham- und manchmal sogar Ekelgefühle dem eigenen Körper gegenüber, nehmen sich als zu dick oder zu dünn wahr, als unförmig oder hässlich – im Spiegel sehen sie ein verzerrtes Bild von sich, das der Realität meist gar nicht entspricht: „Jahrelang gab es in meiner Wohnung keinen einzigen Spiegel. Wozu denn auch? Ich habe damals meinen eigenen Anblick nicht ertragen können“ (Lena). Gerne wird der Körper daher in zu weiter Kleidung versteckt. Diese negative Wahrnehmung des eigenen Körpers kann einen solchen emotionalen Stress auslösen, dass dissoziative Zustände daraus entstehen: Die Borderline-Betroffenen versuchen, den eigenen Körper nicht länger zu spüren, die Wahrnehmung dafür auszublenden. Dies geschieht meist nicht bewusst und kann nicht kontrolliert werden. Beschrieben wird, kein Gefühl für den eigenen Körper zu haben, basale Bedürfnisse wie Hunger oder Durst nicht wahrzunehmen, oder die Körper-Koordination misslingt: „Ich stehe dann so neben mir, dass ich oft gegen Türrahmen remple oder gar nicht weiß, welche Körperhaltung ich gerade einnehme“ (Sabrina).

Besteht eine komorbide Traumafolgestörung, fungiert die Körper-Dissoziation als wichtiger Schutzmechanismus gegen zu starke, unangenehme Empfindungen.

Mehrere Studien, beispielsweise der Arbeitsgruppe von Schmahl und Ludäscher (Ludäscher, Bohus & Schmahl, 2006) bestätigen eine schlechte Körperwahrnehmung und sogar eine herabgesetzte Schmerzempfindlichkeit. So ist es nicht überraschend, dass viele Betroffene ihren Körper stiefmütterlich behandeln („Der kann das schon aushalten“) und eine eigenständige Körperidentitätsproblematik entwickeln. Dies kann Grundlage einer Essstörung sein, einer körperdysmorphen Störung, aber auch die Basis für sich dann später zeigende reale somatische Folge-Erkrankungen, z. B. im Stoffwechsel- oder Herz-Kreislauf-System.

Werte

An die Identitätsstörung geknüpft ist auch, dass sich die Wertvorstellungen unerwartet und schnell verändern können. Die ideelle Ausrichtung ist bei jedem Menschen in gewissem Ausmaß flexibel und bei den Borderline-Betroffenen stark schwankend. Deutlich werden kann dies in einer Szene-Zugehörigkeit. Jemand mit einer Borderline-Störung wird sich eher der jeweiligen Gruppe anpassen, als eigene

Ideale zu entwerfen und zu verfolgen. Mit dem Wechsel der Clique oder dem sozialen / schulischen Umfeld kann sich entsprechend das Wertesystem verändern. Eine Betroffene schildert es so:

> „Ich denke dann, ich habe jetzt eine eigene Meinung gefunden, aber wenn ich mich dann anderen Jugendlichen aus der Schule anschließe, ist diese Meinung plötzlich weg. Ich weiß nicht mehr, was ich selbst gut oder schlecht finde, und übernehme einfach das, was die anderen gerade gut finden. Ich war schon mal für zwei Wochen in der Punk-Szene und dann, sozusagen über Nacht, lief ich wie eine Musterschülerin, wie eine Streberin rum."

Einstieg ins Berufsleben

Ein Lebensbereich, in dem sich die Identitätsverunsicherung besonders deutlich macht, sind Ausbildung und Berufswahl. Während Jugendliche sich normalerweise spätestens in den letzten Schuljahren oder durch erste Praktikumserfahrungen ein Bild von ihren eigenen Fähigkeiten und den beruflichen Zielen machen, ist diese Orientierung bei Borderline-Betroffenen dauerhaft deutlich erschwert. Anstatt sich am inneren eigenen Bild bezüglich der Fähigkeiten und Zielvorstellungen zu orientieren, wird versucht herauszufinden, was die anderen denken, was sie können. Oder auch, was von ihnen erwartet wird. Es kann auch sein, dass man so werden möchte wie eine wichtige Bezugsperson, ein Idol, das man imitiert. Dies kann ein Grund dafür sein, dass viele Borderline-Betroffene sich für therapeutische Berufe interessieren.

3.3.2 *Grundannahmen und innere Überzeugungen*

Hinter dem negativen Selbstbild von Menschen mit einer Borderline-Persönlichkeitsstörung stehen in der Regel entsprechende innere Überzeugungen und bestimmte Glaubenssätze, die sich als sehr stabil und von außen schwer modifizierbar erweisen können. „Ich bin der größte Fehler, der auf der Welt passiert ist", „Ich bin zu allem zu doof", „Ich bin schlechter als die anderen", „Ich bin nicht liebenswert", „Ich habe es nicht verdient, gut behandelt zu werden" sind einige Beispiele für diese Glaubenssätze. Solche Überzeugungen wirken sich wiederum auf das Selbsterleben, die soziale Wahrnehmung und auch auf das Verhalten aus. So können sich Betroffene beispielsweise ausschließlich über ihre Rolle als aufopferungsvolle Mutter / aufopferungsvoller Vater definieren, die / der „zu Recht" von allen in der Familie ausgenutzt wird. Solche Annahmen können aber auch zu beruflichen Positionen führen, in denen diese Ansichten „passend" ausgelebt werden können – von der (Rundum-) Assistentin des Chefs bis zur Krankenschwester.

Um das negative Selbstbild zu verändern, müssen die dahinter liegenden Selbstüberzeugungen zunächst entdeckt und als Selbstabwertung identifiziert werden. Der nächste Schritt besteht darin, diese dann umzuformulieren und eine zutreffendere und positivere Selbstaussage zu wählen.

Um zu verstehen, warum Borderline-Betroffene ein so negatives Selbstbild haben, ist ein Blick auf die frühkindlichen Einflüsse und Erfahrungen des Einzelnen sinnvoll. Im Rahmen einer Psychotherapie können Zusammenhänge zwischen den negativen Selbstüberzeugungen und Erfahrungen aufgezeigt werden. Wie bereits erwähnt, spielen natürlich auch hier das Konzept der invalidierenden Umgebung sowie traumatische Erfahrungen eine entscheidende Rolle.

3.3.3 Borderline als Identität

> „Der erste und einzige Ort, an dem ich mich anerkannt und kompetent gefühlt habe, war die Psychiatrie. Hier konnte ich den Anforderungen gerecht werden, ich hatte plötzlich eine bessere soziale Rolle (unter den Mitpatienten) und war so etwas wie ein Klassensprecher, anstatt wie sonst der ewige Außenseiter. Wahrscheinlich, weil ich mich dort eher als dazugehörig erleben konnte. Mein Leben da draußen bekam ich nicht auf die Reihe. Ich hatte meine Ausbildung abbrechen müssen und aus dem Wunsch, als Pianistin Karriere zu machen, würde wohl nichts werden. Aber ich wusste plötzlich: Was ich wirklich gut ‚konnte', war Borderline. In Sachen Selbstverletzung war ich auf Station ziemlich konkurrenzlos."
>
> (Lena, 24-jährige Betroffene)

Wenn Borderline-Betroffene aus ihrem Alltagsrhythmus hinausgerissen werden – beispielsweise durch den Verlust des Arbeitsplatzes nach langem Klinikaufenthalt –, beeinträchtigt dies das Identitätserleben noch zusätzlich. Man kann sich nicht mehr über den bisherigen sozialen Status oder Anerkennung im Beruf definieren. Auch die eigenen Zielvorstellungen dahingehend, was man mit seinem Leben erreichen möchte, erscheinen den Betroffenen vielleicht nicht mehr realistisch. Dadurch ergibt sich eine Anfälligkeit dafür, die Borderline-Diagnose als identitätsstiftend zu erleben. Borderliner haben vielleicht kein Bild davon, was das eigene Ich ausmacht, aber es wird ihnen ein Bild von Borderline angeboten, was eine willkommene Orientierung bietet. An die Stelle von Fähigkeiten und Ressourcen treten Borderline-Symptome. Das Persönlichkeitsmerkmal, das mich von anderen unterscheidet, um mich als einzigartig zu erleben, ist dann die Störung dieser Persönlichkeit. Professionell Tätige berichten immer wieder von Betroffenen, die sich nicht mehr mit ihrem eigenen Namen vorstellen, sondern mit der Aussage: „Ich bin Borderline."

Hiermit verbunden ist ein – vor allem auf psychiatrischen Stationen – gefürchtetes Phänomen: die sich negativ auswirkende Konkurrenz zwischen Betroffenen. Borderline-Betroffene lernen sehr viel voneinander. Dabei geht es jedoch nicht darum, die besten Selbsthilfestrategien zu übernehmen und zu vergleichen, wer sich am wenigsten noch selbst verletzt. Im Gegenteil ist derjenige ein „guter“ oder „richtiger“ Borderliner, der die schwerwiegendste Symptomatik aufweist. Eine geläufige (umgangssprachliche) Formulierung dieser Form der Konkurrenz lautet: „Wer ist Queen of Borderline“? Wem geht es am schlechtesten? Wer ist am „schlimmsten“ dran?

Nicht mehr nur Borderliner sein

Diese Diagnose-Identität wieder aufzugeben kann für die Betroffenen sehr schwer sein. Es müssen wieder andere Ziele für das eigene Leben definiert werden und andere Ressourcen und Kompetenzen entdeckt und entwickelt werden, um das Ich-Erleben alternativ damit zu füttern. Dies gelingt nicht nur über Diskussionen oder therapeutische Gespräche. Wichtig sind neue und ganz konkrete Erfahrungen. In der Art der Beziehungsgestaltung („Ich konnte ihr wirklich helfen“), der Alltagsgestaltung („Ich war die Einzige, die mit dem Rauchen aufgehört hat“), der Perspektivbildung („Ich hatte im Elterngespräch erstmals das Gefühl, dass meine Vorstellungen angehört wurden“), der Selbstregulation („Verhaltensanalysen helfen mir tatsächlich und lassen ganz neue Ideen aufkommen“, „Ich kann doch etwas“).

Auch erlebnispädagogische Angebote können einen Zugang zu anderen Ich-Qualitäten bereiten, ebenso wie das Sich-Ausprobieren in anderen Kontexten: in einem Sportverein, einem Praktikum, einem Volkshochschulkurs oder einem Ehrenamt.

Es geht darum, das Identitätsgefühl immer wieder mit Leben zu füllen. Hilfreich können bei diesem Prozess Fragen nach den persönlichen Vorlieben sein: Welche Farbe habe ich gerne? Was esse ich gerne? Was gefällt mir und was nicht? Wen mag ich?

3.3.4 *Borderline als Gefährdung*

Selbstverletzungen

Selbstverletzungen gelten in weiten Teilen der Öffentlichkeit als typisch für Borderline, obwohl es dies genau genommen nicht ist. Üblicherweise ist dabei gemeint, dass Betroffene sich mit scharfen Gegenständen, meist Rasierklingen oder Messern, oberflächliche Schnitte in den Unterarm zufügen, also eine sogenannte offene Selbstbeschädigung betreiben. Dieses selbst*verletzende* Verhalten ist zu trennen von selbst*schädigendem* Verhalten, was auch Alkoholtrinken oder absichtliches Erbrechen u. v. a. sein kann.

Beim Selbstverletzungsverhalten im engeren Sinne, also der direkten Verletzung (v. a. der Haut) kann man davon ausgehen, dass ungefähr 20 Prozent der Borderliner noch nie davon betroffen waren und weitere 20 Prozent es zwar ausprobiert, aber keinen Effekt verspürt haben, und es daher nicht mehr tun. Nur 60 Prozent kennen also dieses Verhalten als störungszugehörig, und von diesen wendet es ein beträchtlicher Teil nur in Krisensituationen und unregelmäßig an.

Die Gruppe der Betroffenen, die dies regelmäßig tun, sind aber umso eindrücklicher, da dieses Fehlverhalten eigentlich bei keiner anderen psychischen Störung auftritt und deshalb, wenn es so auftritt, wenig andere Diagnosen zulässt. Offene Selbstbeschädigung oder gezielte Verletzung des Körpers wird auch von Menschen mit Psychosen oder manchmal von depressiven Klienten vorgenommen, dann aber in anderer Ausführung, meist mit deutlich stärkerem Verletzungsgrad.

Borderline-Betroffene verletzen sich in den allermeisten Fällen nur oberflächlich durch Ritzen in die Haut, und zwar so, dass wenig bis gar keine medizinischen Maßnahmen erforderlich werden, außer Säubern und Desinfizieren. Die Häufigkeit, die Wiederholungen, auch der Schweregrad, vor allem hinsichtlich der Tiefe der Schnitte, können jedoch zunehmen und bei einzelnen Betroffenen drastische Auswirkungen haben, auch in medizinischer Hinsicht: etwa, wenn es zu Entzündungsreaktionen kommt, die vereinzelt auch absichtlich herbeigeführt werden.

Überwiegend werden die Arme verletzt. Aber auch andere Körperteile können betroffen sein wie z. B. der Bauch oder die Beine / Füße. Dies wird meist gewählt, damit die Schnitte nicht sichtbar sind für die Außenwelt. Quasi genau umgekehrt können auch Schnitte im Gesicht gemacht werden – dann mit der Absicht, dass man es gerade sofort sieht. Letzteres tritt eher selten auf. Gelegentlich kommt das Einritzen von Worten oder Symbolen vor.

Anstelle von Schneiden können auch andere Verletzungsarten auftreten wie Quetschen oder Brennen. Auch das Boxen oder Treten, z. B. gegen die Wand, kommt relativ häufig vor, ebenso wie das Kauen an den Fingernägeln, bis es blutet. Drastisch, aber nicht so selten, ist das Herausreißen der Fußnägel. Die meisten Selbstverletzungsaktionen finden in einem mehr oder weniger dissoziierten Zustand der Betroffenen statt (vgl. Abschn. 7.6). Die zur Dissoziation meist zugehörige Reduktion des Schmerzerlebens erleichtert das Selbstverletzungsverhalten.

Früher dachte man, dass das Beenden von solchen dissoziativen Zuständen das Hauptmotiv für ein Selbstverletzungsverhalten sei. Heute sieht man es anders. Es ist sicherlich *ein* Motiv. Das stärkste Motiv ist aber die Reduktion der als unerträglich empfundenen inneren Anspannung.

Weitere Motive sind Selbstbestrafung oder Reinigung, wobei Letzteres auch in religiösen Gemeinschaften nicht unbekannt ist und in christlichen oder muslimischen Traditionen auch rituell ausgeführt wird. Weitere religiöse, kulturelle und sogar ästhetische Aspekte können im Einzelfall als ausschlaggebende Motivation ergänzt werden. Für differenzierte Ausführungen zu den psychischen Grundlagen von selbstverletzendem Verhalten sei auf Sachsse (2008) bzw. Petermann & Winkel (2009) verwiesen.

Die Motivation für selbstverletzendes Verhalten kann sich im Verlauf der Erkrankung auch verändern und komplexer werden. Dann reicht nicht immer allein das Fachwissen aus, um die Beweggründe nachvollziehen zu können. Wichtig ist, das fehlende Wissen nicht durch eine Interpretation oder womöglich negative Bewertung zu ersetzen, sondern die individuelle Funktion der Selbstverletzung zu betrachten. Hierzu sind individuelle Verhaltensanalysen hilfreich.

Auch die Erkenntnisse aus den Trialogen schaffen ein besseres Verständnis. Die Teilnehmer berichten hier von unterschiedlichen Praktiken und den unterschiedlichen Motiven, aber auch von der Not und den Versuchen, die Selbstverletzungen zu beenden. Dies erlaubt den Zuhörern, auch den Angehörigen, eine neue Sichtweise und ein neues Verständnis. Zum Beispiel kann der Druck, sich auf keinen Fall zu schneiden, um die Angehörigen zu schonen, gerade dadurch unkontrollierbar werden. Mehr Verständnis erlaubt in Folge einen spannungsärmeren Umgang mit dieser Thematik.

Selbstverletzungen als Möglichkeit, sich mitzuteilen

Borderline-Betroffenen fällt es meist schwer, die eigenen Bedürfnisse zu erkennen und zu äußern. Wenn noch die Unfähigkeit, Kontakt zu Mitmenschen herzustellen und Unterstützung einzufordern, hinzukommt, dann können Selbstverletzungen die Sprache ersetzen. Einige Betroffene beschreiben, dass die Selbstverletzungen der „sichtbare Beweis“ für den inneren Schmerz darstellen. Dabei geht es auch darum, einen Ausdruck für erlebtes Leid zu finden. Entsprechend ist es von großer Bedeutung für die Betroffenen, mit diesem Schmerz gesehen zu werden. Bleibt die „Antwort“ aus oder wird sie schwächer – beispielsweise durch betonte Nicht-Beachtung durch das Pflegepersonal –, muss der Betroffene in seiner Sprache „lauter“ werden. In der Folge werden die Formen der Selbstverletzungen den Reaktionen der Umwelt angepasst – und können schwerwiegender werden oder häufiger auftreten. Wichtig ist deshalb ein klar versorgender, aber nicht zu besorgter Umgang mit der stattgehabten Verletzung.

Selbstverletzungen können in manchen Fällen auch eine identitätsstiftende Funktion bekommen.

> „Nach zwei Jahren Daueraufenthalt in der Klinik war ich aus meinen normalen Rollen, die ich bis dahin noch hatte, komplett rausgefallen. Ich konnte mich nicht mehr über die Rolle als Studentin definieren, und dass ich noch mal eine erfolgreiche Rechtsanwältin werden könnte, konnte ich auch vergessen. Was konnte ich denn noch? Wer war ich denn noch? Eins wusste ich: Was ich wirklich besser konnte als alle anderen, das war: Selbstverletzung. Das war das Einzige."
>
> (Marie, 38-jährige Betroffene)

Jeder Mensch hat das Bedürfnis, sich in irgendeinem Merkmal von anderen zu unterscheiden und in etwas besonders gut zu sein. Das Bedürfnis, über Selbstbeschädigung Anerkennung und Kompetenz zu erfahren, wird so nachvollziehbar, wenn es keine alternativen Fähigkeiten oder Rollen gibt. Dann wird das selbstverletzende Verhalten zum Teil der Identität, und es müssen Selbstverletzungen überlegt werden, die sich in Art oder Ausmaß von anderen unterscheiden. Diese „Kompetenz" aufzugeben gelingt erst wieder, wenn der Zugang zu anderen Ressourcen und Identitätsmerkmalen gelingt.

Selbstverletzungsverhalten tritt weltweit in sehr vielen Kulturen auf. Vereinzelt werden Narbenbildungen sogar zur Verschönerung eingesetzt. Sie haben also die Funktion einer Botschaft. Dies findet sich auch bei Borderline-Betroffenen, auch wenn die Botschaften andere Inhalte haben, z. B. selbstabwertende. Als Beispiel für Letzteres ist das Einritzen eines Schimpfwortes, das gegen die eigene Person gerichtet ist, zu nennen.

Die hauptsächliche Funktion des Selbstverletzungsverhaltens bleibt aber der Abbau von Anspannung. Dies erlaubt, das psychologische Verständnis auszuweiten: Diese Funktion kann auch durch diverse andere selbstschädigende Aktivitäten erreicht werden, ohne dass diese üblicherweise als Selbstverletzungsverhalten angesehen werden. Hier ist sowohl an den destruktiven Einsatz von psychotropen Substanzen zu denken wie auch an Essstörungen oder Zwangsstörungen mit Selbstschädigungsqualität.

Zur Spannungsregulation ist auch exzessives Verhalten bei eigentlich sinnvollen Aktivitäten wie Arbeiten oder Sport zu nennen. Extremes Arbeiten bis zu 20 Stunden täglich oder Extremsport kann bei genauerer psychologischer Analyse als Mittel zum Spannungsabbau entlarvt werden. Solange dieses exzessive Verhalten betrieben wird, können die emotionale Instabilität und die Anspannungsregulationsprobleme so überdeckt sein, dass den Betroffenen die eigene emotionale Instabilität gar nicht bewusst wird. Erst nach Beenden der exzessiven Tätigkeit zeigt sich diese. Langstreckenlaufen ist hier ein häufiges Beispiel, aber auch Balletttanzen oder Kraftsport.

Angesprochen werden soll noch, dass Selbstverletzungsverhalten auch nicht selten mit sexuellen Betätigungen verbunden ist. Das Thema Sexualität ist bei Borderline-

Störungen aber sehr speziell und soll hier nicht weiter vertieft werden. Interessierte seien auf das Buch von Dulz, Benecke & Richter-Appelt hingewiesen („Borderline-Störungen und Sexualität", 2011).

Wichtig ist es, zu verstehen, dass das Selbstverletzungsverhalten im Regelfall nicht suizidal ist, also nicht die Absicht verfolgt, dem Leben ein Ende zu setzen. Je nach Praktik kann dies aber trotzdem passieren. Dann entspricht es psychologisch wie rechtlich einem Unfall.

Suizidalität

Suizidalität ist ein grundsätzliches Problem bei der Borderline-Störung und sollte nie unterschätzt werden. Auch wenn man als Angehöriger oder Profi „den Betroffenen kennt" und auch dessen suizidale Aspekte, besteht immer und grundsätzlich ein Risiko. Entweder kann eine neue Qualität des suizidalen Erlebens auftreten, oder ein impulshaftes Verhalten ohne eindeutige suizidale Absicht hat einen möglicherweise tödlichen Unfall zur Folge. Neben der Borderline-Störung kann auch eine eigenständige Depression vorliegen (vgl. Abschn. 7.4) und in deren Rahmen eine depressionstypische Suizidalität auftreten.

Die Suizidversuche werden in erster Linie mit Substanzen, meist auch Medikamenten, durchgeführt und oft eher impulsiv, d. h. mit den Substanzen, die gerade verfügbar sind, z. B. internistische Medikamente von Angehörigen. Dies sollten die Angehörigen wissen und ihre Medikamente entsprechend sichern. Ein erhöhtes Risiko für einen Suizidversuch besteht durch Absenkung der Verhaltenshemmung durch psychotrope Substanzen, vor allem Alkohol. Ein erhöhtes Risiko besteht auch bei Menschen, die schon früher durch Suizidversuche aufgefallen sind.

Im psychologischen Sinne am gefährlichsten ist die Situation nach einer erfolgten Enttäuschung, Kränkung oder Zurückweisung, z. B. bei einer Trennung, auch dem Ende einer therapeutischen Beziehung. Die dann auftretende Enttäuschungswut ist auch bei Nichtbetroffenen durchaus nachvollziehbar, richtet sich bei Menschen mit Borderline aber nicht gegen die Person, die die Enttäuschung verursacht hat, sondern gegen die eigene Person.

Die akute Suizidalität erfordert eine psychiatrische Behandlung, bei akuter Eigengefährdung auch gegen den Willen des Betroffenen.

Parasuizidalität

Die Parasuizidalität ist von einer akuten Suizidalität – wie sie zuvor beschrieben wurde – nicht immer ganz klar abzugrenzen, ist aber im Prinzip etwas anderes und durchaus borderlinetypisch.

Parasuizidalität: Verhaltensweisen wie Selbstverletzungen können oftmals von der Umwelt als Suizidversuch gedeutet werden, obwohl tatsächlich vonseiten der Betroffenen keine suizidale Intention dahintersteckt. Daher wird dieses Verhalten als para-suizidal (gr. *para:* neben) bezeichnet.

Menschen mit Borderline empfinden oftmals eine Art parasuizidaler Grundstimmung, die im Alltag quasi immer „mitschwingt", ohne dass sie zwingend zu Aktivitäten Anlass gibt. Behandelnde und Angehörige sollten diese kennen und zumindest als häufige Erlebnisweise der Betroffenen im Hinterkopf behalten. Fragen wie „Warum soll ich diesen Tag überleben?" sind im Erleben der Betroffenen nicht ungewöhnlich.

Zudem erscheint vielen Betroffenen ihre Störung aber auch als derart belastend, dass es immer wieder zu Phasen kommt, in denen sie meinen, die Anspannung nicht mehr aushalten zu können, und „einfach Ruhe haben zu wollen". Daraufhin ausgeführte Handlungen wie die Einnahme großer Mengen psychotroper Substanzen können als Suizidversuch fehlinterpretiert werden. Oft wollten die Betroffenen nicht zwingend ihr Leben beenden, sondern „nur" der unerträglichen Situation entkommen.

Häufiger wird in solchen Situation außer Intoxikationen auch Hochrisiko-Verhalten praktiziert wie Schnellfahren oder das Provozieren einer körperlichen Auseinandersetzung. Letzteres betrifft eher Männer und endet oft in Prügeleien und im Krankenhaus. Ein eindrückliches anderes Beispiel berichtete eine Patientin, die an der Ostsee lebt. Sie schwamm in solchen Zuständen ins Meer hinaus, bis sie nicht mehr konnte, und überließ es dann dem Zufall, ob sie es wieder bis ans Land schaffte.

In solchen Situationen ist psychotherapeutische Hilfe unabdingbar und sehr wertvoll, da sich schon nach kurzer Zeit ein Perspektivenwechsel einstellen kann und die Betroffenen froh sind, die parasuizidale Krise überstanden zu haben.

Die in der parasuizidalen Krise auftretende Verzweiflung und das manchmal spontan auftretende Gefühl, die Situation nicht weiter aushalten zu können, sind stets „echt", und das gezeigte Hochrisikoverhalten hat in der Tat den spannungsreduzierenden Effekt, der gewünscht ist. Die Betroffenen nehmen den Tod in diesen Situationen billigend in Kauf.

4. Den Alltag meistern – Herausforderungen und hilfreiche Rahmenbedingungen

4.1 Die Stagnation überwinden

Zunächst die gute Nachricht vorab: Die Borderline-Persönlichkeitsstörung gilt heute als gut behandelbar. Dennoch soll nicht verschwiegen werden, dass das individuelle Genesungspotential von verschiedenen, teils sehr komplexen Umständen abhängt. Wie in den vorigen Kapiteln ausgeführt, spielen die Komorbiditäten, der Zugang zu Hilfsmöglichkeiten und Lebenserfahrungen eine Rolle. Auch wenn eine vollständige Genesung (noch) nicht erreicht werden kann, ist Veränderung hin zu mehr Lebensqualität und Freude möglich. Der Fokus sollte sich dabei auf den Alltag der Betroffenen richten.

Im Austausch mit Borderlinern, etwa in den Trialogen, zeigt sich immer wieder, wie wichtig es für die Genesung ist, den Erfahrungs- und Bewegungsradius zu erweitern. Es geht darum, Gewohnheitsmuster zu unterbrechen, neue Erfahrungen zu sammeln und den Unterschied zu bemerken: Wie fühlt es sich an, den ganzen Tag vor dem Fernseher zu verbringen? Und wie fühlt es sich im Unterschied dazu an, sich zum Beispiel beim Sport mit anderen zu treffen? Erst durch das Ausprobieren entdeckt man, dass es doch Dinge gibt, die lohnenswert sind, die Spaß machen. Das kann ein Kinobesuch mit Freunden sein, ein Nachmittagsausflug, etwas Neues ausprobieren, Aktivitäten versuchen, von denen man bisher dachte, dass sie überhaupt nicht zu einem passen. Dies kann überraschende Effekte haben. Vielleicht beginnt man einen Kochkurs, einen Schwimmtrainer-Lehrgang oder Gesangsunterricht.

Eine beinahe unerschöpfliche Quelle an Ideen und Übungen, Gewohnheiten zu verändern, findet sich (neben anderen Ausrichtungen) in der Lehre und Praxis des Zen-Buddhismus. Besonders hervorgehoben seien hier die achtsamkeitsbasierten Verfahren, die auch in der Therapie behandelt werden. Ein schönes Beispiel dafür ist das „Erbsenzählen". Das kann folgendermaßen praktiziert werden: Ich stecke mir eine Handvoll getrocknete Erbsen in die rechte Hosentasche. Jedes Mal, wenn mir im Laufe des Tages etwas Schönes, etwas Gutes oder Angenehmes begegnet, nehme ich eine der Erbsen und stecke sie in die linke Hosentasche. Am Ende des Tages leere ich die linke Hosentasche – und mir werden automatisch die positiven Momente wieder präsent. Dies ist eine sehr einfache Möglichkeit, die Achtsamkeit für positive Erfahrungen im Alltag zu erhöhen.

Sinn sehen in allen Höhen und Tiefen

Der Psychotherapeut Viktor Frankl, Begründer der Logotherapie, geht davon aus, dass wir mit schicksalshaften Erfahrungen oder Krankheiten besser zurechtkommen, wenn es gelingt, einen Sinn darin zu sehen. Er selbst ist Holocaust-Überlebender und beschreibt, wie er als Insasse eines Arbeitslagers die täglichen Tortouren besser verkraften konnte, als er sich zum Ziel gesetzt hat, seine Erfahrungen später weiterzugeben und eine psychotherapeutische Methode aus dieser Form der Bewältigung daraus zu entwickeln. Einige Betroffene versuchen beispielsweise, ihre Lebenserfahrung zu nutzen, schreiben ihre Biografie auf oder engagieren sich im Bereich der Selbsthilfe, um ihre Erfahrungen in positivem Sinne weiterzugeben.

Eine vielleicht simpel erscheinende, aber effektive Hilfe, um einen Sinn in seinem herausfordernden Leben zu entdecken, können Geschichten oder Sprüche geben. *Die Farben der Wirklichkeit,* herausgegeben von Heinz Körner (1996), enthält beispielsweise eine Sammlung hilfreicher Geschichten. Selbstermutigung kann sehr greifbar im Alltag auftauchen, indem man sich entsprechende Postkarten, Kalender-Sprüche oder „Zitate der Weisheit" in der Wohnung sichtbar verteilt. Beliebt bei Betroffenen aus den Trialogen sind zum Beispiel folgenden „Mutmacher":

- Wenn du etwas haben möchtest, was du noch nie gehabt hast, musst du etwas tun, was du noch nie getan hast. (Chinesisches Sprichwort)
- Alle sagten: „Das geht nicht". Und dann kam einer, der wusste das nicht und hat's gemacht." (Anonym)
- Es ist nicht wichtig, was du betrachtest, sondern was du siehst. (Henry David Thoreau)

Borderline-Betroffene sollten ihren Mut zum Scheitern pflegen. Zu scheitern ist eben nicht gleichbedeutend damit, nicht lebensfähig, liebenswürdig oder lebenswert zu sein. Scheitern ist eine Lebenserfahrung, dessen „Lehre" sehr bereichernd sein kann. Auch gesunde Menschen machen Erfahrungen des Scheiterns; wir wachsen letztlich daran. Es kann hilfreich sein, das eigene Leben ab und an aus der Vogelperspektive zu betrachten und das Erreichte an den Ereignissen und Erfahrungen zu messen.

Sich ehrenamtlich zu engagieren kann eine weitere sinnvolle Strategie sein, gerade auch, um Gefühle von Einsamkeit zu bewältigen. Es gibt zahlreiche Möglichkeiten, ein Ehrenamt zu übernehmen. Das kann die Arbeit in einem Tierheim sein oder die Pflege eines einzelnen verwaisten oder behinderten Tieres. Kirche, Politik, Freizeitgestaltung bieten sich als Betätigungsfelder an. Manche Borderline-Betroffenen schöpfen Lebensfreude und Mut aus der Arbeit mit Kindern. Sie lassen sich von der Neugierde und Lebenslust anstecken. Einen Sinn darin zu sehen, morgens aufzustehen, kann viel Stabilität geben. Eine Form der Teilhabe am Leben zu finden, sich lebendig zu fühlen kann die Lebensqualität erhöhen.

Geduldig mit sich selbst sein

> „Ich fand es so energieraubend, dass es bei mir immer so viele Baustellen gleichzeitig gab. Die Anspannungszustände, die komplizierten Beziehungen, körperliche Schwäche durch die Magersucht. Das ergab eine Summe, mit der ich mich oft überfordert gefühlt habe.“
>
> (Lena)

Was es oft so anstrengend macht, mit einer Borderline-Störung zu leben, sind nicht unbedingt die einzelnen Symptome, sondern eher die komplexen Auswirkungen auf das tägliche Leben. Die Beeinträchtigungen sind umfassend, sie betreffen Denkmuster und Emotionen, die eng miteinander verwoben sind und im Verhalten deutlich werden. Es ist oft schwer, eine Linie zwischen „normal“ und Borderline zu ziehen und zu verstehen, wie die Folgen der Störung den Alltag beeinträchtigen.

Wie ist es, morgens aufzuwachen, wissend, dass es auch an diesem Tag schwer werden kann, die Gefühle im Griff zu haben? Oder direkt als Erstes mit negativen Selbstüberzeugungen konfrontiert zu sein: „Ich brauche gar nicht erst aufzustehen, ich schaffe sowieso wieder nicht, was von mir erwartet wird.“ Das Gefühl der inneren Leere sitzt Borderline-Betroffenen im Nacken. Mehr oder weniger bewusst prägt das Vermeiden dieses Gefühls oder die Flucht davor die Alltagsaktivitäten.

Borderline-Betroffene können sich banale Fehler nur schwer verzeihen. Für einen Borderline-Betroffenen sind solche Situationen mit Selbstvorwürfen („Wie blöd bin ich nur!“) und Scham („Jetzt wissen alle, wie dämlich und wertlos ich bin“) besetzt. Es gelingt ihnen auch nicht, sich von solchen Selbstabwertungen schnell wieder zu distanzieren. Die Emotionen können auch Stunden später noch nachhallen und sogar eine Selbstverletzung im Sinne einer Selbstbestrafung nach sich ziehen.

Die meisten Borderline-Betroffenen haben zunächst keine gute Wahrnehmung dafür, was die eigenen Bedürfnisse überhaupt sind und wie sie im Alltag erfüllt werden können. Die folgenden Abschnitte geben Erfahrungen aus dem Trialog wieder, wie es trotzdem gelingen kann.

4.2 Stabilität und „Normalität“

Als Rahmenbedingungen, die sich günstig auf das Erleben von Borderline-Betroffenen auswirken, können Stabilität und Normalität genannt werden. Stabilität im Sinne einer sinnvollen, Halt gebenden Tagesstruktur, die nicht überfordert, aber auch nicht zu viel Leerlauf beinhaltet. Wenn eine Berufstätigkeit den Großteil der Tagesstruktur vorgibt, wird das von Betroffenen schon oft als entlastend erlebt. Wichtig ist dann aber auch, Zeit für ausgleichende Aktivitäten und soziale Kontakte einzuplanen – in einem Maße, das auch Regeneration noch zulässt. Hilfreich kann auch sein, sich eine ganz konkrete Vorstellung vom Tagesausklang zu erarbeiten. Hier können Rituale (Abendessen zubereiten, lesen oder eine Lieblingssendung anschauen) Struktur schaffen. Die noch größere Herausforderung besteht darin, freie Tage, Wochenenden und Urlaubstage zu strukturieren. Den meisten Betroffenen hilft es, mindestens einmal am Tag Kontakte zur „Außenwelt" einzuplanen. Das kann ein Stadtbummel sein, ein Besuch in der Bücherei, ein Treffen mit Freunden. Wichtig ist hierbei, sich nicht durch stimmungsgeprägte Entscheidungen leiten zu lassen und so die Tagesstruktur zu gefährden. Das bedeutet beispielsweise, zu einem Treffen mit Freunden auch dann zu gehen, wenn die Stimmung nicht dazu passt.

Normalität ist gemeint im Sinne einer Orientierung an Zielen und Aufgaben. Es ist wichtig, sich im Leben Ziele zu stecken und eine Lebensaufgabe zu finden. Menschen brauchen dies für die innere Struktur und für das Sinn-Empfinden. Im Umgang mit psychisch kranken Menschen werden Werteorientierung und Ziele manchmal vernachlässigt oder hintenangestellt. Keine Wertorientierung oder Ziele zu haben macht allerdings die Alltagsbewältigung noch schwerer. Eine Annäherung und Hierarchisierung kann ein Gespür für die eigenen Vorstellungen geben:

- Wie wichtig ist mir beruflicher Erfolg?
- Ist mir berufliches Weiterkommen wichtiger als mein psychischer Zustand?
- Stelle ich meine psychische Stabilität bedingungslos in den Vordergrund oder kann ich gelegentliche Herausforderungen und Krisen in Kauf nehmen, um ein höheres Ziel zu erreichen?
- Wie wichtig ist für mich körperliches Wohlbefinden? Ist diese Antwort vereinbar mit dem höheren Ziel, Zufriedenheit zu erlangen?

Zentraler Baustein dieser zu entwickelnden Normalität ist somit, eine Aufgabe im Leben zu haben, sich verantwortlich für etwas fühlen zu können und dadurch Kompetenz und Anerkennung zu erfahren. Berufstätig zu sein ist für viele Betroffene ein stabilisierendes Element. Doch wie kann dies gelingen? Erfahrungen von Borderline-Betroffenen sollen hier als Hilfen zur Verfügung gestellt werden.

Die Autoren möchten mit diesem Kapitel Betroffene ermutigen, sich mit dieser schwierigen, aber doch so wichtigen Frage der beruflichen Möglichkeiten auseinanderzusetzen.

4.3 Die Suche nach dem richtigen Weg

Für die meisten Borderline-Betroffenen ist der Start ins Berufsleben schwierig. Warum dies so ist, wird deutlich, wenn man bedenkt, dass die Borderline-Störung meist in der Jugend oder im frühen Erwachsenenalter diagnostiziert wird. Das bedeutet für die Betroffenen konkret, dass Symptome wie Spannungszustände, Selbstverletzungen, depressive Zustände oder Schlafstörungen in sehr einschneidender Weise die Belastbarkeit beeinträchtigen. In dieser Zeit kann es auch zu längeren Klinikaufenthalten kommen. Weil die Leistungsfähigkeit nicht mehr gegeben ist und zu viel Unterrichtsstoff versäumt wurde, kann dann vielleicht der Schulabschluss nicht gemacht werden. Ein fehlender Schulabschluss wiederum erschwert die weiteren Schritte in Richtung Beruf. Diese wichtigen Meilensteine später nachzuholen ist natürlich möglich, aber mit noch größeren Anstrengungen verbunden.

Den Betroffenen fällt es meist enorm schwer, sich bezüglich der Berufsausbildung festzulegen. Die Schwierigkeit, das Identitätserleben zu stabilisieren (wie es gesunden Jugendlichen nach bewältigter Pubertät gelingt), macht es unmöglich, eigene Fähigkeiten zu definieren oder berufliche Ziele dauerhaft zu formulieren. Nicht selten wird in der Folge eine Ausbildung nach der nächsten begonnen und wieder abgebrochen.

Zu berücksichtigen ist auch, welche weiteren Einschränkungen sich durch die Borderline-Störung ergeben. So kann es z. B. sein, dass durch eine soziale Phobie schon die Vorstellung davon, im Ausbildungskurs gemeinsam mit den anderen Teilnehmern zurechtkommen zu müssen, völlig undenkbar wird oder gravierende Prüfungsängste bestimmte Aufgaben in der Ausbildung unmöglich machen.

Nicht wenige Borderline-Betroffene äußern den Wunsch, ihre Erfahrungskompetenz bezüglich der Borderline-Störung nutzen zu wollen und sich im sozialen Tätigkeitsfeld zu orientieren. Immer noch gibt es viele Fachleute, für die dies ein Widerspruch in sich darstellt, nach dem Motto: Ein Blinder kann keinen Blinden führen. Hat der Borderline-Betroffene aber gute Bewältigungsstrategien für sich gefunden und verfügt er über eine hohe Reflexionsfähigkeit, dann können gerade in diesem Bereich die Stärken deutlich werden. Die Motivation gerade für eine solche Berufswahl sollte gut reflektiert werden. Geht es mir beispielsweise darum, der „bessere Helfer“ zu sein, oder geht es mir darum, vor meinem eigenen Problem zu flüchten, in dem ich Probleme anderer löse?

4.3.1 Ausbildung – Start unter erschwerten Bedingungen

Borderline-Betroffene sind in der Ausbildung zunächst mit den gleichen Herausforderungen konfrontiert wie jeder andere junge Mensch auch: diszipliniert jeden Morgen am Ausbildungsplatz erscheinen, den ganzen Tag durchhalten, sich in der vorgegebenen Hierarchie einordnen und vieles mehr.

Was Borderline-Betroffene zusätzlich belastet, hängt mit Problemfeldern der Emotionsregulation, den Störungen der Beziehung und der Selbstwahrnehmung zusammen.

Die Zeit der Ausbildung kann genutzt werden, um sich Feedback von Kollegen oder dem Ausbilder einzuholen, sofern eine tragbare Beziehung besteht. Durch das negative Selbstbild sind Borderline-Betroffene sicherlich in neuen Situationen mehr verunsichert als andere Ausbildungskandidaten. Mit dem Feedback konstruktiv umzugehen muss daher oft erst geübt werden. Hier kann der Austausch mit anderen Betroffenen helfen, Lösungen zur Kritikfähigkeit zu finden. Genau das war Thema einer der Trialog-Abende im Herbst 2014. Klaus, ein 46-jähriger Betroffener erzählt:

> „Früher konnte ich Kritik nicht aushalten. Besonders natürlich, wenn ich sie nicht gerechtfertigt fand. Ich bin dann sofort nach Hause gegangen, habe mich geschnitten und mich zurückgezogen. Inzwischen kann ich besser damit umgehen. Ich setze mich in mein Büro, schreibe mir ganz sachliche Punkte auf, die ich der Kritik entgegensetzen möchte. Und dann geht sogar ein persönliches Gespräch mit dem Vorgesetzten."

Eine andere Teilnehmerin berichtet:

> „Mir hat geholfen, Kritik oder Lob erst mal nur so stehen zu lassen. Gar nichts dazu zu sagen. Damit ich nicht sofort in die Abwehr gehe. Wenn die Situation vorbei war, ein paar Stunden später, konnte ich mit einer inneren Distanz an das Feedback denken und mir so besser eine Meinung dazu bilden."

Auch weitere offene Fragen sind in dieser Zeit nicht ungewöhnlich und betreffen viele junge Menschen. Die besonderen Komplikationen bei Borderline ergeben sich in Verbindung mit den Problemen des Alleinseins und der emotionalen Instabilität. Sollte sich der Borderline-Betroffene für ein Studium oder eine Ausbildung in einer anderen Stadt entscheiden, muss an eine eigene Wohnung gedacht werden. Zuvor ist es wichtig, dass der Betroffene „testet", ob es überhaupt möglich ist, alleine zu wohnen, oder ob eine Wohngemeinschaft die geeignetere Wohnform ist und den Start leichter macht. Auch ein Haustier kann helfen, das Problem des Alleinseins zu mildern. Bei einem Wohnortwechsel verliert man meist auch wichtige Ansprechpartner. Um sich für den Krisenfall zu wappnen, ist es wichtig, schon im Vorfeld herauszufinden, welche Hilfsangebote es vor Ort gibt. Dabei ist es sinnvoll, Kontakte zum neuen Helfersystem zu knüpfen, bevor die Krise auftaucht. Dann ist die Hemmschwelle, sich in der Krise dort zu melden, nicht mehr ganz so hoch. Die Devise lautet also: präventiv handeln, bevor man sich in einer handlungsunfähigen Situation wiederfindet.

In diesem Lebensabschnitt sind junge Erwachsene häufig auch erstmalig damit konfrontiert, einen eigenen Haushalt zu führen. Dies bedarf einer gewissen Planung hinsichtlich der finanziellen Möglichkeiten und auch eines Einschätzens der eigenen Bedürfnisse. Borderline-Betroffene haben möglicherweise mehr Schwierigkeiten als andere, mit dem verfügbaren Geld auszukommen. Impulsdurchbrüche verleiten zu spontanen, unüberlegten Ausgaben, ohne die Konsequenzen zu realisieren. Nach einem Frusteinkauf oder einem Großeinkauf für den Ess-Anfall kann für die restlichen zwei Wochen des Monats das Geld fehlen. In diesen Bereichen kann Unterstützung, wie beispielsweise das „betreute Wohnen", eine sinnvolle Unterstützung sein.

Es gibt nun kein Patentrezept, wie diese Lebensphase für Borderline-Betroffene besser gelingen kann, doch die Anregungen, die in den trialogischen Diskussionen gesammelt wurden, geben eine erste Orientierung:

- Es sollten Nischen eingerichtet werden, die einen Ausgleich zu den Anforderungen der Ausbildung bieten. Nach Möglichkeit sollte dies mit einer gewissen Verpflichtung verbunden sein, um spontanen Rückzugsgedanken vorzubeugen. Das könnte ein Ehrenamt sein, eine Mitgliedschaft in einem Sportverein oder Ähnliches.
- Alte Kontakte sollten nicht abreißen. Dabei nicht immer nur warten, bis die anderen sich melden.
- Ein „Highlight" pro Woche in den Terminkalender setzen: beispielsweise ein gemeinsames Abendessen mit der besten Freundin. Daran kann man in schwierigen Alltagssituationen denken, was für den Moment positivere Gefühle erzeugt.
- Zeit für Therapietermine rechtzeitig einplanen.

Es kann Eltern unter diesen besonderen Bedingungen schwerfallen, das Kind in die Selbstständigkeit ziehen zu lassen. Doch gerade in diesem Zusammenhang bedeutet größtmögliche Normalität die Chance, im Leben „da draußen" zu bestehen. Es gilt, die Frage zu stellen: Was braucht der Borderline-Betroffene, um so viel Normalität wie möglich im Alltag zu erlangen?

4.3.2 *Herausforderungen im Beruf*

Bewerbung und Bewerbungsgespräch

In der Regel ist der erste Schritt in den Berufs-Alltag die Bewerbung um einen Arbeitsplatz. Hier stellt sich für Borderline-Betroffene oft schon die Frage, wie mit Lücken im Lebenslauf, die beispielsweise durch Klinikaufenthalte zustande gekommen sind, umgegangen werden kann. Dafür braucht man gute Begründungen, und im

Bewerbungsgespräch sollte man auf Nachfragen vorbereitet sein. Arbeitsrechtlich sind die Bedingungen geregelt. Der Bewerber darf sich natürlich möglichst positiv darstellen und muss nichts von Vorerkrankungen oder Behinderungen erwähnen, sofern diese die Arbeitsleistung nicht deutlich beeinträchtigen.

Damit ist die Frage nach einem möglichen „Outing" im Beruf aber noch nicht abschließend geklärt. Sehr viel wichtiger ist der Arbeitsalltag, der tagtägliche Umgang mit den Kollegen, bei dem eine innere Entscheidung zu diesem Thema gefordert wird.

Die Meinungen, wie man sich am besten verhält, fallen bei den Betroffenen sehr unterschiedlich aus:

> „Outen brauchte ich mich bisher im Job eher nicht, da ich behaupten würde, dass man mir nicht unbedingt angemerkt hat, dass etwas nicht stimmt. Auch waren meine Symptome auf der Arbeit eher weg. Ich denke, es ist eine private Angelegenheit, die nicht jeden etwas angeht. Es gibt genug Menschen mit psychischen Problemen, die täglich ihrer Arbeit nachgehen müssen und es gut machen. Sollte ich dennoch direkt darauf angesprochen werden, leugne ich es nicht, sondern spreche offen und ehrlich darüber."
>
> (Flautato)

> „Ich finde es sehr wichtig, dass die Kollegen am Arbeitsplatz Bescheid wissen. Ich bin bis jetzt ganz gut damit gefahren. Ich habe mal versucht, es zu verschweigen, allerdings kam es doch recht schnell zur Sprache. Leider verschweigen es meine Arme nicht. Aber da Jack (= Borderline) zu mir gehört, so wie meine Haare, meine Piercings, meine Tattoos, werde ich auch nicht versuchen, es zu verschweigen. Viele denken, ich geh zu offen damit um; ich bin der Meinung, wer mich so nimmt, wie ich bin, der nimmt mich, weil er meine Leistungen schätzt. Mit allen anderen würde ich so oder so nicht zurechtkommen."
>
> (Lorelei)

Anna, 43 Jahre, hat nach unterschiedlichen Erfahrungen einen Kompromiss für sich gefunden:

> „An meinem ersten Arbeitsplatz in einer Kinder- und Jugendpsychiatrie hatte ich niemandem von meiner Problematik erzählt. Ich denke, es gab keine Besonderheiten mit mir. In einer der letzten Teambesprechungen wurde ich noch wegen meiner konstruktiven Arbeit mit einer der Patientinnen gelobt. Als nach drei Monaten einem der Kollegen die Narben an meinen Armen auffielen, wurde mir sofort gekündigt. Daraufhin beschloss ich, bei meiner nächsten Stelle konsequent alles zu verheimlichen. Das war ziemlich anstrengend, weil ich in einem sehr kleinen Team in der Kinderbetreuung arbeitete. Der Kontakt zur Kollegin war eigentlich sehr positiv, aber ich achtete sehr genau darauf, welche Informationen sie über mich bekam. Mein Arbeitszeugnis von dieser Stelle war super. Aber mein Resümee war, dass ich so ein Versteckspiel nie wieder wollte. Es war furchtbar anstrengend, das durchzuziehen. Beim nächsten Job habe ich für mich einen guten gangbaren Weg gefunden. Der Arbeitgeber wusste einigermaßen Bescheid, die Kollegen, mit denen ich zusammenarbeiten musste, bekamen lange keinerlei Informationen über mich."

Dass der Arbeitgeber informiert ist, kann entlastend sein und etwas Sicherheit für kritische Phasen geben. Die Entscheidung, ob die Kollegen eingeweiht werden, kann sich in Abhängigkeit vom Arbeitsklima und der gegenseitigen Annäherung entwickeln. Ein „Richtig“ oder „Falsch“ gibt es nicht. Die Entscheidung muss bezogen auf den Arbeitskontext und die individuelle Situation getroffen werden.

Den Platz in einem kollegialen Team zu finden kann Borderline-Betroffenen schwerer fallen als anderen. Sie können sich schnell benachteiligt fühlen. Dies bedeutet, die Wahrnehmung immer wieder zu überprüfen und sich beständig darin zu üben, mit Rückmeldungen konstruktiv umzugehen. Hier kann man sich auch die Kollegen zum Vorbild nehmen, sich abgucken, wie ihnen diese „Normalität“ gelingt.

In Studien zur sozialen Wahrnehmung hat man herausgefunden, dass Borderline-Betroffene Schwierigkeiten haben, soziale Rollen adäquat zuzuordnen. Es kann leicht zu Verwechslungen hinsichtlich der Situation oder der Rolle kommen. So kann beispielsweise eine engagierte Arbeitskollegin, die für die Einarbeitung zuständig ist, schnell als zugewandt und freundlich erlebt werden. Aus der Wahrnehmung von Borderline-Betroffenen heraus entspricht solch ein Verhalten aber eher der Rolle einer Freundin. Aus dem Impuls heraus, auf diese (professionelle) Zuwendung und Freundlichkeit vertrauensvoll zu reagieren, wird die Rolle der Arbeitskollegin mit der einer Freundin unbeabsichtigt verwechselt. Die Borderline-Betroffene ist dann vielleicht nach einer kurzen Zeit im Team versucht, Details aus dem privaten Kontext zu erzählen, und merkt zunächst nicht, dass das entgegengebrachte Vertrauen weder der Situation noch der sozialen Rolle angemessen ist. Die Arbeitskollegin erschrickt möglicherweise über so viel Offenheit und zieht sich zurück, was für den Borderliner einer Zurückweisung nahekommt.

Auch zu unterscheiden, ob eine Rückmeldung die Person oder das Verhalten betrifft, fällt Borderline-Betroffenen oft schwer. Dabei ist aber Kritikfähigkeit eine Voraussetzung, um im Arbeitsalltag zu bestehen.

> „Kritik ist ein Punkt, mit dem ich nicht zurechtkomme. Meistens bin ich dann ganz klein. Und in solchen Momenten habe ich auch das Gefühl, dass ich gar nichts mehr kann. Ich fühle mich dann wie ein kleines Kind, das es nicht einmal schafft, sich alleine die Schuhe zu binden.“
>
> (Lorelei)

Damit nicht jede Kritik, jedes Feedback in einer Krise mündet, muss erlernt werden, mit Rückmeldungen konstruktiv umzugehen. Der Freundeskreis, die Therapie oder der Trialog sind gute Übungsräume.

4.3.3 Perfektionismus

> „Das Hauptproblem ist meine Selbstwertproblematik. Ich habe am Abend erst dann ein gutes Gefühl, wenn ich mir beweisen kann, dass ich etwas geleistet habe. Diese Hürde habe ich sehr hoch angesetzt. Ich brauche in der Arbeit eine hohe Anspannung durch eine permanente Leistung von 120 Prozent. Habe ich dies nicht, verfalle ich in eine depressive Phase."
>
> (Klaus, 46-jähriger Betroffener)

Im Arbeitsleben können auch die eignen nicht zu erfüllenden Ansprüche ein Hindernis darstellen. So beschreibt Klaus, wie der Perfektionismus das Kompetenzerleben beeinflusst. Dies kann so weit gehen, dass sich die Betroffenen als Person voll und ganz mit ihrer Arbeit identifizieren: „Ich habe das Gefühl bzw. die Angst, ohne Arbeit ein Nichts zu sein." Dann kann die Angst vor Fehlern oder dem Verlust der Arbeit zu einer existenziellen Bedrohung im Alltag werden.

Ein auf den ersten Blick schwer verstehbares Phänomen, das viele Betroffene kennen, ist die Überforderung durch Unterforderung. Wenn die Auslastung während der Arbeit nicht gegeben ist, kann die innere Leere spürbar werden und einen emotionalen Stresszustand zur Folge haben. Daraus wiederum resultiert ein Anstieg der inneren Anspannung, oder dissoziative Zustände werden ausgelöst.

> „Ich bin oft unterfordert. Manchmal ist es okay, da ich ‚einfach mal' Ruhe haben möchte von zu vielen Gedanken etc. Bei alltäglichen Unterforderungen habe ich mittlerweile eine kleine Lösung gefunden. Ich versuche, meinen Intellekt im Privaten zu füttern. Aber in dem Moment selber ist es schwer. Vor allem ist es schwer, dabei nicht zu dissoziieren."
>
> (Lorelei)

Durchhalten – „Das hört jetzt nicht mehr auf"

> „Der berufliche Alltag gibt meinem Leben Struktur und Halt. Für mich ist es wichtig, einem Beruf nachzugehen, der mir Spaß macht, aber auch ein gewisses Maß an Flexibilität bietet, beispielsweise durch Gleitzeit. Mein Notfallskill auf der Arbeit: ins Auto setzen, Musik aufdrehen, mitsingen, tief durchatmen und mir innerlich sagen ‚Ihr könnt mich alle mal!' Danach geht's mir meist besser."
>
> (Flautato)

Borderline-Betroffene können sich gut präsentieren und den Gegenüber überzeugen und begeistern. Das kann eine große Hilfe beim Einstieg in den Job sein. Umso schwerer ist es, den guten ersten Eindruck auf Dauer stabil zu halten und die Anforderungen konstant gut zu bewältigen. Für die Betroffenen ist es leichter, sich vorzustellen, eine zeitlich begrenzte Ausbildung durchzuhalten und dies auch umzusetzen. Sich auf ein länger andauerndes Arbeitsverhältnis einzulassen kann – schon in der Vorstellung – schwieriger sein und andere Herausforderungen mit sich bringen.

In der Zeit der Ausbildung oder des Studiums können kritische Phasen durch eine Krankschreibung, einen Urlaub oder vielleicht auch durch eine Reha-Maßnahme überbrückt werden. Wenn sich am Arbeitsplatz aber Ausfallzeiten summieren und es immer wieder zu stationären Behandlungen kommt, lässt sich die Borderline-Störung über den längeren Zeitraum hinweg weniger gut verbergen.

Einen Arbeitsvertrag zu unterschreiben erweckt bei vielen Betroffenen den Eindruck, sich auf eine unabsehbare Zeit festzulegen, was oftmals Panikgefühle verursacht und als nicht zu leisten erscheint.

> „Ich kenne auch das Gefühl, da nicht mehr rauszukönnen. Es kommt mir so vor, als ob so ein Arbeitsvertrag etwas Ewiges hat, also: Wenn ich das jetzt unterschreibe, muss ich mein ganzes Leben lang dort bleiben und mein ganzes Leben ist jetzt bestimmt durch andere."
>
> (Lorelei)

Die Angst, sich so festzulegen, könnte ein Grund dafür sein, von einer Ausbildung in die nächste oder von einem Studium zum nächsten zu stolpern, mit dem Ziel, sich auf diese Bedingungen nicht einlassen zu müssen.

In den Trialogen stellen die Betroffenen, die ihren beruflichen Weg bereits gefunden haben, Ideen vor, wie das Durchhalten im Job gelingen kann:

- **Sich im Vorfeld über möglicherweise heikle Themen Gedanken machen:** Was sage ich, wenn jemand die Narben der Selbstverletzungen an den Armen entdeckt? Wie reagiere ich bei unerwarteten Begegnungen mit Leuten, die mich aus einem anderen Zusammenhang, vielleicht aus meiner Vergangenheit, kennen? Hier sind individuelle Lösungen gefragt. Man muss herausfinden, was gut zu einem passt, was in der schwierigen Situation möglichst authentisch vermittelt werden kann.
- Ebenso kann es einem ein Gefühl von mehr Sicherheit geben, wenn **Krisen- und Notfallstrategien** speziell für den Arbeitsplatz erarbeitet wurden. Gibt es Notfall-Telefonnummern? Kann ich beispielsweise während der Arbeit eine kurze SMS an die Therapeutin schreiben? Aber auch: Wie kann Selbstfürsorge präventiv in den Berufsalltag eingebaut werden?
- Nicht zu unterschätzen sind scheinbar belanglose Strategien zur **guten Selbstversorgung**. Wie füllt sich unter einer anstrengenden Arbeitswoche der Kühlschrank? Da die Befriedigung der Grundbedürfnisse eine wesentliche Säule der psychischen Stabilität ausmacht, müssen Wege gefunden werden, dies in den Alltag einzubauen; das passiert nicht automatisch und anfangs auch nicht „nebenbei". Ebenso, dass das soziale Netz gepflegt werden muss. Dies alles unter einen Hut zu bringen ist anfangs wahrscheinlich nicht so einfach.
- Ein nach außen geregeltes Leben zu führen ist nicht gleichbedeutend damit, keine **Hilfen** mehr **in Anspruch nehmen** zu dürfen. Es kann sogar sehr wichtig sein, neben der Arbeit seine „Nischen" zu haben, in denen die eigenen Probleme aus-

gesprochen werden können. Vielleicht ist die Psychotherapeutin auch eine wichtige „Cheerleaderin" auf meinem Weg in diese Normalität. Für die Kollegen ist vermutlich schwer nachzuvollziehen, warum diese Normalität dem Borderline-Betroffenen so viel Energie abverlangt. In der Therapiestunde ist Raum dafür, zu benennen, wie anstrengend es streckenweise sein kann, diesen Alltag aufrechtzuerhalten. Das kann sehr entlastend sein und verhindern, dass ich zur „falschen Zeit" oder am „falschen Ort" ein Ventil benötige.

> „Ich habe über die Jahre gelernt, sehr fürsorglich mit mir umzugehen. Ich habe es zu lange nicht getan und landete immer wieder in Kliniken. Das ist auch ein Grund, warum ich mich hab teilberenten lassen. Ich weiß, dass sich Jack (= Borderline) schnell wieder meldet, wenn ich nicht auf mich aufpasse. In Urlaubszeiten lässt mich Jack meistens in Ruhe. Aber nur, wenn ich den Urlaub nicht daheim verbringe, sondern wirklich in den Urlaub fahre."
>
> (Lorelei)

> „Die Selbstfürsorge bleibt manchmal auf der Strecke. Oft überfordere und ‚lähme' ich mich damit. Mir bleibt dann wenig Kraft neben dem Job, Privates gut zu regeln. Mir meine Kräfte einzuteilen und nicht 150 Prozent im Job zu geben fällt mir schon schwer. Regelmäßiger Urlaub ist daher wichtig für mich."
>
> (Flautato)

Freie Zeit – notwendige Regenerationszeit oder zusätzliche Belastung?

Urlaubszeiten, für Gesunde die Highlights des Jahres, können für Borderline-Betroffene nicht nur entspannend, sondern auch belastend sein, wenn es jenseits des Arbeitsalltags nicht gelingt, mit der fehlenden Tagesstruktur zurechtzukommen. Diese Phasen freier Zeit müssen im Vorfeld gut vorbereitet und mit Strategien bewältigt werden, die einerseits Entspannung ermöglichen, aber andererseits nicht zu viel Leere aufkommen lassen. Tagesausflüge, Treffen mit Freunden, Gartenarbeit etc. können solche „entspannenden Aktivitäten" sein. Individuell hilfreiche Strategien müssen gefunden, erprobt und angepasst werden.

Hier werden gerade in den Trialogen gute, gangbare Ideen zusammengetragen. Ein Betroffener berichtet, dass er ein Jahres-Arbeitszeitkonto hat. Er kann individuell entscheiden, wie lange und wie viel er an einem einzelnen Tag arbeitet – am Ende des Jahres muss nur das geleistete Gesamtpensum stimmen. Dies empfindet er als so entlastend, dass es seit der Umsetzung keine Krankschreibungen mehr gegeben hat: eine Win-win-Situation, ermöglicht durch flexible Gestaltung der Rahmenbedingungen. Oft trägt auch bereits die Reduktion der Arbeitszeit zu einer Entlastung bei.

4.4 Mut zum Scheitern – mit Netz und doppeltem Boden: Hilfsangebote und Unterstützung

So erstrebenswert und bedeutsam eine berufliche Normalität sein kann, nicht immer ist es möglich, die dafür nötigen Rahmenbedingungen zu schaffen. Nicht immer trifft man auf Chancengeber, die es trotz gewisser Einschränkungen wagen, einen Arbeitsvertrag zu unterzeichnen. Ob ein beruflicher Einstieg gelingt, hängt von verschiedenen Bedingungen ab. Es ist völlig legitim, sich in diesem Bereich Unterstützung zu holen.

Unterstützungsmöglichkeiten bietet die Agentur für Arbeit. Es kann überlegt werden, ob vielleicht eine medizinische oder berufliche Rehabilitations-Maßnahme sinnvoll ist. Beispielsweise um eine Zeit zu überbrücken oder eine berufliche Neu-Orientierung zu ermöglichen. Auf Borderline spezialisierte Angebote gibt es bislang nicht. Im besten Fall gelingt es, mit einem engagierten Fachberater gemeinsam nach einer individuellen Lösung zu suchen.

Ein Schwerbehindertenausweis kann beantragt werden und in Teilbereichen eine Entlastung schaffen, beispielsweise durch zusätzliche Urlaubstage. Über die Feststellung der Schwerbehinderung kann ein leichterer Zugang zu Fördermaßnahmen möglich werden.

Finanzielle Unterstützungsmöglichkeiten, beispielsweise BaFöG bei schulischen Ausbildungen und Weiterbildungen und BaB (Berufsausbildungsbeihilfe) bei betrieblichen und überbetrieblichen Ausbildungen und Qualifizierungen, können ebenfalls helfen, um elternunabhängig eine Ausbildung anzutreten.

Sich auch über regionale Unterstützungsangebote zu informieren lohnt sich. Bei der Eingliederung schwerbehinderter Menschen in den Berufsalltag, kurz ESB, handelt es sich um eine Stuttgarter Initiative zur ganzheitlichen Integration. Sie umfasst u. a. berufsorientierte Praktika und Einzelcoaching (für weitere Informationen siehe www.neuearbeit.de). Eine solche Maßnahme bringt auch eine Tagesstruktur. Möglich ist auch, über ein Reha-Verfahren Zugang zum sogenannten zweiten Arbeitsmarkt (z. B. Behindertenwerkstätten) zu erlangen. Ob dies im Einzelfall sinnvoll ist, muss individuell geprüft werden. Die Berater der Agentur für Arbeit, eine Beratungsstelle oder auch eine Person des Vertrauens können eine Entscheidungshilfe sein. Letztlich muss abgewogen werden, wie viel Leistungsfähigkeit möglich ist und wie viel durch die Erkrankung gegebene Einschränkungen dem gegenüberstehen.

4.4.1 *(Teilzeit-)Rente*

> „Ehrlich gesagt bin ich froh, dass ich meine Rente beantragt habe. Ich kann nicht genau erklären, warum, aber die Gewissheit zu haben, dass ich „tatsächlich" eine ärztliche Bestätigung habe, dass ich nicht mehr als 30 Stunden die Woche arbeiten kann, beruhigt mein Gewissen ungemein. Ich glaube, wenn ich das nicht hätte, würde ich mir einfach nur faul vorkommen."
>
> (Dirk, 33-jähriger Betroffener)

Während der berufliche Alltag und die damit verbundene Struktur für viele Menschen mit Borderline stabilisierend sein können, bedeuten der Druck und die Anforderungen durch den Job für die anderen eine Dauer-Krise ohne Ausweg. Möglicherweise wird auch die Borderline-Symptomatik verstärkt. Mehr Drogen- oder Alkoholkonsum oder Selbstverletzungen sind die Folge, um ein wirksames Ventil für die Belastung zu haben.

Eine Zeit lang kann die Normalität im Beruf aufrechterhalten werden, aber der emotionale Preis, der dafür gezahlt wird, ist bei manchen Betroffenen sehr hoch. Die Auswirkungen der Borderline-Störung können so gravierend sein, dass sie nicht mit einem Arbeitsalltag vereinbar sind. In Beratungsgesprächen oder in der Therapie wird daher eruiert, ob ein Rentenantrag gestellt werden sollte. Ergänzend zur Rente muss zusätzlich überlegt werden, welche Unterstützungsmöglichkeiten helfen, den Alltag neu zu strukturieren und ihn somit gut zu bewältigen. Die beruflichen Anerkennungen, die bei Frühberentung ausbleiben, können das Selbstwertgefühl negativ beeinträchtigen. Auch soziale Kontakte, ein wichtiger Nebeneffekt eines Arbeitsplatzes, minimieren sich und müssen fortan noch aktiver eigenständig gepflegt werden. Möglicherweise wird eine Tagesklinik zur wichtigen Anlaufstelle, oder eine längere stationäre Rehabilitationsmaßnahme kann zur Stabilisierung wichtig sein. Ein Ehrenamt zu übernehmen wäre eine Möglichkeit, Verantwortung zu übernehmen und Anforderung zu haben, andererseits aber dem Druck einer möglichen Kündigung nicht ausgesetzt zu sein.

Borderline-Betroffene sollten immer wieder überprüfen, welche Möglichkeiten gerade verfügbar sind. Ganz selten nur wird es um „alles oder nichts", um ein „Entweder-oder" gehen. Ziel ist es, die eigenen Grenzen zu respektieren, eine Balance zwischen Fördern und Fordern herzustellen und die richtige Dosierung an Struktur und Verantwortung zu finden.

4.4.2 Krisenmanagement inklusive Notfallkoffer

Es wurden bereits die suizidalen und parasuizidalen Krisen beleuchtet, die noch ergänzt werden können durch Krisen im Zusammenhang mit schweren Selbstverletzungen. Solche Krisen sind stets als gefährlich, nicht selten lebensgefährlich zu werten und erfordern sofortiges Handeln im Sinne eines Krisenmanagements. Die meisten Therapien für Borderline-Störungen, vor allem die DBT, haben dies deshalb in ihre Konzepte als vorrangig eingebaut. Ein Krisenmanagement hat die Aufgabe, so schnell und so effektiv wie möglich die Krise zu beenden. Dies ist hauptsächlich mit sogenannten Notfallskills, d. h. Fertigkeiten für akute Situationen, möglich und auch mit einer ganzen Reihe von schnell wirksamen Psychopharmaka.

Notfallskills

Die Notfallskills stellen Aktivitäten zur Spannungsreduktion dar, die schnell und sicher wirksam sein müssen. Ihre Hauptfunktion ist, vor einer gefährlichen Aktion einen zeitlich Aufschub zu erreichen, also fünf oder noch besser zehn Minuten, in denen dann weiterführende Fertigkeiten bzw. Skills eingesetzt werden können, die in Kapitel 8 beschrieben werden. Sie sollten von den Betroffenen möglichst in Form eines Notfallkoffers bei sich geführt werden. Typische Notfallskills sind das Kauen von Chilischoten oder das Riechen an einer Ampulle mit Ammoniak. Ein Notfallkoffer kann eine kleine Tasche oder eine Schachtel sein.

Notfallmedikation

Akutes Krisenmanagement ist auch psychopharmakologisch möglich. Hier sind vorrangig die sogenannten niederpotenten Neuroleptika zu nennen, die v. a. dämpfen und beruhigen und weitverbreitet sind. Außerdem gibt es die Benzodiazepine, die schnell und sicher Anspannung und Angst lösen und deshalb gut helfen. Letztere sollten aber sehr vorsichtig eingesetzt werden wegen möglicher Abhängigkeitsentwicklung (vgl. Abschn. 8.6).

Weitere Techniken des Krisenmanagements

Zum Krisenmanagement gehört neben dem Einsatz von Notfallskills oder einem dämpfenden Medikament auch ein entspannendes Gespräch oder – je nach Person – auch eine entspannende Zuwendung durch eine vertraute Person. Letzteres ist nicht grundsätzlich hilfreich, besonders wenn die Zuwendung mit Körperkontakt verbunden ist. Körperliche Zuwendung sollte deshalb nur durch vertraute Personen, also fast ausschließlich durch Angehörige erfolgen, von denen die Betroffenen es schon kennen und sich auch wünschen. Dieser Wunsch sollte schon vor der krisenhaften Zuspitzung formuliert worden sein.

Teil des Krisenmanagements ist meist auch eine möglichst weitreichende Veränderung der äußerlichen Situation, die möglicherweise ursächlich für die Krise ist, also eine Veränderung des Ortes oder der anwesenden Personen. Der Rückzug in eine reizarme Situation ist meist als hilfreich einzuschätzen, kann aber nicht immer von den Betroffenen selbstständig durchgeführt werden. Unter Umständen werden unterstützende Personen benötigt, die möglichst freiwillig diese Veränderung herbeiführen.

Bei extremer Zuspitzung mit akuter Selbstgefährdung ist diese Veränderung auch in Form einer Einweisung in eine psychiatrische Akutstation sinnvoll. Häufig kann dies mit den Betroffenen freiwillig abgestimmt werden; die eigentliche Veränderung muss dann aber von anderen organisiert oder sogar durchgeführt werden. Hier sind neben den Angehörigen oder ambulanten Therapeuten hinzugerufene Hilfspersonen sinnvoll wie Polizei oder Rettungsdienst.

Falls kein freiwilliges Einverständnis zu der nötigen Schutzmaßnahme vorliegt und eine akute Eigengefährdung besteht, kann eine zwangsweise Verbringung der Betroffenen in eine psychiatrische Akutklinik gegen ihren Willen veranlasst werden. Hierzu ist im Regelfall der sozialpsychiatrische Dienst des zuständigen Gesundheitsamtes erforderlich.

4.5 Selbsthilfeansätze und Methoden

4.5.1 Peers im Trialog

„Wenn du bei mir bleibst, komm ich auch so weit wie du!" – So drückte eine 18-jährige Betroffene einmal aus, was ihr der Kontakt zu einer älteren Borderlinerin bedeutet und welche Hoffnung er ihr vermittelt. Die Beziehung zu einem Menschen, der sie verstand und noch dazu ein Vorbild war, an dem sie sich orientieren konnte, gab ihr eine neue Perspektive.

Die, die einen ähnlichen Erfahrungshintergrund haben und die die gleiche Sprache sprechen, bezeichnet man in der soziologischen Forschung als Peers (Gruppe der Gleichgesinnten, die ein ähnlicher Erfahrungshintergrund verbindet). Bevor es die Borderline-Trialoge gab, sind Betroffene anderen Betroffenen vor allem auf psychiatrischen Stationen begegnet. Was dort passierte, war von Fachleuten ein oft gefürchtetes Phänomen: Die Betroffenen lernten sehr schnell voneinander. Nicht etwa Selbsthilfestrategien oder Tipps aus der Therapie, sondern neue Methoden für Selbstverletzungen oder therapieschädigendes Verhalten. Auch traten sie hinsichtlich einer eventuell bestehenden Essstörung in Konkurrenz miteinander. Dies könnte als der negative Peer-Effekt deklariert werden. Man findet ihn sogar im Internet auf Webseiten, auf denen Borderline-Betroffene Bilder von ihren Selbstverletzungen hochladen. Dadurch entstehen gewissermaßen „Vorgaben“: Was sind „richtige“, ernst zu nehmende Selbstverletzungen und was sind nur „oberflächliche Kratzer“ von denen, die nicht richtig dazugehören. Borderline-Betroffene geben einander Orientierung – sowohl in positiver als auch in negativer Hinsicht.

Jeder Borderline-Betroffene weiß, wie es sich anfühlt, sich mit anderen Betroffenen auszutauschen. Gerade dieses altbekannte Gefühl, in „normalen“ Kontakten mit Mitmenschen anders zu sein und nicht dazuzugehören, macht die Begegnungen mit Peers zu etwas Besonderem. Manchmal lernen Betroffene erst in der Therapie Mitpatienten kennen, von denen sie sich zum ersten Mal wirklich verstanden fühlen. Sich endlich einmal als dazugehörig zu erleben ist entlastend. Das Erfahrungswissen der anderen hat einen hohen Stellenwert. In diesem Sinn können auch die Trialoge als wertvolle Ressource verstanden werden:

> „Im Trialog habe ich zum ersten Mal Betroffene kennengelernt, die es geschafft haben, mit Borderline zu leben. Für mich war das ganz wichtig zu hören, wie man trotz Borderline den Alltag meistern und sogar arbeiten gehen kann! Ich konnte mir das vorher nicht vorstellen.“
>
> (Stefanie, 22-jährige Betroffene)

Die Kommunikation im Trialog ist sehr direkt und unmissverständlich. Das Grundverständnis und der Respekt füreinander werden nicht infrage gestellt. Wir erleben immer wieder, dass sich Betroffene im Trialog ganz offen und ohne Umschweife Feedback geben. Von einem Peer kann Feedback meist leicht angenommen werden. Durch die Beteiligung der Angehörigen und Profis motiviert, erzählen sich die Trialogteilnehmer eifrig, was in Krisen geholfen hat und wie sie es geschafft haben, dass es ihnen immer besser ging. Dann kommt eine Art Dominoeffekt in Gang: Wer kennt noch weitere, kreative, unbekannte Selbsthilfestrategien?

Dieser Zugang kann in Beratungssituationen genutzt werden. In der *Borderline-Trialog Kontakt- und Informationsstelle* in Nürnberg geschieht dies bereits seit 2006. Den Ratsuchenden wird – sofern dies einen zusätzlichen Nutzen bringt – eröffnet, dass die Beraterin eigene Erfahrungen mit Borderline hat. Es wird damit signalisiert, dass ein tiefes Verstehen möglich ist. Wenn die Beraterin, die zugleich selbst Borderline-Betroffene ist, sagt: „Es ist schwer, da durchzugehen, aber es lohnt sich“, dann ist das in dieser Situation für den Betroffenen überzeugender. Die Ermutigung wird als authentisch wahrgenommen.

Die Erfahrungen mit intensiver Alltagsbegleitung durch Peers sind vergleichbar. Die üblichen Erwartungen, die Betroffene an professionelle Helfer haben, fallen weg, und auch auf die Bemühungen, zunächst beweisen zu wollen, wie schwer ein Leben mit Borderline ist, kann verzichtet werden, wenn das gleiche Erfahrungswissen Ausgangspunkt des Gesprächs ist.

Der Austausch von Peers ist eine Unterstützungsmöglichkeit, die noch besser genutzt werden sollte, als Einzelbegleitung im Alltag oder auch in speziell konzipierten Gruppenangeboten. Dieser Ansatz steckt in Deutschland bislang noch in den Kinderschuhen. Konzepte wie die eines „Genesungshelfers" finden aber inzwischen auch hier schon Beachtung.

4.5.2 Internetforen

Für einige Betroffene hat das Internet eine starke Bedeutung für die Selbsthilfe. Das Internet bietet die Möglichkeit, rund um die Uhr zu jeder Zeit mit anderen in Kontakt zu treten. Es ermöglicht, Nähe mit Distanz zu vereinen. Es gibt inzwischen eine unüberschaubare Fülle an Internet-Foren und Webadressen, die sich mit Borderline und Selbsthilfe beschäftigen. Eine Bewertung und hilfreiche Auswahl zu treffen ist für Neulinge schwierig. Bei der Auswahl sollte man behutsam vorgehen. Und sich immer wieder bewusst machen, dass die anderen Teilnehmer nicht zwingend vertrauenswürdige Menschen sein müssen, nur weil sie sich im Netz betätigen.

Aus diesem Grund ist es auch schwierig, an dieser Stelle Adressen von seriösen Websites vorzustellen. Die Inhalte und das Engagement der jeweiligen Betreiber verändern sich schnell. Generell empfehlen wir, darauf zu achten, dass

- das Anliegen und das Ziel der Website sowie Herkunft der verwendeten Informationen transparent gemacht werden;
- behutsam mit Bewertungen, Zuschreibungen und Verallgemeinerungen umgegangen wird;
- gut erkennbare Regeln der Betreiber zum Umgang mit Störungen – und Störern – bestehen;
- Ermutigung im Vordergrund steht und
- neue Erkenntnisse über Borderline berücksichtigt werden und sich um Aktualität bemüht wird.

Einige größere Websites haben auch verbindliche Vorgaben für den Umgang mit öffentlich bekannt gemachter Gefährdung: Vor allem suizidale Äußerungen werden schnell von den Administratoren gelöscht und die Person wird der Polizei als gefährdet gemeldet.

4.6 Juristische Verantwortung

Dies ist ein sehr bedeutsamer und schwieriger Punkt, der alle drei am Trialog Beteiligten betreffen kann.

Juristische Verantwortung der Fachleute

Jeder medizinische oder psychotherapeutische Fachmann, der mit Borderline-Betroffenen arbeitet, ist juristisch für sie mitverantwortlich. Dies beginnt bei der juristischen Verantwortung und Haftung für eine Behandlung, die nach medizinischen Richtlinien und Vorgaben zu erfolgen hat und organisatorischen Rahmenbedingungen genügen muss, die wiederum durch spezielle Richtlinien festgelegt sind.

Die juristische Verantwortung umfasst auch die Unterstützung im Sinne einer Hilfeleistung, die über die eigentliche Therapie hinausgeht. Dies bezieht sich auch auf das Verhalten der Betroffenen zwischen den Therapiesitzungen, das vorausschauend berücksichtigt werden muss, und bezieht auch andere Personen mit ein, etwa wenn die unterlassene Hilfeleistung darin besteht, das Wohl und Wehe dritter Personen nicht ausreichend geschützt zu haben. Dies betrifft z. B. ausdrücklich die juristisch vorgeschriebene Notwendigkeit, einen Patienten darauf hinzuweisen, dass er nicht fahrtauglich ist und hierdurch evtl. andere gefährdet. Dieser Hinweis muss im Zweifelsfall vom behandelnden Arzt oder Therapeuten nachgewiesen werden. Auch die Abklärung von Suizidalität als typische Hilfeleistung, die bei Unterlassung strafbar ist, muss nachgewiesen werden. Eine unterlassene Hilfeleistung kann strafrechtliche Konsequenzen haben.

Juristische Verantwortung der Angehörigen

Bei Angehörigen ist die Situation aufgrund der emotionalen Verstrickung als sehr schwierig einzuschätzen, was im Zweifelsfall berücksichtigt wird. Doch auch Angehörige sind im Prinzip zur Hilfeleistung verpflichtet. Es liegt auch in ihrer Verantwortung, Schaden von möglichen Dritten abzuwenden, z. B. im Straßenverkehr. Besonders wichtig ist dies aber bei möglicher Schädigung von abhängigen Personen wie z. B. Kindern. Hier ist allen Angehörigen zu raten, sich im Zweifelsfall kundig zu machen über ihre Verantwortung, aber auch hinsichtlich problemlösender Maßnahmen. Ansprechpartner sind üblicherweise die zuständigen Jugendämter, aber auch Rechtsanwälte.

Möglicherweise hat der Angehörige eine professionelle Ausbildung, die eine über Laienwissen hinausgehende Einschätzung erlaubt. Auch hier ist natürlich eine entsprechende juristische Verantwortung gegeben.

Juristische Verantwortung bei den Betroffenen

Die juristische Verantwortung für ihr Verhalten ist für die Betroffenen voll gegeben. Die Borderline-Störung stellt als Störung an sich keine Einschränkung dieser Verantwortlichkeit dar. Betroffene sind also für ihr Handeln zur Rechenschaft zu ziehen, auch im strafrechtlichen Sinne. Die §§ 20 und 21 des Strafgesetzbuches, nach denen bei Vorliegen einer psychischen Erkrankung die Schuldfähigkeit eingeschränkt oder aufgehoben sein kann, sind hier nicht erfüllt.

Eine zusätzlich bestehende Problematik wie ein Rauschzustand oder eine dissoziative Symptomatik könnte hingegen dazu führen, dass doch eine eingeschränkte Schuldfähigkeit vorliegt. Diese ist aber durch den Zustand zum Zeitpunkt der Tat zu begründen. Dies muss durch einen psychiatrischen Gutachter erfolgen.

Bei der Borderline-Störung treten häufig impulsive Verhaltensweisen auf. Bei den juristischen Klärungen zu stattgehabten Delikten muss deshalb sehr häufig die Frage berücksichtigt werden, ob es sich um eine Tat im Affekt handelt, die entsprechend juristisch bewertet wird. Die für das Strafmaß meist schlechtere Einschätzung einer Tat mit Vorsatz dürfte im Regelfall durch die Impulsivität gerade nicht erfüllt sein.

Besonders bedeutsam im Zusammenhang mit der Borderline-Störung ist die Verantwortung für die eigenen Finanzen, die aufgrund von impulsiven oder selbstschädigenden Aktivitäten oft Schaden nehmen. Hier kann zum Schutz der Betroffenen eine gesetzliche Betreuung mit Wirkungskreis Finanzangelegenheit eingerichtet werden. Das kann für die Betroffenen eine erhebliche Erleichterung darstellen, da die Verantwortlichkeit an eine weniger impulsive und wohl fürsorgliche Person weitergegeben wird.

Eine gesetzliche Betreuung ist auch möglich für die Wirkungskreise Gesundheitsfürsorge und Aufenthaltsbestimmung. Die Gesundheitsfürsorge dürfte aber eher selten, die Aufenthaltsbestimmung noch seltener sinnvoll durch eine Betreuung zu regeln sein und sollte sehr kritisch geprüft werden. Die Entlastung der Betroffenen aus der selbstverantwortlichen Regelung ihrer Angelegenheiten könnte für die weitere Entwicklung sogar schädliche Effekte haben.

5. Mutter werden mit einer Borderline-Störung

5.1 Persönliche Erfahrungen

Der bundesweite Borderline-Trialog 2011 lief unter dem Titel „Eine gute Mutter würde ... – Mutter-Sein und Borderline“ und wurde von der Müttergruppe der Borderline-Trialog-Stelle vorbereitet und gestaltet.

Den sehr eindrücklichen Vortrag zum Thema „Mutter-Sein – eine besondere Herausforderung für Frauen mit der Diagnose Borderline?“ dürfen wir hier in Auszügen abdrucken und den Lesern zur Verfügung stellen. Er gibt einen guten Einblick in die Situation betroffener Mütter. Die Darstellung ist rein fiktiv. Sie stellt eine Kombination von verschiedenen Erfahrungen von Müttern mit der Diagnose Borderline dar. Ein herzliches Dankeschön an dieser Stelle an Susanne Dade, Anleiterin der Müttergruppe, die auch den nachfolgenden Text verfasst hat.

„Ich heiße Sabine, bin 35 Jahre alt und habe eine vierjährige Tochter. Mit meinem Freund leben wir zu dritt in einer Wohnung in einer kleinen Stadt in Norddeutschland.

Als ich 20 war, wachte ich nach einem selbst verschuldeten Unfall in der Klinik auf. Dort stellte mir auch ein Psychiater ein paar Fragen. Recht schnell erhielt ich damals die Diagnose Borderline. Eine Modeerscheinung, sagten mir die einen, die anderen rieten mir dringend zu einer Therapie. Mein gebrochenes Bein heilte gut, alles andere versank in einem Gefühl der inneren Zerrissenheit. Mein Leben glich mehr und mehr einem Chaos, dem ich hilflos hinterherwankte. Zwei Jahre später fing ich eine Therapie an.

Mit 30 wurde ich schwanger – mit gemischten Gefühlen. Zwar hatte ich immer einen großen Kinderwunsch, doch passte mein Leben nicht zu dem Bild, das ich von dieser schönen Vorstellung hatte. Die heile Welt war noch nicht so heile, wie ich es mir wünschte. Daran konnte auch meine zweite Therapie erst mal nichts ändern.

Doch ich entschloss mich für das Kind. Als die Entscheidung gefallen war, ging ich erleichtert und voller Vorfreude auf dieses Ereignis zu. Die Zweifel und das mulmige Gefühl hatte ich fast vergessen.

In der Schwangerschaft habe ich viel über Säuglingspflege, Kinderpsychologie und moderne Kindererziehung gelesen. Mir war bewusst, dass meine Kindheit auch ein Ort des Mangels, des Schreckens und der Traurigkeit war, und so hatte ich also gute Gründe, mir vorzunehmen, es besser zu machen. So, wie ich es erfahren habe, wollte ich es auf jeden Fall nicht machen.

Die vielen Hinweise, was ich wie und wann zu tun habe, verwirrten mich. Mir wurde gesagt, ich solle mich auf mein Bauchgefühl verlassen. Doch dieses Bauchgefühl, das mir Sicherheit in meinen Entscheidungen geben sollte, war oft uneindeutig und schwierig zu finden. Und manchmal wusste ich auch gar nicht, wo ich suchen sollte. Ich entschied mich dann für eine

Richtung, die mir sinnvoll erschien, und befolgte schon in der Schwangerschaft jede Menge Handlungsanweisungen aus diesen Ratgebern.

Mit den anderen Schwangeren redete ich über all das, worüber alle reden. Meine Geschichte ließ ich außen vor, und ich gab mich gewohnt ‚normal'. Für die Fragen, die mich beschäftigten, schien es keinen geeigneten Platz zu geben.

Im Moment nach der Geburt meiner Tochter Alina war ich erschöpft, glücklich, traurig, stolz, einsam, leer und verwirrt. In der Klinik wurden mir die ersten Handgriffe gezeigt, die Hebamme kam jeden Tag zu mir nach Hause, süße rosa Teddys zierten die Wiege von Alina. Mein Freund streichelte sanft ihre Wangen.

Nach ein paar Wochen wurde es ruhiger. Statt der täglichen Nachfragen kamen nur noch selten Anrufe. Irgendwann war Alinas Befinden nicht mehr im Zentrum der Aufmerksamkeit.

Für mich jedoch hatte sich nichts geändert. Im Gegenteil. Während Alina in der ersten Zeit noch viel schlief und meine Unterstützung noch ganz gut war, wurden die Tage mit ihr sehr anstrengend. Die meiste Zeit war ich mit ihr zu Hause und alleine. Wenn mein Freund dann am Abend von der Arbeit kam, mochte ich am liebsten nur noch schlafen und Alina nicht mehr sehen. So erschöpft war ich. Aber mein Mann wollte ja auch jemanden zum Reden haben und von seinem Tag erzählen. Wenn ich dann endlich schlafen gehen konnte, schrie Alina auch schon zum ersten Mal wieder.

In manchen Nächten, wenn ich öfter aufgestanden war, um Alina zu stillen oder sie zu beruhigen, musste ich mich sehr beherrschen, um ihr nicht einmal die Meinung zu sagen. Doch ich wusste, dass ich ihr eine gute Mutter sein wollte, und biss die Zähne zusammen.

Das viele Für-mich-Sein, ohne die Gelegenheit, mit jemand Erwachsenem zu sprechen, tat mir nicht sonderlich gut. Auf so ein Leben ohne die bekannten Strukturen von Arbeit, Schlafen, Freizeit etc. war ich überhaupt nicht vorbereitet. Manchmal saß ich mittags noch im Nachthemd da und wusste nicht, wie es mir gelingen sollte, mich zu duschen, weil Alina so an mir klebte. Bei jedem Hinlegen rebellierte sie. Mein Tagesrhythmus wurde beinahe vollständig von ihr bestimmt. Manchmal fühlte ich mich regelrecht eingesperrt.

Um aus meiner Isolation herauszukommen, besuchte ich einen Rückbildungskurs und einen Babyschwimmkurs mit Alina. Doch ich kam mir dort fremd, fehl am Platz vor, als würde sich darin meine Einsamkeit noch mehr verstärken, anstatt besser zu werden. Immer öfter kreisten die Themen unter uns Frauen nur noch um die Kinder und das ‚Richtigmachen'. Meine Sehnsucht nach heiler Welt kam wieder zum Vorschein und die Realität, die ich wahrnahm, war im Gegensatz dazu zunehmend trauriger. Ich sah Alina im Kreise dieser bestgelaunten Mütter, die scheinbar keine tief greifenden Probleme hatten, und die nach Penaten-Creme duftenden lächelnden Kinder und fühlte mich selbst wie ein Zombie.

Meine Minderwertigkeitsgefühle bekamen dadurch Stoff, und gelegentlich zweifelte ich an meiner Daseinsberechtigung als Mutter. Oft verließ ich diese Treffen mürrisch und ärgerlich, manchmal wich die Wut der Traurigkeit. Nach diesen Erfahrungen mied ich solche Treffen und ging auf Spielplätze und in Parks, wo ich den Kontakt zu anderen Frauen besser dosieren konnte. Eigentlich wollte ich ja unbedingt jemanden, mit dem ich wenigstens mal ab und zu offen über meine Situation reden und Spaß haben konnte. Aber zu dieser Zeit signalisierte ich wohl allen das Gegenteil.

Eine gewisse Planbarkeit und Beeinflussung meines Handelns und meiner Stimmungen hatte ich zum Glück in der Therapie gelernt. Es gab Methoden, die mir Halt gaben, wenn ich meinte, an die Decke gehen zu müssen. Ich ging auf den Balkon und fantasierte mich sehr weit weg, während ich innerlich bis 20 zählte und eine halbe Zigarette rauchte. Dann nahm ich langsam den Kaugummi aus dem Papierchen und konnte weitermachen.

Manchmal sah ich Alina an und fragte mich, ob sie wohl merkte, dass ich mich manchmal so abgeschnitten von ihr fühlte. Ob sie dieses Gefühl meiner Einsamkeit spüren würde. Ich nahm sie dann hoch und brachte sie zum Lachen, weil ich solche Gedanken nicht ertragen konnte. Wenn ich mich nur nicht hängen ließe und mir richtig Mühe geben würde, dann würde dieser Weg schon ganz gut gelingen, dachte ich. Doch dem Druck hielt ich nicht stand.

Alina schrie oft sehr lange ohne einen für mich erkennbaren Grund. Sie brauchte jetzt jemanden, der dieses Schreien aushielt. Sie brauchte mich als Mutter, als Erwachsene, der es irgendwie gelang, einigermaßen besonnen zu bleiben. Doch ich schaffte das nicht. Mit einem Mal fühlte ich mich überrannt, ausgeliefert, hilflos, sehr klein und der Situation nicht gewachsen. Ich fühlte mich in meinen Grenzen verletzt, verwechselte die Ebenen. Sie, Alina, war nun die Stärkere, gegen die ich mich wehren musste. ‚Warum tust du mir das an?‘, blaffte ich sie an und wusste gleichzeitig, dass diese Frage ‚falsch‘ war.

Sie schrie immer noch, schon ganz wund und heiser. Ich fühlte mich plötzlich in die Enge getrieben, zum Bersten angespannt, ärgerlich, gekränkt, angegriffen. Pure Hilflosigkeit machte sich in mir breit.

‚Sei ruhig, sei ruhig, sei ruhig, bitte, ich halte das nicht aus!‘, tobte es in meinem Kopf. Dann kam die altbekannte Wut, die aus dem Ruder läuft. Die Wut, die ich so lange nicht mehr gespürt hatte, die irgendwie wegtherapiert schien. Da war sie wieder und meine Kontrolle brach: Ich wurde jähzornig, aufbrausend, lieblos, hart, nahm Alina dann unsanft hoch und schrie ihr ins Gesicht. Ich rüttelte an ihr, beförderte sie unsanft in ihre Wiege zurück und schrie ihr all das ins Gesicht, was ich selbst so gehasst habe. Wie in Rage ging ich durch die Wohnung und schmiss wahllos Sachen an die Wand. Alina schrie noch immer.

Nach einer Welle der Verwüstung sank ich in mir zusammen, die Anspannung ließ nach. Als hätte ich körperlich schwer gearbeitet, setzte eine Mattigkeit und Müdigkeit ein. Alinas Schreien war ebenfalls erschöpft. Nass geschwitzt nahm ich sie auf den Arm und hielt sie an mich gedrückt. Strich ihr die Tränen von den Wangen und tröstete sie, indem ich ihr über den Kopf streichelte und ein Lied sang. Der Trost dabei galt wahrscheinlich eher mir.

Als ich die Scherben zusammenkehrte und Alina sich beruhigte, war es schon da: das Gefühl der erdrückenden Schuld; es nicht mehr rückgängig machen zu können, versagt zu haben, in Wahrheit doch auch eine dieser schlimmen Mütter zu sein.

Das Schuldgefühl nagte an meinen Grundstrukturen, die ich schon heil geglaubt hatte. Es zerfraß meine Berechtigung, es mir wohlig und gut einzurichten. Es ließ mich schlecht schlafen und träumen und schnitt mich im Kontakt mit Alina ab. Die Wiedergutmachungsversuche, die ich startete, schienen sie zu verwirren. Das neu gekaufte Spielzeug interessierte sie nur eine kurze Weile. Es schien, als wäre gar nichts passiert, das fand ich fast unheimlich.

Über meine düstere Seite des Mutterseins kann ich mit niemandem reden, dafür schäme ich mich viel zu sehr. Alle glauben doch, was ich für eine tolle Mutter bin. Was würden sie denn denken, wenn sie erführen, dass ich in Wahrheit so eine Mutter bin!

Meine Selbstbestrafung hat sich im Gegensatz zu früher verändert. Es ist nicht mehr spektakulär und öffentlich. Sie ist leiser geworden, fast unsichtbar, und deshalb habe ich sie am Anfang auch gar nicht so wahrgenommen. Heute weiß ich, dass ich mich an den Tagen danach sehr schlecht versorgt habe. Ich habe die ältesten Klamotten angezogen, schlecht gegessen, kalt geduscht, Treffen abgesagt, auf die ich mich sehr gefreut hatte, mir alle Nettigkeiten gestrichen. Mich möglichst hart angepackt.

Manchmal dachte ich, ich bin so eine schlechte Mutter, dass es vielleicht besser wäre, Alina abzugeben, mich dem Jugendamt zu ‚stellen', oder einfach aus dem Fenster zu springen. Selbst meiner Therapeutin konnte ich mich nicht anvertrauen. Auch bei ihr hatte ich den Eindruck, ein Bild zu zerstören, wenn ich ihr erzählte, wer ich in Wirklichkeit war.

Dabei hatte ich auch die Relationen verloren, was nun wirklich falsch und gefährlich für ein Kind war. Ich empfand mich einfach als schlimmste Mutter auf der Welt in diesem Moment, ohne einen Abgleich mit der Realität zu wollen. Der Zweifel, ob ich mit einer Persönlichkeitsstörung überhaupt ein Kind haben sollte, beschlich mich wieder. Gelegentlich gesellte sich eine Angst vor dem Ertappt-, Entblößtwerden dazu. ‚So eine ist sie also in Wirklichkeit. Das hätte ich ja nie gedacht!' ‚Irgendwie kam sie mir sonderbar vor: Ich hatte sie schon immer in Verdacht!' Ich horche dann an der Haustür. Sind dort Schritte zu hören? Das Jugendamt? ‚Sieht mich die Nachbarin nicht seit gestern komisch an? Die hat sicher schon beim Jugendamt angerufen!'

Wenn die Schuld etwas nachließ und mir innerlich die Erlaubnis gegeben wurde, wieder am Leben teilzunehmen, gelobte ich Besserung. Ja, ab morgen werde ich es besser machen, eine wirklich gute Mutter sein, eine, die es richtig macht, sagte ich mir. Noch mehr Kontrolle, noch mehr Disziplin, noch mehr Anstrengung. Dann wird es sicher werden. Den Dämon, der wohl immer noch in mir ist, werde ich schon austreiben. Dann fing alles wieder von vorne an: Es ging ein paar Tage oder Wochen gut, dann brach wieder die Wut über mich herein und ich wurde völlig unkontrolliert. Je öfter sich der Kreislauf wiederholte, desto enger legte sich die Schlinge um meinen Hals. Desto mehr musste ich verheimlichen, desto größer wurde meine Angst und desto tiefer meine Verzweiflung.

Zum Glück erkannte ich den Teufelskreis früh genug, sodass nichts Schlimmeres passierte. Mit dem Verständnis für meine Empfindsamkeit und meinem inneren Seelenleben, das ich in all den Jahren in der Therapie gelernt habe, hatte ich die Kraft und den Mut, mich dem Problem zu stellen und hinzusehen.

Wer schon einmal per Flugzeug gereist ist, kennt folgende Anweisung: ‚Sollte der Druck in der Kabine sinken, fallen automatisch Sauerstoffmasken aus der Kabinendecke. In diesem Fall ziehen Sie eine der Masken ganz zu sich heran und drücken Sie die Öffnung fest auf Mund und Nase. Danach helfen Sie mitreisenden Kindern.'

Rein intuitiv hätte ich immer erst den mitreisenden Kindern die Maske aufgezogen und danach erst mir selbst, weil ich davon ausgehe, dass ich einfach mehr Luft habe und weniger schnell panisch werde, da ich ja weiß, um welche Gefahr es sich handelt.

So machte ich es auch mit Alinas Bedürfnissen. Die rettende Maske gab ich ihr zuerst und merkte dabei nicht, dass ich selbst an meine eigenen nicht gedacht hatte. In meinem Anspruch, Supermama zu sein, steckte die große Hoffnung, meine eigene Traurigkeit nicht spüren zu müssen, indem ich ‚es richtig machen und ein glückliches Kind haben würde'. Durch das Zusammenleben mit einem Kind wurde ich mit meiner eigenen Geschichte noch einmal auf einer neuen Ebene konfrontiert. Ungefragt und unaufgefordert tauchten Gefühle in mir auf, die ich bisher gut aus meinem Leben ausgrenzen konnte. Ich fand heraus, welche Situationen schwer auszuhalten sind, welche mich heftiger berühren oder Erinnerungen anstoßen.

Alles richtig zu machen, hatte bei mir die Funktion, die Reaktionen meines Kindes zu kontrollieren, weil ich Angst vor seiner Individualität hatte. Denn die Erinnerung an die brennenden Körperempfindungen nach Nähe und Zuwendung, die Wünsche nach Verständnis und Sorglosigkeit, die alte Traurigkeit, die niemand ertragen konnte, das Nicht-gesehen-Werden, Nicht-gefragt-Werden, vermeintlich für alle egal und überflüssig zu sein, blendete ich scheinbar so erfolgreich aus. Glücklicherweise funktionierte dieses Konstrukt nur eine kleine Weile, und diese sorgfältig vernachlässigten Bedürfnisse erwachten aus dem Dämmerschlaf. Zu Recht, denn nur hier war ein Weg für mich, der nicht in einer Sackgasse endete.

Die Auseinandersetzung mit meinen eigenen ungeliebten, ‚falschen', widerborstigen Kindern in mir war die Voraussetzung für eine wirkliche Veränderung in der Beziehung zu mir und meinem Kind. Für mich ist der innere Dialog zum jederzeit verfügbaren Weg geworden, gute Entscheidungen zu treffen, ruhiger zu werden, mich zufriedener und ganzheitlicher zu erleben.

Heute weiß ich, dass erst diese versorgt sein wollen, bevor ich mich meiner Tochter zuwende, um nicht in einen unerfreulichen Konkurrenzkampf zwischen den Bedürfnissen meiner Innenwelt und denen meiner Tochter zu geraten. Gut versorgt, kann ich mich sicher um ein mitreisendes Kind kümmern. Ich laufe nicht Gefahr zu kollabieren, bevor ich ihr die Maske aus der Öffnung herunterziehe. Die Erfahrung, dass ich die Fähigkeit habe, mich um meine eigenen Sehnsüchte, die so lange in mir geschlummert haben, zu kümmern, macht mich immer wieder glücklich.

Um den inneren Dialog zu ermöglichen, habe ich mein Tempo deutlich verändert. Für Tätigkeiten, die ich früher schnell erledigt habe, lasse ich mir jetzt mindestens die doppelte Zeit. So gelingt es mir, hinzuspüren und hinzuhorchen.

Ich erstellte eine Liste von Gefühlen und Gedanken, die immer wieder auftauchten, und stellte dann fest, dass Überforderungs- und Erschöpfungsgefühle meistens auf den oberen Rängen zu finden waren. So beschloss ich, mich weniger anzustrengen. Ich erlaubte mir, den Abwasch, den Einkauf und alltägliche Dinge, wie Alina anzuziehen oder in die Krippe zu fahren, unangestrengt zu machen, die Zähne nicht mehr aufeinanderzubeißen. Dann nach Hause zu gehen, Nein zu sagen, wenn ich Lust dazu habe, ohne mich zu rechtfertigen. Die Schultern zu entspannen, wenn ich Schuhe putze. Kleine Veränderungen in meiner Körperhaltung, beim Laufen, Fahrrad fahren, Spielen und Alina Hochnehmen haben das Leben einfacher und leichter werden lassen. Das verschafft mir mehr Energie, und mein Atem kann freier fließen.

Gelassener mit den Schuldgefühlen umzugehen fiel mir schwer. Die Gedanken scheinen so selbstständig in meinem Kopf herumzugeistern, und ich empfand mich so mickrig, wenn ich ihnen etwas entgegensetzte. Also übte ich, bastelte mir eine imaginäre Insel für diese Schuldgefühle. Auf ihr gibt es ein Schiedsgericht, das mein Handeln erst mal neutralisiert. Da kann ich meine Schuld lassen, bis sie geschrumpft ist und relativiert wurde.

Langsam fing ich wieder an, Kontakt zu den anderen Müttern aufzunehmen. Alina ging in die Krippe, und es war mir wichtig, dass wir uns in der Elternschaft integrieren. Die Gespräche verliefen anfangs noch sehr vorsichtig, doch schon bald wurden aus diesen perfekten Müttern und Vätern Menschen mit einer eigenen Geschichte. Mein Gefühl der Andersartigkeit verschwand nicht, doch es verringerte sich und es tat gut, kleine Bekanntschaften zu schließen."

Auf die Frage, was sich Sabine im Rückblick für sich selbst gewünscht hätte, antwortete sie:

„Eine Borderline-Mütterberatungsstelle, die einen ABC-Gefühls-Kurs für Mütter anbietet. Die Mutter als ganzer Mensch sollte darin im Mittelpunkt stehen. Sie wird angeleitet, vertraut zu werden mit ihren Gefühlen und Stimmungen, die auf sie einstürmen, lernt Bedürfnisse zu äußern und innere Konflikte zu einem guten Ende zu bringen."

Sabine erklärt, dass Mütter mit Borderline manche Situationen mit ihrem Kind intensiver und belastender erleben, ohne jemals darauf vorbereitet worden zu sein oder eine Anleitung bekommen zu haben. Eine Unterstützung wäre ein Ort gewesen, an dem sie keine Angst hätte haben müssen, dass ein Bild von ihr zerbricht; keine Angst davor, dass sie vielleicht ihr Kind verliert, wenn sie offen spricht.

„Für die erste Zeit, in der ich so viel alleine war, hätte ich mir eine Begleitung gewünscht, die auf Augenhöhe ist. Wenn ich jemanden gehabt hätte, der mit mir gekommen wäre und der um meine Schwierigkeiten gewusst hätte. Das wäre eine Erleichterung gewesen.

Jemanden, der sich traut, mich in den Arm zu nehmen, mich zu sehen. Der es aushält, dass ich diese Liebe immer wieder zurückstoßen und so tun werde, als ob es mir nicht wichtig sei. Therapie und Beratung in welcher Form auch immer muss eine liebevolle, wohlwollende Haltung als zentrales Anliegen haben, meine ich. So kann Zutrauen und ein Verlassen-Können auf meine eigenen Fähigkeiten wachsen und ein Nach-Nähren von Bedürfnissen gelernt werden. Jemand, der an mich glaubt. Ein freundschaftliches Rückenstärken, ein Gegenüber, das mir wohlwollend zutraut, es gut zu machen."

Es gibt sicher nicht nur *ein* spezielles „Borderline-Mutter"-Thema, wie es auch nicht *die* Borderline-Mutter gibt; oder eine klare Grenze zwischen den Problemen von Müttern ohne Diagnose und denen von Müttern mit der Diagnose Borderline. Dennoch kehren in unterschiedlichen Facetten einige Themenkreise immer wieder, die spezieller erscheinen.

Einen sehr lebensnahen Eindruck geben die Statements betroffener Mütter, die für den Borderline-Trialog gesammelt wurden:

- „Ich habe kein Rollenvorbild, an dem ich mich orientieren könnte. Ich weiß nicht, was richtig oder falsch ist. Auf mein Bauchgefühl will und kann ich mich nicht verlassen."
- „Ich möchte, dass es mein Kind einmal besser hat als ich, und ich werde alles tun und mich anstrengen, um das zu schaffen."
- „Ich weiß oft nicht, wohin mit meiner Wut, ich fühle mich so schnell an meinen Grenzen und so schnell grenzenlos überfordert."
- „Ich fühle mich nirgends zugehörig. Über meine Probleme kann ich mit niemanden reden. Das würde doch keiner verstehen. Die anderen Mütter erscheinen mir immer viel zu normal und harmonisch."
- „Ich kann mein Kind nicht lieben, obwohl ich es so gerne würde. Das macht mich ganz krank. Ich schäme mich dafür so."
- „Meine größte Angst ist, dass mir mein Kind weggenommen wird, sobald das Jugendamt erfährt, dass ich Borderline habe."
- „Ich glaube, dass ich es als Borderline-Mutter viel besser hinkriegen muss als eine normale Mutter."
- „Vielleicht wäre es besser, mein Kind würde nicht bei mir aufwachsen. Ich habe so Angst, dass es auch so wird wie ich."
- „Manchmal brechen der Zorn und der Ärger so durch, dass ich Sachen mache, die ich nie tun wollte. Dafür hasse ich mich aus tiefstem Herzen."
- „Man sagt doch immer, so, wie es die Eltern mit den Kindern gemacht haben, machen es die Kinder wieder bei ihren Kindern usw. Ich habe noch nie gehört, wie es denn wirklich anders geht. Geht es denn anders oder ist das nur ein schöner Wunsch"?

Die Hürden auf dem Weg zu einem zufriedenen Muttersein treten ganz individuell in Erscheinung, abhängig von den Voraussetzungen, die vor und während der Schwangerschaft bestehen, und der allgemeinen Lebenssituation, wenn das Kind auf der Welt ist. So sind Herkunftsfamilie, Partnerschaft, Vaterschaftsverhältnisse, Wohnverhältnisse, wirtschaftliche Situation, Freundeskreis, Therapieerfahrung, Auseinandersetzung mit der eigenen Lebensgeschichte, Ressourcen, Beschäftigung sowie Bereitschaft, Hilfe anzunehmen, Grundannahmen bezüglich der Rolle einer Mutter / eines Vaters etc. der Boden, auf dem das Mutter-Kind-Verhältnis heranwächst.

Es gibt eine große Bandbreite an Erfahrungen, die Eltern miteinander teilen. Der Erfahrungsaustausch und die gegenseitige Unterstützung in Mütter-Gruppen oder im Borderline-Trialog sollten weiter ausgebaut und großflächiger angeboten werden.

5.2 Mögliche Auswirkungen der Borderline-Störung und Unterstützungsmöglichkeiten für die Familien

Fachleute stehen dem Kinderwunsch und einer potenziellen Elternschaft von Borderline-Betroffenen überwiegend kritisch gegenüber. Oft gehen Ärzte, Psychotherapeuten und Sozialpädagogen davon aus, dass die Fähigkeit, Mutter oder Vater zu sein, bei einer schwerwiegenden Persönlichkeitsstörung wie Borderline nicht oder nur stark eingeschränkt gegeben ist.

Der Austausch im Trialog und die Berichte von Borderline-betroffenen Vätern und Müttern machen hingegen deutlich, wie vielschichtig die Erfahrungen sind und wie viel mehr Erfahrungsqualitäten zwischen einem gelungenen Elternsein auf der einen Seite und der starken Beeinträchtigung durch die Störung auf der anderen Seite vorhanden sind. Eine differenzierte und individuelle Betrachtung ist also zwingend erforderlich.

Da dieses Thema erstaunlicherweise noch wenig reflektiert und gar nicht beforscht ist, wird hierzu noch viel Erfahrungswissen zu sammeln sein.

Eine Annäherung an diese wichtige Thematik ermöglicht die Fragestellung, welche Symptome der Borderline-Störung sich auf ein Kind auswirken können.

- **Selbstverletzung und / oder Suizidversuche.** Hier handelt es sich um einen der heikelsten Aspekte beim Thema Borderline und Familiengründung. Wenn es dem betroffenen Elternteil nicht gelingt, das Kind von diesen Themen abzuschirmen, kann dies ganz konkret bedeuten, dass es Zeuge von Gewalt wird. Dies ist eine traumatisierende Erfahrung für das Kind und löst starke Ängste und Hilflosigkeit aus, mit der es in der Regel nicht umzugehen weiß. Kinder sind sehr sensibel für Stimmungen und Atmosphäre. Auch wenn versucht wird, Selbstverletzungen und Suizidalität zu verbergen, spüren Kinder oft, dass etwas Schlimmes passiert. Aber sie haben Schwierigkeiten damit, dies richtig „einzuordnen" und zu benennen und können es nicht verarbeiten.

- **Impulsivität.** Impulsivität kann sich für das Kind in unberechenbarem Verhalten zeigen. In einem Moment ist die Mutter noch zugewandt und geduldig, im nächsten Moment kann die Stimmung umschlagen. Das Kind ist verwirrt und versucht, sich „richtig" zu verhalten und somit die Stimmung zu beeinflussen und zu kontrollieren. Die Impulsivität eines Elternteils kann ein Kind erschrecken und in eine andauernde Hab-acht-Haltung versetzen. Impulsivität verbunden mit Gewalt stellt eine hohe Gefahr für Traumatisierung dar, etwa wenn die Mutter während eines Impulsausbruchs ihr Handeln nicht mehr kontrollieren kann, dem Kind gegenüber ungerecht wird oder es zu körperlicher Gewalt kommt. Das Kind hat aus seinem Erleben heraus keine Chance, sich „richtig" zu verhalten, wenn die Reaktionen unvorhersehbar sind.

- **Wechsel zwischen Idealisierung / Abwertung resp. Nähe / Distanz.** Der häufige Wechsel zwischen Annäherung und Distanz birgt ein hohes Maß an Verunsicherung für das Kind. In einem Moment kann es das gute, beste und schönste Kind sein und in der Phase der Abwertung, ohne dass das Kind dies nachvollziehen oder beeinflussen kann, das dümmste, unerzogenste und schlimmste Kind. Wenn Nähe- und Distanzwunsch des Elternteils hauptsächlich von dessen Empfinden und nicht von den Bedürfnissen des Kindes bestimmt werden, ist eine sichere Bindung erschwert. Eine unsichere Bindung im Kindesalter führt in der Regel auch zu einem unsicheren Bindungsstil im Erwachsenenalter.
- **Mütter übernehmen keine Verantwortung für sich.** An verschiedenen Stellen hier im Text wird erläutert, was es Borderline-Betroffenen manchmal schwer macht, Verantwortung für sich zu übernehmen. In der Regel gibt es Gründe dafür, die beim Erkennen der inneren Logik nachvollziehbar werden. Kinder haben nicht die Möglichkeit und auch nicht die Wahl, sich diesem Umstand zu entziehen. Eher neigen sie dazu, selbst schon früh die Verantwortung zu übernehmen. Sie wirken schnell wie „kleine Erwachsene": erstaunlich verständig und reif für ihr Alter. Erst später werden die Folgen offensichtlich, etwa wenn diese Kinder nur gelernt haben, wie man Verantwortung für andere übernimmt, aber nicht für sich selbst.
- **Ängste.** Diffuse Ängste des betroffenen Elternteils sind für ein Kind nicht unbedingt zu verstehen, aber mit ihren feinen Antennen sehr gut zu spüren. Diese Ängste können in der Folge unbewusst übernommen werden.
- **Vorbildfunktion.** Für Kinder ist das Verhalten der Eltern stets die Richtschnur. Auch wenn die Eltern ungünstige Verhaltensweisen zeigen, sind und bleiben sie Vorbilder. Das Kind wird die beobachteten und erlebten Verhaltensweisen übernehmen.
- **Ein schwaches oder schwankendes Selbstwertgefühl; die Wahrnehmung, nicht dazuzugehören, nicht normal zu sein, defizitär zu sein.** Dieses Erleben der Mütter und Väter kann zur Folge haben, dass ein Kontakt mit „normalen" Müttern

nicht möglich ist. Die Freundschaften der Kinder werden dadurch beeinflusst. Ein mangelndes Selbstwertgefühl der Mutter wird durch Erfolg, gutes Benehmen, süß sein, hübsch sein, besonders anders sein, krank sein, schwierig sein etc. der Kinder kompensiert. Kinder werden mit „Liebe" überschüttet, da sie „so eine kranke Mutter" haben, weil sie keinen Vater haben (erfahrungsgemäß stammen Borderliner besonders häufig aus Familien, in denen sich Vater und Mutter getrennt haben, es gibt bisher aber keine Zahlen, die das belegen), weil sie doch viel mehr bekommen sollen als man selbst etc. Dies führt zur Grenzenlosigkeit und verkehrt sich ins Gegenteil, wenn es der Mutter nicht mehr gut geht. Für das Kind wird diese Situation unkontrollierbar.

- Eine für das Kind auch schwer nachzuvollziehende Dynamik sind **Schuld- und Schamgefühle des Elternteils nach Wutausbrüchen.** Wut führt zu entsprechenden Verhaltensweisen (schreien, schlagen, beißen, gemein sein etc.), die die Mutter fünf Minuten später bereut und sie in Schuld und Scham versinken lässt. Sie gelobt Besserung, verwöhnt das Kind und bestraft sich selbst, verstärkt ihre eigene Kontrolle über ihre Emotionen, was zum zwanghaften Gutmachen-Wollen führt, zum Perfektionismus etc. und bald wieder zu destruktivem Verhalten und neuen Schuldgefühlen.

- **Beziehungsschwierigkeiten** der Eltern können auch für die Kinder belastend und verwirrend sein. Sie kommen etwa zum Ausdruck, wenn die Mutter abwertend über die Großmutter spricht („Sie ist die schlimmste Frau auf der Welt"), diese aber gleichzeitig auf die Kinder aufpasst („Wenn ich nicht mehr kann, macht sie das gut mit den Kindern").
  In vielen Fällen ist der Vater der Kinder nicht der Lebenspartner, und oft haben die Kinder auch keinen Kontakt zum leiblichen Vater. Dies geht oft mit einer Abwertung des Kindsvaters einher. Für das Kind wird es schwierig, sich selbst ein eindeutiges Bild von der Beziehungsdynamik zu bilden, wenn die Mutter Ambivalenz signalisiert. Es fehlt ein Vorbild, das konstruktive Lösungen für Beziehungsprobleme vorlebt, und es wird dem Kind erschwert, schlüssige Zusammenhänge in Beziehungsmustern zu erkennen.

Welche Folgen sich daraus für die Kinder ergeben, ist jeweils abhängig vom Ausmaß der Störung, der Fähigkeit, Verantwortung zu übernehmen, der Reflexionsfähigkeit der Betroffenen und auch von Hilfsangeboten, Unterstützungsmöglichkeiten und dem bestehenden sozialen Netz.

Susanne Dade fällt auf: „Borderliner kranken in erster Linie an mangelnder Selbstliebe. Zusätzlich sind sie ein bisschen stressintoleranter als üblich, weswegen sie auch oft mehr Ruhe und Zeit brauchen."

Weitere Überlegungen zur Unterstützung der Eltern können sein:

- Psychoedukation der Eltern
- Aufklärung der Kinder in altersgemäßer Form
- Elterntraining (die meisten Borderline-Mütter oder Väter hatten selbst kein gutes Modell)
- Transparenz und Grenzen aufzeigen (die Folgen des Verhaltens benennen – ohne Bewertung, sondern als Orientierung)
- Konkret über die Bedürfnisse des Kindes sprechen und darüber, wie sie erfüllt werden können
- Liste möglicher Ansprechpartner (Notfallnummern, Krisendienst, Klinik etc.) im Vorfeld einer Krise erstellen
- Notfallplan erarbeiten, erproben und anpassen

Für eine gesunde psychische Entwicklung benötigen Kinder ein verlässliches Beziehungsangebot. In dieser besonderen Konstellation mit einem von Borderline betroffenen Elternteil stellt sich die Frage, ob dies durch die Eltern gewährleistet werden kann. Eine Risiken- und Ressourcenabwägung, die immer wieder aktualisiert und angeglichen werden sollte, kann helfen, eine Einschätzung zur Erziehungsfähigkeit zu formulieren.

Wenn nicht ausreichend stabile Ressourcen erkennbar sind, muss überlegt werden, welche Bezugsperson auf welche Art und Weise eine sichere Bindung in das System einbringen kann. Die Kinder sollten in jedem Fall in ihrer Wahrnehmung validiert werden. Dies gibt Orientierung und sollte altersgemäß durch eine Aufklärung i. S. v. Psychoedukation für das Kind ergänzt werden. Geeignet ist zu diesem Zweck zum Beispiel das Buch „Mama, Mia und das Schleuderprogramm" von Tilly & Offermann (2012).

Obwohl es zu Eltern mit Borderline-Störungen selbst keine Studienergebnisse gibt, konnen zum Teil allgemeine Erkenntnisse, wie sie von Wiegrand-Grefe in „Kinder psychisch kranker Eltern" (Wiegrand-Grefe et al., 2009, 2011) beschrieben werden, übertragen werden. Allgemeine Schutzfaktoren sind im Buch aufgelistet. Diese sind zum großen Teil lern- und entwickelbar.

Weitere spezifische Erfahrungen und Erkenntnisse zu Eltern mit Borderline-Störungen müssen, auch wissenschaftlich, gewonnen und im Trialog ausgetauscht werden. Dies auch, um die noch vielerorts herrschende persönlich-willkürliche und vorurteilsbehaftete Meinungsbildung zu überwinden – Vertiefung hierzu gern im persönlichen Gespräch mit dem Autor.

Eine erste bundesweite Vernetzungsmöglichkeit bietet Angelika Rolles unter ↗ http://www.eltern-sein-mit-borderline.de/de/eltern-sein-mit-borderline-2.html

Im Herbst 2014 ist zudem noch ein interessanter Dokumentarfilm zum Thema erschienen: „Mama macht mich krank – Eine Dokumentation über die Kinder von psychisch Kranken“. Darin wird ein Fall mit Borderline-Störung beleuchtet. (Einzusehen unter: ↗ http://www.medienprojekt-wuppertal.de/v_192)

6. Borderline in der Adoleszenz – Pubertätskrise oder ernst zu nehmende Störung?

6.1 Wann beginnt eine Borderline-Störung?

Stellt man Psychologen und Psychiatern, die sich eingehend mit der Borderline-Störung beschäftigen, die Frage, ab wann die Diagnose gestellt werden kann, so lautet die Antwort, dass dies bereits ab dem 16. Lebensjahr möglich sei. Dies bezieht sich auf den *state of the art,* also die neuesten Erkenntnisse der Forschung und den Konsens unter Fachleuten. Borderline-Experten sind sich auch einig, dass die schwerste Ausprägung der Borderline-Symptomatik meist in der Spätadoleszenz und im frühen Erwachsenenalter auftritt. Einige Forscher würden weitergehen und bei eindeutigem Vorliegen entsprechender Symptome schon ab dem 13. Lebensjahr die Borderline-Diagnose vergeben (vgl. Fleischhaker & Schulz, 2010, und Brunner & Resch, 2009).

Die weltweit gültige ICD-10 erlaubt hingegen keine Borderline-Diagnose vor dem 18. Lebensjahr. Das DSM-5 erlaubt die Diagnose einer Persönlichkeitsstörung vor dem eigentlich zu erfüllenden 18. Lebensjahr, aber nur, „wenn die auffälligen Persönlichkeitszüge mindestens ein Jahr schon bestanden“ (S. 887). Und es sollte „berücksichtigt werden, dass Züge einer Persönlichkeitsstörung“ in Kindheit und Jugend „oft nicht unverändert bis ins Erwachsenenleben bestehen bleiben“.

Einige Fachleute wie etwa Prof. Martin Bohus, Ärztlicher Direktor des *Zentralinstituts für Seelische Gesundheit* in Mannheim, betonen, dass Therapieerfolge umso besser sind, je früher die Diagnose gestellt wird und je schneller die Betroffenen entsprechende Therapieangebote wahrnehmen. Oder andersherum betrachtet: Je länger die Betroffenen sich in „Selbst-Therapie“ üben – also eher dysfunktionale Bewältigungsstrategien einsetzen, wie Selbstverletzungen oder Drogenkonsum –, desto schwerer wird es später, auf sinnvollere Strategien umzusteigen.

Während also die offiziellen Richtlinien den Weg für eine frühere Diagnosestellung ebnen, bleiben Kinder- und Jugendlichenpsychiater sowie -psychotherapeuten weiterhin sehr zögerlich. Sie würden die Konkretisierung einer Borderline-Störung lieber den Kollegen der Erwachsenenpsychiatrie überlassen.

Die Station „Wellenreiter“ der Kinder- und Jugendpsychiatrie des Diakonischen Werkes in Lübeck hat sich zum Beispiel auf die Behandlung von Borderline-betroffenen Jugendlichen mit der DBT-A (vgl. Abschn. 8.4) spezialisiert. Dort wird als

Bedingung zur Aufnahme das Vorliegen von nur mindestens drei diagnostischen (anstatt von fünf) Kriterien verlangt. Auch hier ist man also bemüht, den Betroffenen möglichst frühzeitig ein entsprechendes Therapie-Angebot zu machen. Es wird nicht abgewartet, ob über die Lebensspanne noch mehr Symptome dazukommen. Hier orientieren sich die Behandelnden eher am individuellen Leidensdruck und am Wunsch nach Veränderung als am vollständigen Vorliegen des offiziellen diagnostischen Bildes.

Stigmatisierung vermeiden?

Eine andere fachliche Haltung zur Diagnosestellung bei Jugendlichen wird vielfach von niedergelassenen Kinder- und Jugendpsychiatern, Psychotherapeuten und vielen Klinikmitarbeitern vertreten. Ihrer Meinung nach kann man mit der Borderline-Diagnose gar nicht vorsichtig genug sein. Sie argumentieren, dass eine Persönlichkeitsstörung überhaupt erst dann diagnostiziert werden kann, wenn die Persönlichkeitsentwicklung weitestgehend abgeschlossen ist. Das wäre frühestens ab dem 18., eher noch ab dem 20. Lebensjahr der Fall. In der Phase der Pubertät sei noch so viel Entwicklung und Veränderung möglich, dass man sich nicht frühzeitig auf eine Diagnose festlegen sollte.

Die Diagnose „Borderline" wird gemeinhin als so schwerwiegend eingestuft, dass man sehr junge Menschen vor einer frühen Kategorisierung bewahren möchte. Doch sollte nicht eher etwas gegen die Stigmatisierung der Borderline-Diagnose unternommen werden, als die Diagnose im Jugendlichenalter gänzlich zu vermeiden? – Und somit Kindern und Jugendlichen sowie deren Familien die Unterstützung durch eine adäquate Behandlung zu verwehren?

Im Trialog erweitern sich dieses Verständnis und der Blick für die Entwicklung der Borderline-Symptomatik. Unterhält man sich mit Betroffenen darüber, wann sie gemerkt haben, dass etwas anders ist, lässt sich meistens nicht mehr erst die Pubertät als Phase des Ausbruchs der Borderline-Störung definieren. Betroffene erzählen sehr häufig, dass sie sich schon in der Kindheit „irgendwie anders" gefühlt haben:

> „Ich würde behaupten, dass Borderline bei mir schon in der Kindheit begonnen hat. Ich fühlte mich immer anders als andere – oft so ‚fehl am Platz' oder verloren in dieser Welt. Irgendwie konnte ich nur schwer Freude empfinden und war schnell depressiv."
>
> (Flautato)

Manchmal gab es auch schon in der Kindheit objektiv feststellbare psychiatrische Symptome – die Bandbreite der möglichen Auffälligkeiten ist dabei sehr groß: Das kann Bettnässen über das Grundschulalter hinaus sein, depressive Phasen oder Zwänge.

Aufschlussreich ist auch, die Eltern von Betroffenen dazu zu befragen. Sie können sehr anschaulich berichten, wann ihnen Auffälligkeiten bewusst wurden. Rückblickend erzählen sie meist auch, dass „schon immer" etwas anders war. Häufig wird von einer stark ausgeprägten Sensibilität aufseiten der Betroffenen berichtet:

> „Meine Schwester bemerkte das mal bei einem Gespräch mit meinem damaligen Therapeuten. Sie sagte: ‚Sie war schon als Kind eine ziemliche Mimose – aber wir dachten, dass sie einfach nur sensibler sei als andere Kinder.' Eine Aktion, die mir in Erinnerung geblieben ist, war ein Streit in der 5. Klasse. Als eine Freundin von mir wieder etwas an mir auszusetzen hatte. Da rannte ich mit voller Wucht mit dem Kopf gegen die Wand. Und das wieder und wieder."
>
> (Lorelei)

Die Mutter einer Borderline-Betroffenen beschreibt, dass ihre inzwischen jugendliche Tochter im Babyalter keine Grenzen spüren oder akzeptieren konnte. Sie habe kein Gefühl dafür gehabt, wann etwas genug gewesen sei. Immer erst wenn die Grenze schon überschritten war, wenn sie beispielsweise beim Trinken erbrechen musste, konnte sie von etwas ablassen.

Ein Vater erzählt, dass die Tochter schon vom Kleinkindalter an Probleme hatte, Veränderungen zu akzeptieren. Der Wechsel vom Winterschuh auf Sommersandalen war ein wochenlanges Drama, weil der Schuh „nicht passte", und es konnte auch kein richtiger Schuh gefunden werden.

Die beobachteten Schwierigkeiten sind sehr vielfältig und lassen sich lange keinem bestimmten Störungsbild zuordnen. So bringt der Gang zum Kinderarzt, in eine Erziehungsberatungsstelle oder zum Jugendamt meist keine konkrete Entlastung; die richtigen Hilfen können nicht gefunden werden.

Oft zeichnet sich also schon früh im Leben eine fragile Persönlichkeitsentwicklung ab, die jedoch schwer zu definieren ist und später mit den zusätzlichen Anforderungen, die mit der Pubertät an den jungen Menschen herangetragen werden, patho logisch wird.

Krisen als Indiz für die Störung

Durchaus gibt es auch Verläufe, die der Beschreibung der Forschungsmodelle entsprechen. Dann berichten Betroffene und deren Familienangehörige, dass plötzlich, mit dem Einsetzen der Pubertät, alles anders wurde und die Probleme erst zu diesem Zeitpunkt begannen. Zudem gibt es auch Fälle, in denen die Störung erst relativ spät, vielleicht bedingt durch ein besonders belastendes Ereignis, „in Erscheinung" tritt.

So berichtet Klaus von der zunehmenden Schwere seiner Symptome mit Ende 30, nachdem ihn seine Freundin verlassen hatte:

> „Die Trennung (von der zweiten Freundin) war für mich noch katastrophaler als die Scheidung. Ich trank extrem, fing an, mich zu ritzen, und unternahm zwei Suizidversuche. Ich verstand die Trennung einfach nicht. Ich machte mich im Internet über die Borderline-Störung schlau, fragte mich, ob sie der Grund sein könnte, dass Diana mich Hals über Kopf verlassen hatte. Dabei musste ich feststellen, dass viele Diagnosekriterien auch auf mich zutrafen. Mein Neurologe meinte dazu nur, ich hätte Angst- und Zwangsstörungen, aber nicht Borderline. Es folgten drei Klinikaufenthalte in einer psychosomatischen Klinik. Mein Bezugs-Therapeut, der mich schon durch die Scheidung von meiner ersten Frau kannte, stellte dann die Diagnose Borderline bei dem ersten der drei Klinikaufenthalte. Nun saß ich da, ich wusste ja schon, dass ich ein Borderliner bin, aber als ich die Diagnose schriftlich hatte, wusste ich nicht, ob ich heulen oder lachen sollte."

Auch bei der späten Diagnose scheinen die entsprechenden Probleme schon lange vorher bestanden zu haben, ohne entsprechend zugeordnet worden zu sein.

6.2 Wann macht eine fachärztliche Behandlung Sinn?

Schwierigkeiten mit der Regulation von Emotionen, eine Achterbahnfahrt der Gefühle, das Selbstwertgefühl gerät ins Wanken – kennen das nicht alle Jugendlichen? Extreme ausprobieren, oppositionelles Verhalten und die Suche nach dem Kick – ist das nicht einfach nur Pubertät?

In dieser Phase sind Stimmungsschwankungen ganz normal: Der Körper befindet sich in einem starken Veränderungsprozess. Hormone sorgen für eine emotionale Instabilität. Gleichzeitig ist der Druck von außen auf Jugendliche in den letzten Jahren gestiegen. Immer früher müssen sie sich festlegen und Entscheidungen treffen, die Schule, die weitere Berufslaufbahn und die eigene Biografie betreffend. Ältere Generationen hatten mehr Vorgaben, die vielleicht einerseits eingeengt haben, andererseits Orientierung und Sicherheit gaben. Jugendliche hatten noch bis in die 90er-Jahre mehr Spielraum, um einen „geraden Weg" zu finden, wenn der Start ins Erwachsenen-Dasein holperig war. „Lücken" im Lebenslauf dürfen sich die jungen Menschen von heute nicht mehr leisten.

Zudem haben sich die Grenzen und die Bandbreite normaler Verhaltensweisen in unserer Gesellschaft verändert. Wie grenzen sich Jugendliche von den Erwachsenen ab, wenn die Lehrerin selbst gepierct und die eigenen Eltern Tattoos haben und zu Rockkonzerten gehen?

Exzesse sind normal – man muss bestimmte Erfahrungen gemacht haben, um dazuzugehören und als gleichwertig anerkannt zu werden. Die 16-jährige Borderline-Betroffene, der im Beratungsgespräch deutlich gemacht werden soll, dass sie professionelle Hilfe benötigt, kontert: „Die anderen aus der Clique trinken auch Alkohol.

Und die nehmen sogar Drogen." – Was aber ist bei ihr anders als bei „normalen Pubertierenden"? Und warum ist die Sorge berechtigt?

Ganz einfach ist es in der Tat nicht, eine schwere Adoleszentenkrise von einer beginnenden Borderline-Störung zu unterscheiden. Es sind vor allem nicht die punktuellen Auffälligkeiten oder einzelne schwierige Verhaltensweisen. Es ist eher das Gesamtbild, das den Hinweis auf Borderline geben kann. Betrachtet werden also nicht einzelne Symptome, denn auch bei Nichtborderlinern sind phasenweise extreme Verhaltensweisen „normal". Es geht hier um die Dauer, den Verlauf, die Ausprägung und den Grad der Beeinträchtigung.

Jede normale Pubertät, so schwer sie zu bewältigen scheint, endet nach einem abgeschlossenen Entwicklungsprozess. Der erlebte Stress lässt allmählich nach, wird geringer. Borderline dagegen hört nicht auf. Der subjektive Leidensdruck und die Beeinträchtigung sind größer.

Die Funktion des Alkohol- oder Drogenkonsums ist bei einer Borderline-Störung eine andere. Im Vordergrund steht nicht das Dazugehören zu den anderen, sondern das Betäuben innerer Anspannungszustände.

Selbst das Ritzen wird von vielen Jugendlichen zelebriert. Aber im Kontext der Borderline-Störung ist der Zweck ein anderer: Es tut nicht weh – weil es meist in dissoziativen Zuständen passiert (vgl. Abschn. 7.6) –, sondern es hilft in erster Linie. Es ist keine Mutprobe mehr, sondern eine Möglichkeit, Spannung abzubauen und unangenehme Emotionen zu kanalisieren. Das Selbstwertgefühl ist stärker beeinträchtigt. Es gibt nicht nur eine Verunsicherung im Selbstwertgefühl, sondern es wird ein regelrechter Selbsthass, eine starke innere Ablehnung deutlich.

Suizidalität nimmt immer mehr Raum ein. Auch gesunde Jugendliche haben mitunter suizidale Gedanken: eine trübe Stimmung, Liebeskummer, Probleme in der Schule. Die Bedeutung dieser Krisen erscheint in der Pubertät überproportional groß. Bei Borderline-Betroffenen zieht sich diese Suizidalität jedoch wie ein roter Faden durch eine meist mehrere Jahre dauernde Krise. Der Suizid als Lösungsmöglichkeit ist ständig präsent.

Wie sich die Störung entwickelt, hängt sehr stark von der Umgebung ab, in der emotional-instabile Menschen leben. Erleben sie Toleranz und Akzeptanz, kann die Situation stabil bleiben. Patienten, die erst spät „offen", also nach außen erkennbar, erkrankten, berichten, dass sie sich längere Zeit relativ symptomfrei durch ihr Leben bewegen konnten. Sie spürten zwar, dass sie anders sind, konnten sich aber integrieren, „mitlaufen" und „funktionieren" (vgl. Abschn. 2.4.4). Nicht selten um den Preis einer einseitigen Entwicklung der Persönlichkeit, z. B. die Konzentration auf schulische oder berufliche Leistung.

Eine 24-jährige Patientin beispielsweise war bereits stellvertretende Leiterin einer Werbeagentur. Sie arbeitete meist 16 Stunden täglich. Schließlich dekompensierte sie mit einer Erschöpfungsdepression und wurde stationär behandelt. Nach der Behandlung konnte sie in diesen Alltag dann nicht mehr zurück.

Erleben die Betroffenen hingegen als Jugendliche schon Ablehnung oder Ausgrenzung, kommt es zu einem anderen Verlauf. Borderline-Symptome treten frühzeitig und offen auf. Es können sich Folgeprobleme entwickeln wie Essstörungen oder Zwänge. Die Betroffenen versuchen, sich selbst zu helfen, und führen eine „Selbsttherapie" oft mit den Mitteln der jeweiligen Peergroup durch. Das kann von selbstschädigendem Extremsport über den Eintritt in eine religiöse Sekte oder eine extreme politische Vereinigung bis zu Substanzmissbrauch (vgl. Abschn. 7.1) reichen.

Besteht der Verdacht auf eine Borderline-Störung, ist eine fachliche Abklärung in jedem Fall wichtig. Es gibt inzwischen gute diagnostische Instrumente, um auch frühzeitig festzustellen, ob eine Borderline-Störung vorliegt. Zuständig sind primär

1. die niedergelassenen Fachärzte für Kinder- und Jugendpsychiatrie und -psychotherapie sowie
2. die psychologischen Kinder- und Jugendpsychotherapeuten.

Für beide Gruppen gilt, dass sie zahlenmäßig viel zu wenige sind und lange Wartezeiten bestehen. Anlaufstellen sind deshalb auch die Ambulanzen von Kinder- und Jugendpsychiatrien, in denen Wert auf eine gute Diagnostik gelegt wird. Es wird etwas Zeit in Anspruch nehmen; meist sind mehrere Termine erforderlich, bis eine fachliche Aussage getroffen werden kann.

6.3 Ein Vokabular finden

Bis es zur Borderline-Diagnose kommt, haben die Betroffenen und ihre Familien meist schon eine belastete Zeit hinter sich. Die Eltern hoffen, dass diese schwierige „Phase" endlich vorbeigeht, und für jugendliche Borderline-Betroffene kann es enorm schwer sein, die beschriebenen Probleme überhaupt zu begreifen. Die Symptome schleichen sich in das Alltagserleben, und man kann keinen Anfang und kein Ende der Belastung benennen. Das Gefühl, dass das Leben „irgendwie sehr anstrengend" ist, war schon immer da. Wie soll ein junger Mensch dann auf die Idee kommen, dass dieser Zustand nicht normal bzw. behandlungsbedürftig ist? Vielleicht hat die Jugendliche eine Vorliebe für dramatische Romane, weil sie sich in dieser Welt mit ihren Gefühlen am ehesten wiederfindet. Aber woher weiß sie, dass das Maß ihrer Traurigkeit höher ist als bei anderen? Vielleicht weint sich der junge Mensch jeden Abend in den Schlaf. Und weil er dies schon so macht, seit er denken kann, kommt er nicht auf die Idee, dass andere in seinem Alter dies nicht tun. Es gibt also eine Schwierigkeit für junge Betroffene, das Verhalten und Erleben adäquat einzuordnen und benennen zu können:

> „Ich musste keinen Hunger leiden, hatte ein Dach über dem Kopf und eine Familie um mich herum. Es gab also ganz einfach keinen Grund dafür, dass es mir schlecht ging. Ich wusste nicht, warum ich so unglücklich war. Dann begann ich, Krankheiten zu erfinden, um mein Leid in eine Form zu bringen. Als sämtliche körperlichen Untersuchungen ergebnislos ausfielen, landete ich mit 14 bei einem Nervenarzt. Im wortlosen Einverständnis war klar, dass ich hier richtig bin, und allmählich lernte ich die Sprache und das Vokabular des Psychiaters."
>
> (Anna, 43-jährige Betroffene)

Auch die Familie leidet und sucht nach Wegen

Die eingangs beschriebene Zurückhaltung bei der Diagnosestellung beim Jugendlichen hat häufig zur Folge, dass Eltern in ihrer Not gegen Mauern laufen. Sie sind es meist, die sehr früh kritische Veränderungen ihres Kindes wahrnehmen. Auf der Suche nach Informationen und Hilfe stoßen sie im Internet oder in Fachbüchern schnell auf den Begriff der Borderline-Störung. Über diese Übereinstimmungen der beobachteten Verhaltensweisen mit den Symptomen der Borderline-Störung sind die Eltern nicht unbedingt schockiert, eher empfinden sie Entlastung, wenn das „Kind einen Namen hat". Nun könnte eigentlich das richtige Unterstützungsangebot greifen. Häufig aber erleben diese Eltern, dass Fachleute die Problematik abwiegeln und als entwicklungsbedingte Phase extremen Erlebens einordnen. In der Folge bleibt nicht selten die ganze Familie in ihrer Verzweiflung alleine, ohne Unterstützung. Den Eltern bleibt nichts anderes übrig, als abzuwarten und mitzuerleben, wie sich die Situation verschlechtert und stetig neue Probleme dazukommen. Häufig erst nach mehreren Jahren, in denen sich die Schwierigkeiten zugespitzt haben, kann die eigentliche Suche nach den richtigen Hilfen beginnen.

Eine schwierige Zeit beginnt für die ganze Familie. Die Eltern müssen erleben, wie das eigene Kind an der puren Existenz leidet. Die Stimmungsschwankungen der betroffenen Kinder und Jugendlichen bestimmen den Alltag, das komplette Familienleben; geplante Aktivitäten müssen kurzfristig abgesagt werden. Jede Kommunikation wird zu einem regelrechten Kampf. In den beschriebenen Situationen wird es von den betroffenen Familien meist schon als hilfreich empfunden, wenn sie ausführliche Informationen zu der Störung bekommen. Das ist die Basis dafür, dass schwierige Situationen oder Verhaltensweisen adäquat zugeordnet werden. Die Welt von Borderline-Betroffenen besser zu verstehen ist Voraussetzung für eine offene Kommunikation mit dem Jugendlichen und die Bereitschaft, Hilfe und Unterstützung anzunehmen. Wenn es angesichts schwieriger Verhaltensweisen gelingt, die innere Logik und die „gute Absicht“ des Jugendlichen deutlich zu machen, entstehen mehr Offenheit und Vertrauen zueinander.

Gerade die selbstverletzenden Verhaltensweisen, Drogenkonsum und Missbrauch von Medikamenten lösen Ängste und Sorgen bei den Eltern aus. In der Folge neigen die Eltern dazu, den Jugendlichen zu kontrollieren. Der wiederum fühlt sich dadurch in die Enge gedrängt und entzieht sich der Kontrolle. Notwendig ist dann, wieder eine gute Gesprächsbasis zu finden und darüber zu sprechen, welche Ängste dieses Verhalten bei den Eltern auslöst.

Die Eltern sollten sich selbst Unterstützung holen. Es ist in dieser Zeit nicht einfach, mit seinem Kind in Kontakt zu bleiben und kontinuierlich Gesprächsangebote zu machen, aber gerade das ist für den Jugendlichen in dieser schwierigen Situation besonders wertvoll.

Das Umfeld sollte sich zudem vor Augen führen, dass eine Therapie eine enorme Herausforderung sein kann: man wird angehalten, diszipliniert am eigenen Verhalten zu arbeiten; übt sich ständig in kritischer Selbstreflexion; stellt die eigenen Bewältigungsstrategien infrage und befindet sich in einer andauernden Konfrontation mit seinen Problemen und Ängsten. Schnelle Erfolge sind meist die Ausnahme, Geduld bei allen Beteiligten ist gefragt.

6.4 Erste-Hilfe-Maßnahmen

Fast schon unabhängig davon, ob die Borderline-Diagnose sich nach dem ersten Verdacht bestätigt oder nicht, kann es eine Hilfe sein, sich mit den Strategien der Dialektisch-Behavioralen Therapie (DBT) auseinanderzusetzen. Jugendliche in einer schweren Adoleszentenkrise können, auch wenn sich im Verlauf herausstellt, dass keine Borderline-Störung vorliegt, von den Lerninhalten der DBT profitieren.

Letztlich geht es dabei um ganz grundlegende Fertigkeiten zur Regulation von Emotionen, um Beziehungsgestaltung und den Aufbau eines positiven Selbstbildes. Dies alles sind Problemfelder, in denen sich jeder junge Erwachsene Bewältigungsstrategien aneignen muss.

Für Eltern und die betroffenen Jugendlichen können folgende Anregungen als Erst-Maßnahmen hilfreich sein und schnell eine Entlastung bringen:

- Starke Gefühle und innere Anspannung können durch körperliche Aktivität oder starke Reize gemildert werden. Die Jugendlichen sollten hier herausfinden, was genau jeweils hilfreich ist. Das kann Joggen sein, Rudern, Radfahren, Boxen oder starke Reize von außen: Eiswürfel, Tabascosoße oder Wasabi-Paste.

- Den Druck aus der momentanen Situation herausnehmen, aber die Anforderung so weit wie möglich belassen. Hier ist gemeint, zeitlichen Druck oder den Leistungsanspruch die Stabilisierung und die Therapie betreffend zu reduzieren. Die für die entsprechende Lebensphase anstehenden Anforderungen für Schule und Ausbildung zu vermeiden kann später zu Problemen führen.
- Ermutigung und Hoffnung sind grundlegende Bausteine, um eine Motivation zur Veränderung herzustellen: Genesungsgeschichten lesen (z. B. *Gesundung ist möglich*, Knuf, 2009) oder an einem Trialog teilnehmen und in diesem Rahmen von anderen Betroffenen erfahren, dass Veränderung, Erfolge und Lebensqualität trotzdem erreichbar sind.
- Struktur und Selbstfürsorge: Dies sind wichtige Säulen des Alltags, die nicht nur gelegentlich eingesetzt werden sollten, sondern an jedem einzelnen Tag wichtig sind, weil sie zu einer psychischen Stabilisierung beitragen.
- Sich Unterstützung holen und Ansprechpartner finden. Für Angehörige und Betroffene ist gleichermaßen wichtig zu vergegenwärtigen, dass man mit diesen Schwierigkeiten nicht alleine ist. Konkret bedeutet es, sich frühzeitig entsprechende Telefonnummern herauszusuchen. Wer ist die zuständige Ansprechperson in der Familien- und Erziehungsberatung? Hat das örtliche Krankenhaus eine Psychiatrische (Kinder- und Jugend-)Abteilung mit Notfallambulanz? Gibt es in der Region einen Krisendienst, der auch abends und an den Wochenenden erreichbar ist? Die Kontaktdaten sollten schnell verfügbar aufbewahrt werden.

Diese Dinge sind kurzfristig erlern- und umsetzbar und können Jugendlichen mit ihren Familien schon in wenigen Beratungskontakten vermittelt werden. Aufgabe der Psychotherapie ist dann die Differenzierung der Selbsthilfestrategien.

So viel Normalität wie möglich

Trotz der teils massiven Probleme, die mit der Borderline-Störung auf den jungen Menschen und auch auf dessen Umfeld zukommen, kann es hilfreich sein, sich immer wieder an der Normalität zu orientieren. Dazu gehört, dass der junge Mensch lernen muss, Verantwortung, und das besonders für sich selbst, zu übernehmen.

Die Borderline-Störung kann gerade im Jugendalter dramatisch wirken. Trotzdem ist es in dieser Lebensphase wichtig, Lebensziele zu entwerfen und erste Schritte zu unternehmen, um diese Pläne auch zu verwirklichen. Man sollte sich nach Möglichkeit also fragen: Welche Unterstützung braucht der Jugendliche, um so viel Normalität wie möglich in sein Leben zu bringen?

Es kann helfen, gezielt positive Erfahrungen zu sammeln. Ganz bewusst zu überlegen: Was tut mir gut? Was stabilisiert mich? Was sind meine Grundbedürfnisse?

Wie kann ich sie mir erfüllen? Dabei hilft es, wenn der Jugendliche für die Zeit der Therapie nicht aus seinem Alltag herausgerissen wird, also nach Möglichkeit eine ambulante Behandlung erfährt.

> „Ich hätte ein stabiles Umfeld gebraucht. Mir wurde nicht geglaubt, ich wurde eher noch gerügt. Es gab zu wenig Liebe und Aufmerksamkeit, meine Bedürfnisse wurden nicht berücksichtigt."

So beschreibt Flautato rückblickend, was er als junger Mensch gebraucht hätte. Wie auch sonst in der Erziehung geht es im Zusammenhang mit Borderline darum, in Kontakt zu bleiben und das Vertrauensverhältnis zwischen Betroffenem und Bezugspersonen zu bewahren. Dabei sollten die individuellen Grenzen gewahrt bleiben.

Das gilt natürlich auch für die Menschen, die täglich mit den Betroffenen zu tun haben, den Angehörigen und Freunden: Die Mutter einer 18-jährigen Borderline-Betroffenen konnte lange Zeit das gemeinsame Badezimmer nicht betreten, da sie dort die (Blut-)Spuren der Selbstverletzungen der Tochter vorgefunden hatte. Sie musste erkennen, dass sie zu lange den Bezug zu den eigenen Grenzen verloren hatte. Auch Angehörige haben ein Recht darauf zu fragen: Was kann ich ertragen? Wann ist es genug?

Welche Therapiemöglichkeiten gibt es?

An störungsspezifischen etablierten Methoden für Jugendliche gibt es die DBT-A und die TFP-A. Die TFP-A ist eine für Adoleszente durch Paulina Kernberg und Pamela Foelsch adaptierte Form der TFP. DBT-A meint DBT für Adoleszente. Die DBT-Methodik, aus der sich die DBT-A entwickelte, wurde vor allem von Alec Miller in New York bereits ab Ende der 90er-Jahre bei Jugendlichen eingesetzt und beforscht. Auch Schematherapie (ST) und Mentalisierungsbasierte Therapie (MBT) werden bei Jugendlichen (versuchsweise) eingesetzt. Alle diese Therapieformen werden in Kapitel 8 erläutert.

Vertiefend für dieses Kapitel wird verwiesen auf die im April 2015 erschienene Ausgabe der Zeitschrift *PTT Persönlichkeitsstörungen* (19:1, S. 1–54) mit dem Schwerpunktthema „Neue Entwicklungen in der Adoleszenztherapie".

7. Begleiterkrankungen und ihr Einfluss auf die Gesundung

In diesem Kapitel soll sowohl Ärzten und Therapeuten als auch den Betroffenen selbst und ihren Angehörigen ein möglichst umfassendes Bild über die Begleiterkrankungen skizziert werden. Für sie alle gilt: Ein grundlegendes Verständnis der komplexen Störung ist die Voraussetzung für ein funktionierendes Miteinander und eine erfolgreiche Therapie.

Bei der Borderline-Störung treten sehr häufig Begleiterkrankungen, sogenannte Komorbiditäten, auf. Im Querschnitt (also für die Momentaufnahme) spielen sie häufig eine Rolle, im Längsschnitt (auf längere Zeit hinweg betrachtet) treten diese immer auf. Die wichtigsten Begleiterkrankungen werden nachstehend ausgeführt. Bei Depressionen geht man – je nach Studie – von einer Komorbidität von bis zu 100 Prozent aus. Zu genaueren Zahlen wird auf das Handbuch von Dulz, Herpertz, Kernberg, & Sachsse (2011) verwiesen.

Zu beachten ist außerdem, dass die Begleiterkrankungen „wechseln" können (Symptomverschiebung), dass also z. B. eine Essstörung durch eine Zwangsstörung abgelöst wird oder eine Depression durch ein Suchtverhalten (vgl. auch Abschn. 12.2).

7.1 Fehlgebrauch von psychotropen Substanzen

Bei Borderline-Betroffenen bestehen große Probleme in der Gefühls- und somit in der Anspannungsregulation. Die meisten Betroffenen sind mit den Wirkungen sogenannter psychotroper – also die seelische Situation beeinflussender – Substanzen vertraut, und so liegt es nahe, dass sie schon frühzeitig beginnen, durch solche Substanzen auf ihre seelische Verfassung Einfluss zu nehmen und diese zur Selbstbehandlung oder als Selbstmedikation zu nutzen – oft schon, bevor sie mit medizinischem Fachpersonal in Kontakt treten.

Manche dieser Substanzen sind leicht verfügbar, und die als positiv empfundene Wirkung setzt schnell ein. Durch das „Lernen am Erfolg" wird einer Suchtentwicklung Vorschub geleistet, sodass häufig zusätzliche Suchtprobleme in Bezug auf psychotrope Substanzen auftreten. Dies bezieht sich vor allem auf Alkohol und Tetrahydrocannabinol, dem Hauptbestandteil von Cannabis. Eingenommen werden aber auch Substanzen wie Amphetamine oder Opiate. Eher selten kommen LSD oder

Pilze zum Einsatz, die Psylocybin enthalten, was wie LSD ein Halluzinogen ist. Alle diese Substanzen verändern die Wahrnehmung, das Denken, die Stimmung und Gefühlsreaktionen und nicht zuletzt das Anspannungsniveau.

Die jeweiligen Substanzen werden teilweise auch wegen ihrer Wirkung auf bestehende Begleiterkrankungen ausgewählt, da sie so einen doppelt positiven Effekt haben: Amphetamine zum Beispiel beeinflussen sowohl die Stimmung positiv als auch Symptome einer Aufmerksamkeitsdefizit-Hyperaktivitäts-Störung (ADHS). Da solche Substanzen auch im Rahmen einer professionellen medizinischen Behandlung eingesetzt und dann sogar vom behandelnden Arzt verschrieben werden können, muss im Einzelfall genau geprüft werden, ob ein Fehlgebrauch (z. B. durch zu hohe Dosierung) vorliegt.

Im Umgang mit psychotropen Substanzen zeigt sich erneut die extreme Unterschiedlichkeit der Borderline-Betroffenen. So gibt es Betroffene, die in ihrem ganzen Leben noch nie eine psychotrope Substanz konsumiert haben und dies wegen des durchaus zu Recht befürchteten Kontrollverlustes auch nie tun würden. Daneben gibt es aber auch eine Vielzahl von Betroffenen, die entsprechend dämpfende Substanzen einnehmen. Und dann gibt es eine Gruppe von Betroffenen, die psychotrope Substanzen als selbstschädigendes Verhalten einsetzen.

Die jeweiligen Substanzen und die dazugehörigen Auffälligkeiten im Verhalten sind also unterschiedlich und sollen nachstehend beschrieben werden.

Alkohol

Alkohol nimmt in der deutschen Bevölkerung einen hohen kulturellen Stellenwert ein und stellt eine sowohl erschwingliche als auch leicht verfügbare psychotrope Substanz dar. Viele Betroffene haben schon in frühen Jahren, nicht selten vor Beginn der Pubertät, Alkohol konsumiert und setzen ihn zur Anspannungsregulation, aber auch zur Stimmungsveränderung und zur Selbstschädigung ein. Nicht selten spielen problematische Situationen im Elternhaus eine Rolle sowie die leichte Zugänglichkeit und Verfügbarkeit von Alkohol in diesem Umfeld. Dieser Umstand ist schon lange bekannt (Goldman, D'Angelo & DeMaso, 1993). Demnach liegt die Häufigkeit von Substanzmissbrauch bei einem Elternteil von BPS-Betroffenen bei 25 Prozent, bei 20 Prozent, wenn beide Elternteile betroffen waren. Zum Vergleich: Die Zahlen für Eltern anders psychisch Erkrankter liegen im Durchschnitt bei 14 (ein Elternteil) bzw. 6 Prozent (beide Elternteile). Zu den vielfältigen Einflüssen von Ursprungsfamilien kann man ein eigenes Buch schreiben. Hier besteht ein zentrales Feld der trialogischen Arbeit, wissenschaftliche Erkenntnisse sind aber noch unzureichend. Einen Überblick bieten Ruiz-Sancho und Gunderson (2000).

Die Eltern von Borderline-Betroffenen können als Modell dienen, indem sie die legale Droge Alkohol zur Problemlösung einsetzen. Den Autoren sind Fälle bekannt, in denen schon achtjährige Kinder sich am Alkoholvorrat der Eltern vergriffen haben. Bei Zunahme der Borderline-Störung und der hiermit im Zusammenhang stehenden Schwierigkeiten wird von vielen Betroffenen Alkohol als „Unterstützung“ entdeckt und je nach Peergroup dann regelmäßig konsumiert. Borderline-Betroffene zeichnen sich auch hier durch eine besondere Maß- und Grenzenlosigkeit aus, selbst wenn in der Peergroup per se schon größere Mengen getrunken werden.

Vor allem durch die Impulskontrollprobleme und gefördert durch die Identitätsunsicherheit („Ich will dazugehören“) ist ein sehr häufiges Zuviel an Alkohol bis hin zum „Komasaufen“ zu beobachten. Bei den Borderline-Betroffenen gibt es neben „Pegeltrinkern“, die sich zur regelmäßigen Spannungsreduktion eine tägliche konstante Menge von Alkohol zuführen, um ihre emotionale Instabilität zu kompensieren, und unter Umständen dabei auch relativ unauffällig sind, auch die „Problemlösetrinker“, die bei entsprechend belastenden Ereignissen mit Anspannungs- und Erregungszuständen Alkohol zur Entspannung konsumieren. Auch der impulshafte Trinker findet sich bei Borderline-Betroffenen. In Kombination mit der Persönlichkeitsstörung kommt es jedoch wesentlich häufiger zu zum Teil exzessiven Trinkattacken, oft von hochprozentigen Substanzen in größeren Mengen – unter Umständen bis zur Bewusstlosigkeit. Hier ist dann auch eine deutliche selbstschädigende Motivlage zu unterstellen, bei der zusätzlich oftmals noch andere Rauschmittel beteiligt sind.

Je nach Verlauf des Trinkens, der Gewohnheiten, der Umstände und der zusätzlichen psychologischen Risikofaktoren kann eine ausgeprägte Alkoholabhängigkeit entstehen. Dies umfasst eine Toleranzentwicklung (Substanz wirkt nicht mehr ausreichend), körperliche Entzugserscheinungen und eine Vielzahl von Folgeschäden im psychischen und sozialen Bereich. Bei einem solchen Verlauf sind in der Regel alkohol- und suchtbezogene Interventionen erforderlich, fast immer zuerst eine stationäre Entgiftung, bevor mit der Borderline-spezifischen Therapie begonnen werden kann. Wenn bei diesem psychiatrischen Erstkontakt die Borderline-Störung diagnostiziert wird, können störungsspezifische Maßnahmen frühzeitig ergänzt werden.

Am effektivsten hat sich hier die DBT-S herausgestellt, die aber noch zu wenig angeboten wird. Hierbei handelt es sich um eine Abwandlung der DBT speziell für Suchtpatienten. Die DBT wird in Kapitel 8 ausführlich erläutert.

Zu ergänzen ist, dass es bei Abhängigkeitsproblemen sogenannte ko-abhängige Angehörige geben kann. Damit werden Personen bezeichnet, die sich vordergründig hilfreich um die Suchtprobleme „kümmern“ (evtl. sogar um die Borderline-Probleme), hintergründig aber zur Chronifizierung der Störung beitragen, da sie die Verantwortungsübernahme und eigene Aktivitäten der Betroffenen verhindern. Es bildet sich eine ungünstige Allianz zwischen dem versorgten „armen Kranken" und dem Versorger, der durch dieses Kümmern seine eigenen (oftmals Selbstwert-)Probleme verdrängen kann. Eine zumindest zeitweise Trennung stellt in einem solchen Fall in der Regel die beste Lösung dar.

Tetrahydrocannabinol

Tetrahydrocannabinol ist die psychoaktive Substanz der Pflanze *Cannabis sativa,* die als Gras oder in fester Form erworben werden kann und zumeist geraucht oder gegessen wird. Neben anderen psychotropen Wirkungen hat diese Substanz vor allem eine sehr stark relaxierende, also emotional und körperlich entspannende Wirkung. Dies schätzen Borderline-Betroffene sehr, sodass es auch hier Entwicklungen einer sekundären Cannabis-Abhängigkeit bei primärer Borderline-Störung gibt, da häufig mit dieser Substanz eine Eigenbehandlung der emotionalen Problematik durchgeführt wird.

Typisch für Tetrahydrocannabinol sind dissoziative und auch psychotische Erlebensweisen als Folge des Konsums, die Betroffene stark ängstigen können. So hörte eine Patientin nach dem Cannabis-Konsum in Verbindung mit großen Mengen Whisky plötzlich sehr laut und drohend die Stimme ihres verstorbenen Großvaters, die sie angeherrscht habe: „Hör auf mit dem Saufen!". Dies hatte sie dermaßen erschreckt, dass sie von sich aus in die Psychiatrie kam.

Aus psychiatrischer Sicht handelt es sich hier um ein typisches und sehr plastisches Beispiel einer akustischen Pseudo-Halluzination bei dissoziativem Erleben, ausgelöst durch die Einnahme von psychotropen Substanzen. Solche Phänomene müssen Borderline-Betroffene häufiger vergegenwärtigen, da sie im Rahmen ihrer Störung zu diesen Wahrnehmungsveränderungen im Sinne einer Dissoziation neigen. „Pseudo" bei Halluzinationen meint, dass die Betroffenen sich der Unsinnigkeit und „Unwahrheit" der Wahrnehmung bewusst sind.

Im „günstigen" Fall führen solche Erlebnisse zu einer Beendigung der Einnahme.

Amphetamine

In dieser Kategorie sind sowohl das medizinisch-therapeutisch verordnete Methylphenidat zu nennen als auch die illegal zu erwerbenden Substanzen wie MDMA oder MMA, auch Ecstasy genannt. Sie spielen insbesondere dann eine Rolle, wenn Borderline-Betroffene zusätzlich ADHS aufweisen. So gibt es einzelne Patienten, die das ärztlich verordnete Methylphenidat impulshaft in unkontrollierter Weise und zum Teil in gefährlich hohen Dosen einnehmen oder illegal erworbene Amphetamine oder Kokain konsumieren. Neben der „paradoxen“ Beruhigung bei ADHS-Erkrankten treten hierbei auch entspannende und stimmungsaufhellende Effekte zutage, die von den Betroffenen sehr geschätzt werden.

Andere Substanzen

Opiate und hier vor allem Heroin mit stark analgetischer (schmerzstillender) und beruhigender Wirkung dienen einer nicht unbeträchtlichen Gruppe von Borderline-Betroffenen zur Selbstmedikation. Diese Substanzen haben aber eine so starke Eigendynamik und zeigen schnell beträchtliche Folgeprobleme, sodass dann im Regelfall die Behandlung des Drogenkonsums und der diesbezüglichen Suchterkrankung im Vordergrund steht. Je nach Behandlungseinrichtung werden zusätzlich Borderline-spezifische Interventionen mit eingesetzt.

Halluzinogene Substanzen werden vereinzelt eingesetzt, haben aber aufgrund der aktivierenden, gedanklich destabilisierenden und oft affektzerrüttenden Wirkung mit zusätzlichem Auftreten von paranoidem und halluzinatorischem Erleben keine besonders große Beliebtheit bei den Borderline-Betroffenen.

Mischkonsum

Besonders relevant bei Borderline-Betroffenen ist der häufig vorkommende Mischkonsum, die sogenannte Polytoxikomanie. Dies bedeutet, dass die psychotropen Substanzen aus verschiedenen Gruppen wechselnd oder gleichzeitig eingenommen werden. Dies hat oft finanziellen Hintergrund, hängt aber vor allem mit der Impulsivität und Spontanität der Einnahme zusammen, d.h., die Betroffenen konsumieren das, was gerade verfügbar ist. Hier spielen für das Einnahmeverhalten der Betroffenen auch die Angehörigen und deren Konsumverhalten eine maßgebliche Rolle.

Polytoxikomanes Verhalten tritt auch im Sinne von starker Selbstschädigung auf. Hier wird dann ziemlich unkontrolliert alles Verfügbare an psychotropen Substanzen konsumiert, bis durch Bewusstseinsverlust ein weiterer Konsum nicht mehr möglich ist. Die dann auftretenden Entwicklungen und insbesondere die Frage, unter welchen Umständen man das Bewusstsein wiedergewinnt, sind Teil der selbstschädigenden Absichten.

Manchmal werden Substanzen auch sehr schnell und hemmungslos eingenommen und als Suizidversuch fehlgedeutet. Die Betroffenen geben dazu später an, in einem starken Stresszustand „einfach Ruhe“ gesucht zu haben. Sie berichten, völlig verzweifelt ein Ende des Drucks oder der Belastung gesucht zu haben, also nicht wirklich sterben gewollt, aber den Tod „billigend in Kauf genommen“ zu haben.

Den Autoren sind auch einzelne Fälle bekannt, in denen Substanzen mit andersartiger oder gar keiner psychotropen Wirkung fehlgebraucht werden, fast immer zur Spannungsregulation. Medizinisch können hier sogar paradoxe Effekte auftreten, so zum Beispiel wenn ein Asthma-Spray zur Beruhigung eingesetzt wird oder eigentlich für neurologische Symptome wirksame Substanzen zur Stimmungsaufhellung. Dies sind in der Regel aber sehr individuelle Konstellationen, aus denen sich keine regelhafte Einschätzung ableiten lässt.

Man sollte sich im Umgang mit Borderline-Betroffenen immer bewusst sein, dass medizinisch sinnvolle Substanzen für psychische Effekte fehlgebraucht werden könnten. Vereinzelt trifft dies auch für echte Psychopharmaka wie Neuroleptika oder Antidepressiva zu. Da hier aber auch sehr viele unangenehme Nebenwirkungen auftreten, ist dies selten.

Benzodiazepine

Zum Abschluss des Kapitels zum Substanzfehlgebrauch soll auf das große Thema der Tranquilizer, also der Benzodiazepine, eingegangen werden. Dies ist auch in der medizinischen Versorgung ein schwieriger Bereich, da diese Substanzen auch viele positive Effekte bei einem Betroffenen haben können.

Es handelt sich bei der Gruppe der Benzodiazepine um Wirksubstanzen mit angstlösender, muskelentspannender und schlafanstoßender Wirkung. Die vierte Wirkung, die antiepileptische, spielt eine nur nachrangige Rolle.

Die bekanntesten Substanzen aus dieser Gruppe sind Lorazepam (z. B. Tavor), Bromazepam (z. B. Lexotanil), Alprazolam (z. B. Tafil) und Diazepam (z. B. Valium). Es gibt noch eine Vielzahl anderer Benzodiazepine, die aber (wie das sehr bekannte Diazepam) gegenüber den ersten drei Substanzen eine eher untergeordnete Rolle spielen. Diese werden bevorzugt, v. a. da sie eine sehr stark angstlösende und relativ wenig sedierende Wirkung haben.

Problematisch ist, dass diese Substanzen auch in akuten Krisen bei Hochspannungszuständen, Suizidalität oder drohender Fremdschädigung psychiatrisch eingesetzt werden, unter Umständen zur Lösung der Situation sogar eingesetzt werden müssen. Sie haben eine erlebnisanbahnende Wirkung auf viele Betroffene. Sie erleben also, dass borderlinespezifische Symptome wie Anspannung, Angst oder Dissoziation nachlassen, und werden somit auf die Substanz konditioniert. Die Einnahme dieser Substanzen wird dann auf Dauer gewünscht und manchmal von Ärzten auch unkritisch fortgesetzt.

Neben den beschriebenen erwünschten Wirkungen besteht jedoch eine deutliche Tendenz zu körperlicher Gewöhnung und Abhängigkeit mit den üblichen Zeichen der Toleranzentwicklung, Dosissteigerung und körperlicher Entzugssymptomatik. In der Folge kann sich dann nicht selten eine sekundäre Benzodiazepin-Abhängigkeit entwickeln.

Bis zur Jahrtausendwende waren nicht selten iatrogene, d. h. durch einen Arzt ausgelöste oder geförderte, Entwicklungen zu konstatieren. Inzwischen wird sehr zurückhaltend mit diesen Substanzen umgegangen, da Borderline-Betroffene eine deutliche Suchtgefährdung für diese Substanzen aufweisen. Dies liegt zum einen an der sehr guten Angst- und Anspannungslösung, zum anderen an der schnell einsetzenden Wirkung. Die Betroffenen ziehen aufwendige und / oder vielleicht weniger hilfreiche Skills somit gar nicht erst in Betracht, statt einer mitunter mühsamen psychotherapeutischen Strategie wird bei Schwierigkeiten lieber zu der schnellen Lösung gegriffen. Eine störungsadäquate Therapie wird dadurch verhindert. Nicht selten können Betroffene sich mit diesen Substanzen längere Zeit stabil halten.

7.2 Essstörungen

Etwa 50 Prozent der Borderline-Betroffenen leiden zusätzlich unter einer Essstörung. Das bezieht sich auf alle drei großen Formen der Essstörungen:

- Anorexie
- Bulimie
- Adipositas mit Binge-Eating-Disorder

Letzteres bedeutet, dass die Betroffenen durch intensive und häufige Heißhungerattacken und die Einnahme entsprechend großer Nahrungsmengen ein erhebliches Übergewicht haben.

Bei der Borderline-Störung stehen die Essstörungen in engem Zusammenhang mit den Impulskontrollproblemen der Betroffenen.

Bulimie

Essanfälle und Brechattacken kennzeichnen die Bulimie. Für Borderline-Betroffene kann auf diese Weise Anspannung reguliert, also eine Art Impulskontrolle ausgeübt werden. Einflussnahme auf das Körpergewicht steht bei den meisten Betroffenen nicht im Vordergrund. Das bulimische Verhalten dient überwiegend der Regulation der Gefühle und der Anspannung. Bei einer adäquaten Behandlung der Borderline-Störung ist deshalb das bulimische Fehlverhalten mit einer günstigen Prognose einzuschätzen.

Anorexie

Anorektisches, d. h. magersüchtiges Verhalten kann ebenfalls zur Impulskontrolle eingesetzt werden, aber auch im Zusammenhang mit der grundlegenden Emotionsregulationsproblematik auftreten. Durch das anorektische Verhalten ist Kontrolle möglich: über den eigenen Körper, über die eigenen Gefühle, das eigene Verhalten. Dies wird von einigen Borderline-Betroffenen genutzt, um die emotionale Instabilität in den Griff zu bekommen. Die Magersucht erscheint in dieser Hinsicht tatsächlich als „gute" Lösung: Das Hungern kann auch als Stimmungsaufheller eingesetzt werden. Es dürfte evolutionsbedingt bei Frauen so eingerichtet sein, dass Nahrungsverzicht zugunsten des Nachwuchses mit gehobener Stimmung belohnt wird, was dieses Verhalten dann verstärkt.

Es ist immer wieder beeindruckend, wie scheinbar stabile magersüchtige Patientinnen[2] sich angesichts einer Gewichtszunahme zunehmend destabilisieren und bei einer positiven Gewichtsveränderung, z. B. einer Zunahme von acht bis zehn Kilogramm, das Vollbild einer emotionalen-instabilen Persönlichkeitsstörung zeigen. Dass insbesondere die Impulsivität bei einem niedrigen Körpergewicht nicht derart zutage getreten ist, dürfte wohl auch an der mangelnden Energie der untergewichtigen Patientinnen liegen.

Die zunehmende Instabilität der Patientinnen, die zunächst „nur" als anorektisch diagnostiziert worden sind, führt zu der Zusatzdiagnose der Borderline-Störung und den entsprechenden weiteren Interventionen.

Bei Gewichtszunahme tritt neben der stärkeren Instabilität auch ein ungünstiger Effekt auf die Selbstwertregulation auf. Grund ist die nun nicht mehr gelingende Vermeidung von Gefühlen und Anspannung. Mit einer „aktiven" Essstörung konnten sowohl Identitätsunsicherheit als auch Selbstwertfragen scheinbar stabilisiert oder vermieden werden. Diese geraten bei Gewichtszunahme wieder verstärkt ins Erleben. Als ungelöste Problemfelder zeigen sie dann entsprechende emotionale Folgeerscheinungen. Sie werden deutlich an Fragen wie diesen:

- Liebe ich meinen Freund eigentlich?
- Will ich mich weiter von meinen Eltern dominieren lassen?
- Gefällt mein Beruf mir wirklich?

Aufgrund des engen Zusammenhangs zwischen der Entwicklung einer Magersucht und dem Vorhandensein der BPS, aber auch angesichts der hohen Anzahl von Be-

2 Im Zusammenhang mit Essstörungen werden meist Patientinnen erwähnt. Es ist auch erwiesen, dass bei Frauen mit BPS signifikant häufiger eine komorbide Essstörung vorliegt: So erfüllen Frauen beispielsweise häufiger die Kriterien für eine Bulimia nervosa (19,30 % vs. 5,36 %). In Bezug auf Anorexia nervosa konnten hingegen keine Geschlechterunterschiede festgestellt werden (Banzhaf, 2011).

troffenen mit beiden Diagnosen ist es heutzutage üblich und sinnvoll, dass man beide Störungen gleichzeitig behandelt. Zum einen ergibt sich dies aus der Notwendigkeit, dass die Behandlung einer Borderline-Störung ärztlich nicht verantwortbar ist, solange die Mangel- bzw. Unterernährung nicht berücksichtigt wird. Zum anderen erfordert die emotionale Instabilität ein verändertes strategisches Vorgehen bei der Essstörung: Während (in Bezug auf die geforderte wöchentliche Gewichtszunahme) sehr strenge Essstörungskonzepte für emotional-stabile Patientinnen gut geeignet sind, konnten diese Vorgaben von Betroffenen mit Borderline-Störung häufig nicht erfüllt werden, und die Therapien wurden seitens der Fachleute vorzeitig abgebrochen.

Insbesondere für die Angehörigen blieb dabei unverständlich, warum bei offensichtlicher schwerer Krankheit eine Behandlung mit dem Hinweis auf „konzeptuelle Nichtpassung“ durch die Therapeuten verweigert wurde.

Durch Reflektion dieser Sachverhalte und die weitere Entwicklung ist es einzelnen Einrichtungen inzwischen gelungen, diesem Problem entgegenzutreten. Mit Konzepten, die speziell auf Essstörungspatientinnen mit Borderline angepasst sind, kann eine effektive Behandlung angeboten werden, die beiden Störungen gerecht wird, ihre Wechselwirkung mit berücksichtigt und so einen Behandlungserfolg möglich macht. Im Rahmen der DBT erfolgte dies mit Etablierung eines neuen Konzeptes: der DBT-Ess (Näheres dazu bei Sipos, Bohus & Schweiger, 2011).

Adipositas mit Binge-Eating

Patienten mit Adipositas und dem sogenannten Binge-Eating müssen aufgrund des starken Übergewichts und der hiermit zusammenhängenden internistischen und orthopädischen Komplikationen oft in speziellen eigenen Behandlungseinheiten therapiert werden.

Die psychotherapeutische Behandlung fokussiert sehr stark auf die impulshaften Essanfälle in Zusammenhang mit der borderlinetypischen Problematik der Anspannungsregulation und orientiert sich an den üblichen Strategien zur Verbesserung der Anspannungs- und Emotionsregulation. Die hier auch bestehenden großen somatischen Probleme erfordern aber zumeist ein intensives ärztliches Behandeln, das auf psychotherapeutischen Standardstationen oft nicht angeboten werden kann.

7.3 Ängste und Zwänge

Da Angst- und Zwangsstörungen in ihrer Entstehung und der Symptomatik viele Ähnlichkeiten aufweisen, werden sie üblicherweise in den Diagnosesystemen, aber auch in den Behandlungseinrichtungen zusammengefasst. Bei den Angststörungen handelt es sich um Panikanfälle mit oder ohne Vermeidungsverhalten, hypochondrische Ängste, sogenannte posttraumatische Belastungsstörungen und v. a. die sozialen Ängste.

7.3.1 Soziale Ängste und soziale Phobie

Bei Borderline-Patienten dominieren die sozialen Ängste. Diese Dominanz bezieht sich auf die Auftretenshäufigkeit, aber auch auf die Gestaltung der Beziehungen, die dadurch weitreichend beeinträchtigt werden, besonders auch jene zu den Angehörigen. Die Dominanz der sozialen Ängste ist auf zweierlei Weise zu erklären:

Selbstwert in der Interaktion

Erstens haben Borderline-Betroffene schon früh Schwierigkeiten in der Selbstregulation und Interaktionssteuerung. Das bedeutet, dass Probleme in der Impulskontrolle und Frustrationstoleranz, Aggressivität, erhöhte Sensibilität und Kränkbarkeit schon im Vorschulalter bedeutsam sein können. In der Folge kommt es zu zwischenmenschlichen Konflikten, z. B. in der Schule, im Elternhaus oder Freundeskreis. Die Betroffenen ziehen sich daher zurück und meiden Kontakte, was wiederum die Entwicklung einer sozialen Phobie begünstigt, und zwar mit stetig zunehmendem Vermeidungsverhalten und Rückzug aus altersentsprechenden Bezugsgruppen – den Peergroups –, nicht selten bis zu weitgehender Isolation. Oft bleiben die Betroffenen alleine oder aber sie beziehen sich stark auf einzelne Personen wie Partner oder beste Freunde. Diese Beziehungen haben dann eine besondere Qualität, im Guten – als „Rettungsanker" – wie im Schlechten, weil man ohne den anderen „nicht mehr kann". Bei solch frühen Partnerschaften mit einer hohen (manchmal gegenseitigen) Abhängigkeitstendenz können destruktive Entwicklungen einsetzen. Wie die Betroffenen dann in den Therapien berichten, treten nicht selten deutlich grenzüberschreitende Verhaltensweisen auf wie etwa „Klammern", extreme Eifersucht, Stalking oder sogar körperliche Übergriffe.

Manche Betroffenen suchen auch soziale Subgruppen auf, in denen eine andere „Toleranz" gegenüber dem Anderssein gelebt wird (Straßengangs, Kiffergruppen,

„Emos“ etc.). Hierdurch sind Schutzräume möglich, aber es bestehen auch Risiken, z. B. durch Substanzkonsum (vgl. oben) oder eigenwillige zwischenmenschliche Regeln der jeweiligen Subkultur. Auch Sekten stellen immer wieder „Zufluchtsorte“ dar.

Die für ein gutes soziales Miteinander notwendigen Verhaltensweisen können auf diese Art nicht adäquat erlernt werden. Oft erst in fortschreitendem Alter vergegenwärtigen die Betroffenen, dass sie teilweise oder stark inkompetent in ihrem Sozialverhalten sind. In gewünschten sozialen Kontaktsituationen, z. B. im Beruf, in der Partnerschaft oder der Freizeit, sind sie schnell überfordert, es kommt zu Anspannungszuständen und die Situation kann in unterschiedlichster Weise eskalieren.

Verständlicherweise wählen viele Betroffene dann das Verharren in ihrem sozialen Vermeidungsverhalten, was aber die Gesamtproblematik konserviert und chronifiziert. Nicht selten sind sie schon Ende 20 sozial stark isoliert, und es erfordert eine besonders intensive und langfristig angelegte Behandlung, die dann zwingend notwendige soziale (Re-)Integration zu ermöglichen. Stationäre Behandlungen mit vielen Lernfeldern sind sinnvoll. Vor allem die inzwischen reichhaltigen Angebote an sozialer Begegnung im Rahmen von Selbsthilfeaktivitäten sind hilfreich. Vielen Betroffenen ist auch über die Teilnahme an Trialogen die Rückkehr in größere Menschengruppen mit den dazugehörigen Auseinandersetzungen möglich geworden.

Emotionen in der Interaktion

Die zweite Erklärung dafür, dass soziale Ängste und Phobien für Menschen mit Borderline eine so starke Rolle spielen, hängt mit der Emotionsvermeidung zusammen. Für Borderline-Betroffene ist es in der Regel eine zentrale Aufgabe, instabile Gefühlsreaktionen möglichst zu vermeiden. Dies ist durch die Vermeidung von sozialen Kontaktsituationen und den dabei auftretenden Gefühlen gut möglich. Auch deshalb kann trotz vorhandener sozialer Kompetenz ein Rückzugs- und Meidungsverhalten auftreten und sich eine soziale Isolation entwickeln. Diese steht dann in erstaunlichem Kontrast zu den eigentlichen Kompetenzen der Person.

In Kapitel 3 wurde schon sehr viel zur Beziehungsgestaltung dargestellt. Hier soll deshalb nur das für die soziale Phobie besonders bedeutsame Misstrauen ausgeführt werden.

Aufgrund vielfältiger schlechter Erfahrungen entwickeln Borderline-Betroffene fast immer eine deutlich erhöhte Sensibilität bis hin zur Sensitivität gegenüber ihren Mitmenschen. Sie nehmen soziale Situationen besonders scharf wahr und neigen zu misstrauischen Bewertungen. Viel zu häufig wird ein Verhalten als Angriff interpretiert. Man spricht dann von paranoider Umdeutung der Situation. Diese Fehlinterpretationen fördern ein soziales Rückzugsverhalten und tragen so zur Entstehung der sozialen Phobie bei. Viele Borderline-Betroffene können sich gar nicht vorstellen, dass es Menschen in ihrer Umgebung gibt, die es „gut mit ihnen meinen".

Beziehungs-Tests

Die paranoiden Fehlinterpretationen führen auch dazu, dass viele Betroffene im Vorhinein von schlechten Entwicklungen ausgehen. Viele neigen dann unbewusst dazu, dies zu überprüfen, indem sie „Beziehungstests" durchführen, also den Interaktionspartner dazu bringen, sich als der „Übeltäter" zu outen, den der Betroffene in ihm zu sehen scheint. Falls der Beziehungstest bestanden wird – als wohlwollender Interaktionspartner –, ist es nicht zwingend erledigt, sondern er kann wiederholt werden. Manchmal muss der Angehörige und auch der professionell Tätige über längere Zeit solche Beziehungstests vergegenwärtigen.

7.3.2 Posttraumatische Belastungsstörung

Die Posttraumatische Belastungsstörung stellt eine besondere Form der Angststörung dar. Sie wird diesen aus formalen Gründen zugeordnet, Betroffene zeigen aber eine weit über Ängste hinausgehende Symptomatik.

Bei der Posttraumatischen Belastungsstörung handelt es sich um ein Syndrom, das sich, wie der Name sagt, infolge eines Traumas herausbildet. Es treten vor allem starke Albträume mit den Inhalten des traumatischen Erlebens auf oder Flashbacks – ein spontanes und intensives Wiedererleben der traumatischen Situation. Beides wird von sehr starkem Angsterleben begleitet. Außerdem besteht eine oft durchgängige, aber schwer zu beschreibende „Taubheit" des Erlebens, ein Herabsetzen der Reaktionsfähigkeit. Nicht zuletzt entwickelt sich schnell und umfassend ein Vermeidungsverhalten der Situationen, die mit dem Trauma in Zusammenhang stehen.

Da viele Menschen mit Borderline traumatische Situationen erlebt haben, ist dieses Krankheitsbild für die Persönlichkeitsstörung von hoher Bedeutung.

Lange Zeit wurde ein enger Zusammenhang zwischen der Borderline-Störung und sexuellen Traumatisierungen angenommen, da sexuelle Traumatisierungen statistisch gesehen bei Borderline-Betroffenen deutlich häufiger als bei der Allgemeinbevölkerung auftreten. Bis heute gibt es aber keine allgemeingültige Aussage dazu, da die Angaben stark von der Art der Untersuchung und deren Definitionskriterien abhängen.

Zusammenfassend kann man sagen, dass es bei über 90 Prozent der Borderline-Betroffenen Zusammenhänge zwischen traumatisierenden Erfahrungen und dem Auftreten der Störung gibt, diese aber komplex sind (vgl. dazu auch Abschnitt 2.4.7).

Bezüglich traumatischer Erfahrungen mit der Folge einer posttraumatischen Störung werden zwei Formen unterschieden:

- Zum einen **mono-traumatische Erfahrungen**, die sehr heftig und erschütternd sein können, sich auf einzelne traumatische Ereignisse beziehen und meist eine Posttraumatische Belastungsstörung nach sich ziehen. Typische Beispiele sind Überfälle und Unfälle.
- Zum anderen treten sogenannte **Komplex-Traumatisierungen** auf: Die Traumatisierung ist hier meist zeitlich länger oder wiederholt und vielschichtiger bzgl. der Erlebnisqualitäten. Auch bestehen nicht selten Erlebnisqualitäten, die nicht alle unangenehm sind, so makaber sich dies für Außenstehende darstellen mag. Begründet ist dies in der Widersprüchlichkeit des Verhaltens der Beteiligten, aber auch extremer Unvereinbarkeit des Gefühlserlebens, z. B. im gleichzeitigen Auftreten von Liebes- und Schamgefühlen, wie es in Missbrauchsfällen vorkommt, in denen der Missbraucher oft ein Verwandter oder enger Freund ist. Dies bedeutet dann eine kognitive wie emotionale Unmöglichkeit zur validen Bewältigung der Geschehnisse.

Die Unsicherheit der Zuordnung als Trauma mit gleichzeitiger intensiver Invalidierung der Gefühlsreaktionen ist auch dadurch bedingt, dass es sich hier nicht selten um biografisch frühe Erfahrungen handelt, die von Betroffenen sogar manchmal als durchaus „normal“ erlebt werden, da sie die Gegebenheiten nicht mit Alternativen kritisch in Bezug setzen können. Es ist erschütternd, aber das traumatisierende Geschehen kann zum Standardverhalten in diesen häuslichen Bezügen gehören. Die Diagnose einer zusätzlichen PTBS ist dann mangels geforderter Symptome nicht möglich.

7.3.3 Andere Formen von Ängsten

Zu den Ängsten zu ergänzen ist die sogenannte Panikstörung mit oder ohne Agoraphobie. Bei dieser kommt es mit Hilflosigkeitserleben und Katastrophenfantasien zum Auftreten von Panikattacken, die sich auf äußere Faktoren beziehen, z. B. enge Kinos oder große freie Plätze, welche dann in der Folgezeit vermieden werden. Auch hier erlaubt das Vermeiden des Ortes das gleichzeitige Vermeiden von Gefühlen.

Ähnliches gilt für die hypochondrischen Ängste, bei denen überstarke Krankheitsängste bestehen, die zu umfangreichem Vermeidungs-, aber auch extremen Formen von Vorsorgeverhalten führen. So hatte sich beispielsweise eine Borderline-Betroffene über viele Wochen hinweg nur noch von Wasser und Brot ernährt, um sich vor möglichen Krankheitsinfektionen zu schützen. Mit massivem Untergewicht und der (falschen) Diagnose Anorexie wurde sie eingewiesen.

Bei all diesen Angststörungen besteht ein Zusammenhang zur Borderline-Störung, über die Emotionsfehlregulation und das hierfür hilfreiche Vermeidungsverhalten im Rahmen der Angststörung. Die üblichen Angsttherapien greifen aber, und die Borderline-Störung wird parallel behandelt.

7.3.4 Zwangsstörung

Beim Krankheitsbild der Zwangsstörung wird zwischen Zwangs*gedanken* und Zwangs*handlungen* unterschieden. Zwangshandlungen können auch in Form von gedanklichen Zwängen, wie z. B. Zählen, stattfinden.

Zwangsgedanken sind nicht zwingend „unsinnig", lösen aber bei Betroffenen ein Unbehagen und eine Anspannung aus. Dabei muss nicht zwingend ein Angsterleben auftreten, auch Ärger oder ein als diffus wahrgenommenes Gefühl sind möglich. Bespiele für solche Zwangsgedanken sind: „Habe ich den Herd ausgeschaltet?", „Lag da nicht gerade jemand neben der Straße?" oder: „War die Türklinke nicht vielleicht beschmutzt?"

Solche Gedanken können nicht zügig beendet werden wie bei Gesunden, die unterschwellig bereit sind, das Risiko (sich z. B. an der Türklinke zu infizieren) zu tragen, sondern es kommt zu längeren Überlegungen bis zu Grübeleien und Gedankenschleifen und einer starken Anspannung. Diese Anspannungszustände werden von den Betroffenen als derart unerträglich empfunden, dass sie sie mit Zwangshandlungen „neutralisieren", d. h. beseitigen müssen. An Zwangshandlungen treten hierbei üblicherweise vor allem drei Formen auf:

1. kontrollieren,
2. ordnen,
3. waschen und putzen.

Zwangshandlungen bergen ein sehr hohes „positives" Potenzial, unangenehme Gefühle vermeiden zu helfen, was gut erklärt, warum sie gerade bei Borderline-Betroffenen so gehäuft auftreten. Zum Teil gelingt dies so gut, dass die Betroffenen – ähnlich wie bei der Magersucht – emotional stabil wirken können, solange sie ihre emotionale Instabilität mit den Zwängen „im Griff haben". Beim Abbau der Zwangssymptome durch Expositionsübungen destabilisieren die Patienten dann und die emotionale Instabilität zeigt sich deutlich.

7.4 Depressionen

Das Krankheitsbild der Depressionen ist ein sehr vielfältiges mit Schwerpunkt auf den Symptomen Niedergedrücktheit und Lustlosigkeit, aber auch einer Vielzahl anderer Erscheinungsformen. Depressionen gehören zu den häufigsten Erkrankungen überhaupt.

Im Rahmen einer Borderline-Störung tritt fast immer früher oder später auch eine Depression auf, die meisten Betroffenen haben immer wieder depressive Phasen. Da Depressionen sehr häufig infolge von Verlust- oder Mangelerleben auftreten, sind Borderline-Betroffene aufgrund der Grundstörung prädestiniert für das Auftreten einer Depression.

In einer fachärztlichen Behandlung sollten stets beide Störungen berücksichtigt werden. Neben den entsprechenden psychotherapeutischen Strategien kommen deshalb sehr häufig Antidepressiva zum Einsatz.

7.5 Impulskontrollstörungen

Die emotionale Instabilität, die für Menschen mit einer Borderline-Störung typisch ist, erschwert es den Betroffenen erheblich, ihre Emotionen selbst zu regulieren. Stimmungsschwankungen und die Tendenz, ein auftretendes Gefühl impulsiv in eine Handlung umzusetzen, die oftmals wenig situationsangemessen ist, sind die Folgen.

Die Unangemessenheit der entsprechenden Handlung ist dabei nicht *qualitativ* zu bewerten, wie es Betroffene häufig tun („Ich habe mich ‚falsch' verhalten und *bin* daher ‚falsch'").

Die Abweichung des Verhaltens im Rahmen der Impulskontrollstörung ist vorrangig als *quantitativ* unangemessen einzuschätzen, d. h., die in der Qualität durchaus angemessene Reaktion inklusive der Handlungsabsicht tritt im tatsächlichen Handeln überstark und „über das Ziel hinausschießend" auf: Auf ein Zuspätkommen (des Partners / eines Freundes / eines Kollegen) von etwa zehn Minuten mit Ärger zu reagieren und den Zuspätkommenden wegen seiner Unpünktlichkeit (kurz) zu kritisieren wäre eine angemessene Verhaltensweise. Nicht angemessen, aber durchaus typisch für Borderline-Betroffene ist es, dies zum Anlass zu nehmen, die Freundschaft / Partnerschaft / das Arbeitsverhältnis zu kündigen.

In der psychiatrischen Krankheitslehre werden auch *spezifische* Impulskontrollstörungen benannt. In solchen Fällen bezieht sich das Problemverhalten nur auf einzelne Impulse bzw. auf die Schwierigkeit, diese Impulse zu kontrollieren. Konkret zählen hierzu Störungsbilder wie Trichotillomanie (Haare herausreißen), Spielsucht, Kaufsucht und der in den letzten Jahren erheblich zunehmende pathologische Computergebrauch. Solche Verhaltensweisen treten gehäuft bei Borderline-Betroffenen auf. Ob sie aber immer eine eigene Diagnose erfordern, ist unter Experten umstritten.

In diesem Zusammenhang sind dann noch weitere impulsive oder exzessive Fehlverhaltensweisen zu nennen, die im Rahmen der Borderline-Störung Bedeutung haben können. Deren diagnostische Eigenständigkeit wird noch diskutiert. Im Einzelnen sind hier zum Beispiel schnelles und rücksichtsloses Autofahren, exzessives Sporttreiben und häufig wechselnde Partnerschaften zu nennen.

In den Trialogen ist immer wieder zu beobachten, dass solche Verhaltensweisen hinsichtlich ihrer Intensität, Gefährlichkeit und Häufigkeit von Betroffenen und Angehörigen völlig unterschiedlich eingeschätzt werden.

7.6 Dissoziation

Unter einer Dissoziation versteht man einen Zustand, in dem Gedanken, Gefühle und Wahrnehmungen, die normalerweise gleichzeitig (assoziiert) erlebt werden, getrennt sind. Dies geschieht besonders in Situationen, die als sehr emotional erlebt werden.

Dissoziative Störungen können sehr komplex sein, und es kann passieren, dass dissoziative Symptome oder Zustände übersehen, mit neurologischen Erkrankungen verwechselt oder andere, nicht passende psychiatrische Diagnosen gestellt werden.

In den 90er-Jahren war es weitverbreitet, die im Rahmen der Borderline-Störung häufig auftretenden dissoziativen Zustände „Minipsychose“ zu nennen. Diese falsche Einschätzung als Psychose ist bis heute noch nicht gänzlich überwunden, was u.a. daran liegen mag, dass im Rahmen von dissoziativen Zuständen auch sogenannte Pseudo-Halluzinationen auftreten, die für Laien fast immer und selbst für Profis schwer einzuschätzen sind. Der Hauptunterschied ist, dass bei Pseudo-Halluzinationen die Betroffenen sich selbst sicher sind, dass es sich um Anspannungsphänomene und nicht um ein reales Erleben handelt; die Betroffenen können diese Phänomene im Erleben klar von der Wirklichkeit unterscheiden, fühlen sich aber trotzdem beeinträchtigt (wie zum Beispiel die oben erwähnte Borderline-Patientin, die nach dem starken Konsum von Cannabis und Alkohol die Stimme ihres verstorbenen Großvaters hörte).

Was ist nun Dissoziieren?

Dissoziieren beschreibt im Prinzip einen neuropsychophysiologischen Vorgang, bei dem eine gedankliche Verknüpfung (Assoziation) nicht mehr zur Verfügung steht. Dies betrifft im Regelfall gelernte Verknüpfungen, kann aber auch sehr weitreichend sein und das Wahrnehmen und Erleben des eigenen Körpers oder Teile davon betreffen.

Das Phänomen ist auch psychisch gesunden Menschen bekannt, etwa wenn man einem Gesicht keinen Namen zuordnen kann, sich nicht mehr an den Sänger eines Musikstücks erinnert, sich nicht ganz der eigenen Sitzposition bewusst ist oder beim Warten auf einen Zug die Gedanken schweifen lässt. Obwohl das Dissoziieren sehr stark sein kann, etwa wenn man beim Schauen eines Films nicht mehr auf Ansprache reagiert, werden diese Erlebnisweisen üblicherweise nicht als krankhaft eingeschätzt, vor allem deshalb, da sie willkürlich durch die Person unterbrochen werden können. Im Gegenteil kann das Dissoziieren im Grunde als ein sinnvoller und deshalb auch meist gesunder Vorgang verstanden werden, der hilft, eine Überlastung des Gehirns zu verhindern. Zudem ist es auch notwendig, weil dadurch die Gedanken auf das Wesentliche konzentriert und Unwesentliches ausgeblendet, also dissoziiert wird. Das Ablegen einer Prüfung wäre ohne die Fähigkeit, Prüfungsirrelevantes in dieser Situation zu dissoziieren, gar nicht möglich.

Eine Dissoziation ist jedoch dann als krankhaft einzuschätzen, wenn sie unkontrollierbar auftritt, und vor allem wenn sie unangemessen, d.h. nicht zur Situation passend, auftritt, möglicherweise ausgelöst durch externe Reize in der Situation.

Besonders relevant als auslösende Reize sind die sogenannten *Trigger*. Das sind Reize, die mit traumatischen Erfahrungen im Zusammenhang stehen und bei den Betreffenden dissoziatives Erleben bis hin zu dissoziativen Trancezuständen auslösen können, oft auch Flashbacks, also ein spontanes Wiedererleben des traumatischen Ereignisses anstelle des aktuellen Realitätserlebens. Letzteres ist in deutlichem Zusammenhang mit der sogenannten Posttraumatischen Belastungsstörung zu sehen, die oben schon ausgeführt wurde.

Welche Formen von Dissoziation gibt es?

Psychiatrisch unterscheidet man drei klinisch bedeutsame Formen:

1. **Dissoziative Wahrnehmungs- und Bewegungsstörungen, Derealisation**

   Dies meint Veränderungen des Realitätsbezugs, und zwar sowohl im „Input", also der sensorischen Aufnahme der Umwelt, als auch im „Output", dem aktiven Handeln in dieser Umwelt. Vielfältige dissoziative Phänomene können hier auftreten, z. B. verändertes Farbensehen, Größer- oder Kleinersehen, sichtbare Bewegungen eigentlich fixer Gegenstände (Fußboden etc.) und sogar der vorübergehende Verlust der Sehfähigkeit, veränderte Lautstärke bis hin zur Taubheit, Gefühl, in Watte gepackt zu sein, oder die veränderte Wahrnehmung von Gliedmaßen. Dissoziieren kann auch Störungen der Handlungskontrolle bedingen, also z. B. vorübergehende Lähmungserscheinungen oder ein Verstummen.

2. **Dissoziative Trance**

   Häufig auftretend gibt es die dissoziativen Trancezustände, die eine Beeinträchtigung der Bewusstseinsfunktion bedeuten: Die Person ist nicht mehr ganz anwesend im Hier und Jetzt, aber auch nicht völlig „weg", und hat im Nachhinein noch Erinnerungen an die Situation.

   Diese Trancezustände – sofern sie kontrolliert werden können – sind in der Regel harmlos und auch das Ziel vieler Entspannungstechniken. Viele Menschen erleben diese z. B. bei Autofahrten auf bekannten Strecken (man schaltet quasi auf „Autopilot"). Andererseits können sie, weil unkontrolliert auftretend, zu Erinnerungslücken bis hin zu Unfällen führen.

   Meist dauert ein solcher Zustand bei Betroffenen eine halbe Stunde an und endet spontan. Es ist deshalb im Regelfall auch keine medizinische Intervention erforderlich. Durch starke Reize, z. B. lautes Ansprechen, kann man die Betroffenen „zurückholen".

3. **Depersonalisation**

   Als Letztes ist die Depersonalisation zu nennen, die besonders bei der Borderline-Störung auftritt und als eine Art Neben-sich-Stehen beschrieben wird.

   Man kann sich dies vorstellen als ein Auftrennen des Selbst-Erlebens in eine handelnde – oder behandelte – Person und eine andere Person, die der ersten zusieht und das Geschehnis verfolgt, was auch aus der Distanz erfolgen kann. Letzteres kann im Sinne einer Schutzfunktion besonders bei traumatischen Erlebnissen auftreten.

Welche Bedeutung hat das Dissoziieren bei der Borderline-Störung?

Dissoziieren tritt bei Borderline-Betroffenen häufig auf und hilft den Betroffenen in der Regel dabei, ihre intensiven Gefühlszustände und die oft daraus resultierenden ungünstigen Handlungsimpulse zu mildern. Hilfreich ist dies insofern, als dass auf diese Weise weitere Eskalation auf emotionaler Ebene verhindert wird.

Dissoziative Zustände kann man auch als eine Art Stand-by-Funktion des Gehirns verstehen, bei der gerade nicht benötigte Teile vorübergehend abgeschaltet werden. Wenn dies ohne Kontrolle und in besonders unpassenden Situationen geschieht, ist es für die Betroffenen unangenehm; wenn es ganze Teilfunktionen betrifft, z. B. die Wahrnehmung der Beine oder die Artikulationsfähigkeit, wird es quälend.

Für Borderline-Betroffene besonders relevant ist, dass im Rahmen von dissoziativen Zuständen gut eingeübte und stereotype Handlungen auftreten können, wie z. B. das Selbstverletzungsverhalten.

Es ist zusammengefasst zu betonen, dass nicht die dissoziative Symptomatik selbst das entscheidende Problem ist, sondern einerseits die mangelnde Kontrolle über das Auftreten von dissoziativen Symptomen (z. B. in unpassenden Situationen wie bei einem Bewerbungsgespräch oder in einer Therapiesitzung) und andererseits gehäuft auftretende Dissoziationen, die den Alltag störend unterbrechen und die Betroffenen zum Beispiel davon abhalten, die Hausarbeit zu erledigen oder für eine Prüfung ausreichend zu lernen.

Das Ausmaß der Dissoziation sollte auch deshalb genau erfasst werden, um eine mögliche eigenständige komorbide dissoziative Störung nicht zu übersehen, was ggfs. einen anderen Behandlungsfokus zur Folge hätte. Für den Therapie-Verlauf ist vorrangig wichtig, dissoziative Zustände kontrollieren zu lernen und Handlungsfähigkeit (wieder-)herzustellen.

Abschließend ist zu betonen, wie wichtig die gründliche Aufklärung über Art und Funktion von dissoziativen Symptomen für die Betroffenen und auch deren Angehörigen ist. Klärend und entlastend ist dabei, die Zusammenhänge zwischen dissoziativen Zuständen und „Fehlleistungen“ zu verstehen: So beschreiben Betroffene z. B. immer wieder, dass sie in der Schulzeit über längere Strecken dem Unterrichtsgeschehen nicht folgen konnten. Eigene Aufzeichnungen aus der Schulstunde waren ihnen im Nachhinein völlig fremd, und sie entwickelten nachvollziehbar die Vermutung, einfach „zu blöd“ zum Lernen zu sein. Hier ist die Aufdeckung der wahren Begründung für die unzureichenden kognitiven Leistungen erleichternd, auch wenn durch die Erkenntnis, an Dissoziationen zu leiden, neuer Handlungsbedarf entsteht.

7.7 Aggressionen

In der Öffentlichkeit werden Menschen mit Borderline oftmals fälschlicherweise als überdurchschnittlich aggressiv eingestuft.

Die Borderline-Störung ist keinesfalls eine grundsätzlich aggressive Störung. Aggressives Verhalten ist als Folge der Impulskontrollstörungen zu nennen, wobei es hier zu überschießendem Ärger, unbändiger Wut und auch destruktivem Verhalten kommen kann. Borderline-Betroffene unterdrücken in der emotionalen Situation zunächst sehr häufig ihre situationsangemessene (leichte) aggressive Reaktion oder nehmen ihren Ärger oder ihre Wut nicht wahr, dissoziieren oder verdrängen absichtlich. Dies erhöht zwangsläufig die Grundanspannung. Schließlich kommt es wie bei dem berühmten Tropfen, der das Fass zum Überlaufen bringt, zu einer heftigen aggressiven Reaktion, oft erst später und dann in einer Situation, die das Ausmaß der Aggression auch für den Betroffenen selbst in keiner Weise erklärbar macht.

Für andere Personen, insbesondere Angehörige, sind die Aggressionen in der Regel wenig nachvollziehbar, da sie ja den Blick nur auf die aktuelle Situation richten. Die vorausgegangenen Situationen und den stetigen Spannungsanstieg haben sie oft gar nicht mitbekommen.

Im Rahmen der therapeutischen Behandlung oder eines offenen Austausches (wie beim Trialog) kann die Emotionsregulationsproblematik thematisiert und die Hintergründe für das aggressive Verhalten können erarbeitet und verständlich gemacht werden. Sehr häufig lässt sich dies mithilfe von Verhaltensanalysen herausarbeiten: wie über einen Verlauf von mehreren Stunden, manchmal Tagen, die angemessenen Aggressionen vermieden wurden, die Anspannung angestaut wurde und sich schließlich impulsiv entlädt.

Erneut ist ausdrücklich zu ergänzen, dass die aggressiven Äußerungen bei Borderline-Betroffenen sich weniger gegen andere Menschen richten, sondern vor allem gegen die eigene Person.

7.8 Körperliche Begleiterscheinungen

Die beschriebene emotionale Instabilität von Borderline-Patienten ebenso wie die Schwierigkeit, körperliche Anspannung zu regulieren, kann bereits zu körperlichen Folgereaktionen wie Erregung oder Panikattacken führen. Diese treten mit muskulärer Anspannung auf und mit vegetativer Begleitsymptomatik wie Schwindel, Übelkeit, Zittern oder Schwitzen. Es kann unter anderem zu Schmerzattacken in Kopf,

Rücken oder Bauch kommen. Bei längerem Bestehen dieser Erregungszustände, was der Regelfall ist, kommt es zu einer chronischen Stressbelastung des Körpers. Die Folge sind vielfältige körperliche Begleiterkrankungen, die weitgehend das gesamte Feld der psychosomatischen Erkrankungen abdecken können. Vorrangig zu nennen sind Schlafstörungen, chronische Kopf- und Rückenschmerzen, gestörtes Essverhalten und Magen-Darm-Probleme.

Für Ärzte und Psychotherapeuten kann es zu einer großen Herausforderung werden, körperliche Begleiterkrankungen in der Therapie adäquat mit einzubeziehen. Nicht nur die medizinische Klärung selbst und ggfs. die Behandlung sind schwierig. Auch die Auseinandersetzung mit den Betroffenen über ihre psychosomatischen Symptome entpuppt sich manchmal als herausfordernd, weil die Zusammenhänge oftmals einfach geleugnet werden. Es erscheint den Betroffenen einfacher und akzeptabler, eine „richtige", also körperliche Erkrankung zu haben. Gerade in dieser Hinsicht ist ein Austausch im Trialog lohnenswert, bei dem auch die Angehörigen davon überzeugt werden können, dass die Behandler keine Probleme „einreden" wollen.

7.9 Komorbide Persönlichkeitsstörungen

Kann eine Borderline-Persönlichkeitsstörung von anderen Persönlichkeitsstörungen begleitet sein? Dies ist eine wichtige, aber letztlich den Rahmen dieses Buches sprengende Frage: Auch die Experten sind sich hier nicht einig, wie die Vorgaben des gerade erschienenen DSM 5 in Teil II zeigen. Es wurden zwar neue Ansätze diskutiert (z. B. Gunderson, 2010), diese aber nicht eingearbeitet, sondern nur in Teil III des DSM 5 zur weiteren Diskussion aufgeführt.

Wichtig zu wissen ist in diesem Zusammenhang, dass es nur selten ausschließlich Borderline-Merkmale in einer diagnostizierten Persönlichkeitsstörung gibt, sondern häufig auch selbstunsichere, narzisstische, dependente oder antisoziale Merkmale. Auch alle anderen Varianten der Persönlichkeitsstörungen können in Kombinationen eine Rolle spielen.

Man sollte im Einzelfall das entsprechende auffällige Verhalten herausarbeiten und in der ärztlichen / therapeutischen Einschätzung und v. a. Behandlung berücksichtigen. Wie man das genau in einer Diagnose einordnet, wird möglicherweise im DSM-6 geklärt werden.

8. Psychotherapeutische Behandlung der BPS

8.1 Therapieübergreifende Besonderheiten

Wie in Kapitel 2.2 erläutert, wurde die Borderline-Persönlichkeitsstörung 1980 offiziell in die psychiatrische Krankheitslehre eingeführt. Schon vorher war klar, dass für die Behandlung dieser Störung die psychotherapeutische Therapie einen sehr großen Stellenwert hat. Erste Ansätze von psychoanalytischer Behandlung wurden schon in den 1930er- und 1940er-Jahren unternommen, damals als ambulante psychoanalytische Langzeitfälle – orientiert an der jeweiligen personenspezifischen Problematik.

Mit Einführung der Diagnose und Erweiterung des Störungsverständnisses wurden dann auch fallübergreifende Behandlungskonzepte entwickelt, gelehrt und auch in den entsprechenden Institutionen etabliert. Anfänglich war es die Dialektisch-Behaviorale Therapie (DBT; Linehan, 1987) und die Übertragungsfokussierte Therapie (TFP; entwickelt in den 1980ern, gebündelt als Manual: Clarkin, Yeomans & Kernberg, 1999), später kamen die Schematherapie (ST; Young, Klosko & Weishaar 2003) und die Mentalisierungsbasierte Therapie (MBT; Bateman & Fonagy, 2004) hinzu.

Zu allen vier Ansätzen liegen Wirksamkeitsnachweise vor. Die aus wissenschaftlicher Sicht am besten untersuchte Therapie bei Vorliegen einer BPS ist die DBT (Übersicht bei Kröger & Kosfelder, 2007; Kröger et al., 2013). Sie soll neben kürzeren Erläuterungen zu den anderen Therapierichtungen im Folgenden ausführlicher beschrieben werden.

Zuvor wird noch auf die wichtigsten allgemeinen – also therapieübergreifenden – Besonderheiten bei der Behandlung einer BPS eingegangen. Dazu gehören

- die Beziehungsgestaltung zwischen Therapeut und Borderline-Patient,
- Psychoedukation,
- Validierung als wichtiger Aspekt der Therapie,
- Behandlungsstruktur,
- Therapieverträge und
- das Commitment der Patienten als Voraussetzung für eine gelingende Behandlung.

8.1.1 Beziehungsgestaltung zwischen Therapeut und Borderline-Patient

Alle professionell Tätigen sind sich einig, dass die Berücksichtigung der therapeutischen Beziehung eine wesentliche Voraussetzung für eine erfolgreiche Behandlung dieser Störung ist. Vor allem die psychoanalytisch begründeten und tiefenpsychologisch fundierten Therapien betonen die direkte Arbeit mit Beziehungsaspekten, vor allem Übertragungs- und Gegenübertragungsaspekten (s. Abschn. 8.3.1). Aber auch alle anderen Therapieformen arbeiten mit den Verhaltensweisen, die sich in Beziehungen, insbesondere in der therapeutischen Beziehung, zeigen.

Die Beziehungsprobleme, die sich direkt im Zweierkontakt zwischen Betroffenen und Profis manifestieren, können recht vielfältig sein und benötigen deshalb einen sehr wachen und reflektierten Therapeuten, der sich der dialektischen Grundproblematik (Schwarz-Weiß-Denken) immer bewusst ist. Dieser Aspekt macht für den Therapeuten eine stetige Selbstreflektion und Supervision erforderlich. Alle Therapieformen haben dies in ihren Konzepten etabliert. Statt Einzelsupervision kann hier auch Gruppensupervision durch Kollegen oder eine Intervision, d.h. eine gegenseitige Supervision mit erfahrenen Kollegen, stattfinden.

Im Kern der BPS steht auch die Schwierigkeit mit der Ambivalenz, also der Mehrdeutigkeit von Gefühlen und damit auch von Erlebniszuständen und daraus resultierenden Handlungsimpulsen, die die Betroffenen nicht tolerieren können und deshalb vermeiden müssen. Betroffene werden deshalb in der Regel einen Teil ihrer Gefühle und einen Teil ihres Erlebens ausblenden, verdrängen, dissoziieren. Für die Gestaltung der therapeutischen Beziehung bedeutet dies, dass sich nur ein Teil des Erlebens der Betroffenen in der Beziehung zeigt und zu besprechen ist. Andere Aspekte werden stark ausgeblendet oder, noch schwieriger für die Beziehungsgestaltung, sie zeigen sich in von den Betroffenen nicht kontrollierter Form. In manchen Therapieschulen wird dies „Ausagieren" genannt. Als offenes Verhalten ist es dann benennbar. Aber auch das nicht ausgelebte Verhalten können gut ausgebildete Therapeuten spüren und erkennen. Die therapeutische Technik fordert dann eine Bewusstmachung dieser Aspekte und weitere Bearbeitung.

Das Gegenüber, in diesem Fall der Therapeut, erlebt diese Einseitigkeit des Verhaltens oft als Bedrängung, Konfrontation, Angriff oder Ähnliches. Auch als starke Vermeidung, Verweigerung bis zu destruktivem Verhalten, z. B. betrunken zu einer Therapiesitzung zu erscheinen, ist dies zu erleben. Wichtig ist hier zu betonen, dass dieses Verhalten nicht aus Bosheit heraus geschieht und zudem nicht „persönlich" gemeint ist. Der Interaktionspartner ist gewissermaßen austauschbar.

Sehr häufig erleben Interaktionspartner, besonders Therapeuten, auch die sogenannte Idealisierung. Dies bedeutet, dass in das Gegenüber sehr viel Gutes und vor allem Ersehntes hineininterpretiert wird und eine sehr hohe Erwartungshaltung an diese Person und ihre Hilfe geknüpft wird. Da dies mit Sicherheit früher oder später enttäuscht werden muss (da diese Erwartungen keiner erfüllen kann), erfolgt dann die Abwertung der Person mit deutlicher begleitender Gefühlsaufwallung. Dies ist so typisch für die Störung, dass es in die Diagnosekriterien aufgenommen wurde (Kriterium 2). Dabei gilt: Je stärker die Idealisierung, desto stärker die Abwertungsreaktion, die mitunter dramatische Züge aufweisen kann, durchaus verbunden mit aggressivem Verhalten, u. U. auch Eigen- oder Fremdgefährdung. Dieser Idealisierungs-„Falle" kompetent gegenüberzutreten ist Minimalanforderung an einen professionellen Therapeuten. Dieser hat durch absolvierte Selbsterfahrung und aktuell notwendige Supervision in der Regel gutes „Werkzeug". Auch das häufig auftretende Hilflosigkeits-Erleben von Therapeuten ist hier einzuordnen. Es spricht für eine gute therapeutische Beziehung, da der Therapeut gut „am Patienten dran" ist und dessen (!) Hilflosigkeit und Verzweiflung empathisch spürt.

Fast immer lässt sich herausarbeiten, dass das aktuell gezeigte Interaktionsverhalten zu früheren Zeitpunkten der seelischen Entwicklung durchaus angemessen und sinnvoll war, um bestimmte Bedürftigkeiten abzudecken. Dieses sehr genaue Herausarbeiten des Unterschieds zwischen dem „Was galt damals?" und dem „Was gilt jetzt?" ist eine sehr wichtige und wertvolle (dialektische) therapeutische Technik und zudem für die Gestaltung der Beziehung wesentlich.

Für den gesamten therapeutischen Prozess ist es also wichtig, dass der Therapeut achtsam und aufmerksam ist, stets den Patienten mit seinen Reaktionsweisen „im Blick behält" und ggf. durch gezieltes Nachfragen Störungen in der Interaktion aufdeckt. Die in allen Therapien bestehende Vorgabe „Krisen haben Vorrang" gilt permanent.

Die meisten Betroffenen können wenig bis gar nicht adäquat damit umgehen, wenn ihnen unerfahrene oder mangelhaft qualifizierte Therapeuten mit verständnisbetonenden oder Bindung konstruierenden Floskeln gegenübertreten. Transparenz, Echtheit und Authentizität sind in der Beziehungsgestaltung mit Borderline-Patienten extrem wichtig. Der Therapeut kann sich in diesem Sinne gewiss sein, dass er von den Patienten „getestet" wird. Validierend nachvollziehbar ist dies: Der emotionalinstabile und bedürftige Patient muss sich dem Therapeuten ja „ausliefern" und will deshalb vorher prüfen, ob der Therapeut mit den Gefühlen – von beiden Seiten – umgehen kann.

Im Rahmen einer ambulanten Therapie fällt es Betroffenen besonders schwer, sich ohne therapeutische Hilfen über mehrere Tage hinweg eigenständig zu stabilisieren und entsprechende Fertigkeiten einzusetzen. Daher kann es schneller zu Krisen kommen. In der DBT sind beispielsweise Telefonkontakte oder E-Mail-Verkehr außerhalb der regulären therapeutischen Sitzungen ausdrücklich vorgesehen. Damit ist keine Rundumversorgung gemeint, sondern nur, dass der Therapeut auch zwischen den Sitzungen in einem vordefinierten Zeitfenster erreichbar ist. Es werden auch keine längeren, geschweige denn therapeutischen Gespräche geführt, sondern ausschließlich problemeingrenzende Kriseninterventionsgespräche.

Ein wesentlicher Effekt dieser Vorgehensweise ist, dass der Betroffene mit seinem Therapeuten in Kontakt tritt und schon durch die Kontaktaufnahme eine Steigerung seiner Befindlichkeit erreicht. Auch das Vertrauen in die eigenen Handlungsmöglichkeiten wird auf diese Weise gestärkt.

Grundsätzlich ist zu sagen, dass Betroffenen entgegen verbreiteter Vorurteile viel Eigenverantwortung zugestanden werden kann, die gerade nicht ausgenutzt wird, sondern die Bindung und das Selbstvertrauen der Betroffenen deutlich fördert.

8.1.2 Psychoedukation

Alle Menschen haben ein Grundbedürfnis nach Orientierung. Diese Orientierung umfasst verschiedene Aspekte von räumlicher Orientierung bis hin zu situativem Zugehörigkeitserleben – also eine Antwort auf die Frage, wo man eigentlich hingehört. Dies reicht also weit in die Identitätsbildung hinein. Orientierung ist ein Sich-Auskennen, ein Bescheid-Wissen und bedeutsam für die emotionale Stabilisierung und als Entwicklungsmöglichkeit.

Im Fall der BPS gehört dazu auch eine grundlegende Krankheitsakzeptanz, welche verbunden ist mit Fragen wie:
- Was empfinde ich als bei mir / an mir als „Störung"?
- Was bedeutet Kranksein für mich?
- Was möchte ich verändern?
- Was möchte ich so lassen?

Wichtig ist, dass auf sämtliche Fragen der Betroffenen eine Antwort erarbeitet wird. Die Standardtechnik hierfür ist die sogenannte Psychoedukation, d. h. die (Aus-)Bildung des Patienten in psychologischen Zusammenhängen. Ziel dabei ist, dass der Patient nach den psychoedukativen Interventionen das Gefühl hat, „Bescheid zu wissen".

Um Missverständnissen vorzubeugen, soll betont werden, dass es bei diesen psychoedukativen Interventionen keinesfalls darum geht, eine Art Schulunterricht mit

Patienten durchzuführen und ihnen durch Wissensvermittlung Pseudokontrolle zu vermitteln. Dadurch, dass man womöglich klug und gelehrt über etwas reden kann, hat man es keinesfalls schon im Griff oder als Problem gelöst. Besonders Borderline-Betroffene neigen dazu, ihre emotionalen Probleme durch gedankliche „Operationen“ zu kompensieren oder zu vermeiden. Dieser Mechanismus wird treffend in einer Fabel von La Fontaine erzählt:

Ein Fuchs schleicht an einem heißen Sommertag in einen Weinberg und freut sich auf die saftigen Weintrauben. Beim Versuch, diese zu erwischen, stellt er fest, dass sie zu hoch hängen. Schließlich verlässt er den Weinberg mit dem Gedanken, dass die Trauben „sowieso sauer“ gewesen wären.

Ähnliche gefühlsvermeidende Rationalisierungen sind bei Borderline-Betroffenen sehr häufig und führen dazu, dass die Selbstinvalidierung als chronischer Prozess weiterläuft. Man sollte deshalb die Betreffenden zu einer selbstvalidierenden Gefühlsachtsamkeit und -wahrnehmung bringen und rationalisierende Mechanismen unterbrechen. Bei Betroffenen, die zu diesen Mechanismen neigen, sollte man die psychoedukativen Interventionen sehr vorsichtig dosiert einsetzen und ihnen die übermäßige Beschäftigung mit Literatur zu ihrer Störung untersagen.

8.1.3 Validierung

In Abschnitt 2.4.3 wurde die Validierung bzw. Invalidierung der Betroffenen als zentraler Aspekt zum Verständnis der Störung beschrieben.

Die Invalidierung stellt einen ursächlichen Faktor für die Ausformung und Verstärkung einer emotionalen Instabilität dar. Manche Dimensionen der Persönlichkeit (z. B. Frustrationstoleranz, planerisches Handeln, Konfliktfähigkeit, kommunikative Fähigkeiten), die für einen gelingenden befriedigenden Lebensalltag benötigt werden, entwickeln sich nicht altersgemäß.

Manche Persönlichkeitsanteile bleiben je nach Phase der unzureichenden Validierung quasi „stecken“: Die Betroffenen finden in sich psychologisch unterschiedliche Entwicklungsstadien vor. Dies erklärt gut das meist bestehende Erleben einer inneren Zerrissenheit. Bei einer Invalidierung in den Trotzphasen beispielsweise – also von Trotzverhalten und den dazugehörigen Emotionen – entwickeln sich autonome Persönlichkeitsanteile nur mangelhaft. Den Betroffenen ist dieser Entwicklungsrückstand durchaus bewusst. Sie beschreiben, dass sie sich in manchen Situationen wie Jugendliche oder sogar wie Kleinkinder verhalten. Die dann in der Regel problematisch ablaufenden Situationen verstärken die Selbstabwertung und -invalidierung.

Für die Behandlung einer Borderline-Störung bedeutet das ein wiederholtes gezieltes Validierungsverhalten vonseiten des Therapeuten, damit die entsprechenden „Nachreifungs“-Prozesse erfolgen können. Die Fehlerfahrungen im Zusammenhang mit früheren Invalidierungen sollen also korrigiert und ersetzt werden.

Zum Teil bezieht sich das auch auf die immer noch wirksamen Invalidierungen in den aktuellen trialogischen Konstellationen der Angehörigen, der Profis und der Betroffenen. Hier sind nicht die offiziellen Trialoge gemeint, sondern die Alltagssituationen mit trialogischer Gesprächsführung, deren Gestaltung und Wirkung mit den Betroffenen, und am besten auch den Angehörigen, gründlich bearbeitet werden sollten. Dass professionell Tätige hier selbstkritisch handeln, ist zwingende Voraussetzung. Als häufige Beispiele seien genannt:

- Gespräche von Angehörigen mit Betroffenen über die Therapeuten und Abwertung derselben, z. B. „Therapie bringt dir doch nichts“, „Du bist doch gar nicht krank, reiß dich einfach zusammen“, „Der Therapeut ist doch selbst verrückt“ – mit der Folge, dass der therapeutische Prozess stark behindert wird.
- Gespräche von Therapeut und Betroffenem über Angehörige und unangemessene Bewertungen durch den Therapeuten, womöglich auch einseitige Ratschläge, wobei unprofessionell die dialektische Balance aufgegeben wird. Dass der Betroffene den Angehörigen *auch* wertschätzt, mag oder einfach noch braucht, kann zu schnell übergangen werden. Der hier z. B. leider von manchen Fachleuten voreilig praktizierte Rat: „Sie müssen sich von XY trennen“ richtet viel Schaden an.
- Gespräch vom Angehörigen mit dem behandelnden Therapeuten über den Betroffenen und die von dem Angehörigen gewünschte, durch den Therapeuten herbeizuführende Entwicklung, wobei die Wünsche des Betroffenen schnell übergangen werden können, nicht selten, weil dieser seine Wünsche und Ziele noch gar nicht genauer fassen kann.

Auch um solchen Fehlentwicklungen entgegentreten zu können, wurde die trialogische Methodik entwickelt. Für Psychotherapeuten ist es daher unerlässlich, in Validierungstechniken geschult zu sein, um deren Effekte zu nutzen. Auch andere Behandler sollten auf invalidierende Aktionen verzichten können.

Selbstschädigendes Verhalten beispielsweise kann, obwohl es ein typisches Krankheitssymptom darstellt, abwertende Reaktionen von professionell Tätigen zur Folge haben, sogar Sanktionen wie z. B. extralange Wartezeiten. Auch der aggressivere Umgangston von manchen Chirurgen gegenüber Patienten mit Selbstverletzungsverhalten ist bekannt.

Auch die Absprache von Eigenverantwortung, zu der die Betroffenen meist problemlos in der Lage sind, entspricht der Tradition der noch verbreiteten custodialen (beaufsichtigenden) psychiatrischen Versorgung.

Eine besondere Form der Invalidierung, die an Behandlungseinrichtungen gekoppelt ist, ist die sogenannte Hospitalisierung, d.h. die unnötig lange Verweildauer und damit starke Gewöhnung der Patienten an die Abläufe eines Krankenhauses mit schleichender Beeinträchtigung der Fähigkeiten zur selbstständigen Lebensgestaltung. Dieser Umstand wird schon lange kritisch gesehen und diskutiert, ist trotzdem vielerorts noch Realität.

Ein größeres (validierendes) Verständnis seitens der Fachleute für das Verhalten der Betroffenen ist also nötig.

Um für die Patienten eine bessere Selbstvalidierung zu erreichen, wird Selbstachtsamkeit vermittelt sowie emotionale Selbstwahrnehmung und Selbstreflektion aktiviert und geübt. Ziele dieses Prozesses sind Selbstfürsorge und Selbstachtung. Zu den beiden letzteren Begrifflichkeiten haben Betroffene zu Beginn einer Therapie häufig gar keinen Bezug, können sich auch wenig konkretes Erleben oder Handeln hierzu vorstellen.

Validierung als Therapietechnik

Das Anwenden von Validierung muss von den Behandlern als solche nicht explizit benannt werden. Entscheidend ist, dass sie erfolgt. Viele therapeutische Konzepte und Interventionen, auch außerhalb der DBT, sind in ihrer Wirkung validierend. Dies ist letztlich nicht überraschend, da jeder verantwortliche Therapeut, der sich differenzierter und genauer mit den Notwendigkeiten der Behandlung von Borderline-Betroffenen befasst, zwingend zu Überlegungen kommt, wie er die Patienten erreichen kann, wie er sie einbinden kann, wie er sie motivieren kann, wie er sie auch „bei der Stange halten kann" und wie er Veränderungen wirksam machen kann. Die jeweiligen entwickelten Interventionen sind daran zu prüfen, ob sie diese Effekte erzielen.

In der Praxis bedeutet das konkret, dass der Patient sich in seinem aktuellen Verhalten angenommen und verstanden fühlen muss. Das validierende Verstehen beinhaltet ausdrücklich auch bei völlig situationsunangemessenem Verhalten ein Verstehen und Erklären dieses Verhaltens in einem psychologisch-konstruierten Störungsmodell. Die Gültigkeit des aktuell situationsunangemessenen Verhaltens wird dabei auf die gelernten Verhaltensweisen, die Mechanismen und die Dynamik der Grundstörung zurückgeführt.

Ganz entscheidend hierbei ist die sehr genaue Herausarbeitung der Entstehung des Verhaltens in einem früheren abweichenden Sinn-Zusammenhang. Das jetzt unangemessene Verhalten war damals angemessen – insofern also valide – und oft in den damaligen Sinnzusammenhängen alternativlos.

Das Validieren dieser Zusammenhänge beinhaltet ausdrücklich auch ein radikales Akzeptieren / Annehmen. Letzteres bedeutet auch eine eindeutige Krankheitsakzeptanz bzw. Störungsakzeptanz. Für viele Betroffene ist dies ein schwieriger Schritt. Sie neigen eher dazu, die Mechanismen der Störung für ungültig zu erklären und die eigenen Fehlverhaltensweisen als Dummheit, Faulheit, Verdorbenheit abzuqualifizieren. Von außen wurde oft an sie herangetragen, dass man sich „nur mehr anstrengen", „mehr zusammenreißen" müsse und sich „nicht so anstellen" dürfe.

Beim sog. **radikalen Akzeptieren** geht es darum, schwierige Situationen und Gefühle anzunehmen – und zu prüfen, wie man effektiv handeln kann, um im Hier und Jetzt etwas zu verändern.

Eine Unterbrechung dieser Einstellung mit der Technik des radikalen Akzeptierens und ein gründliches Nachdenken über Alternativen sind zwingend nötig. Die dann folgende Umorientierung, also das Loslassen des bisherigen Weges mit Betrauern des Verlustes von (scheinbarer) Sicherheit und das Einschlagen eines neuen Weges, bedeutet einen Meilenstein in der psychischen Entwicklung hin zur möglichen Gesundung.

8.1.4 *Behandlungsstruktur*

Die formalen Rahmenbedingungen einer Psychotherapie sind keineswegs so banal, wie es vielleicht auf den ersten Blick wirkt. Vielmehr dienen solche strukturgebenden Merkmale dem Schutz des Patienten, der sich einem Therapeuten anvertraut. Zudem dienen sie auch dem Schutz des professionell Tätigen, der mit seiner eigenen Psyche stark in den Therapieprozess eingebunden ist. Die auftretenden Wechselwirkungen können für beide Seiten sehr belastend sein, was durch die Rahmenbedingungen mitgetragen werden muss.

Die im trialogischen Sinn strukturell mitbeteiligten Angehörigen haben hier die schlechtesten Karten, da sie nur zu einem geringen Teil eingebunden sind. Dies ist entgegen der Einschätzung vieler Angehöriger nicht der „bösen" Absicht des Therapeuten geschuldet, sondern hängt stark mit den allgemeinen Rahmenbedingungen der medizinischen und psychotherapeutischen Professionen und des Gesundheitswesens zusammen.

Die klassische Situation ist die ambulante psychotherapeutische Behandlung im Zweierkontakt, unter Umständen in einer Gruppenkonstellation.

Die Einbeziehung von Angehörigen ist durch formale Vorgaben des Behandlungs- wie Standesrechts stark eingeschränkt. Dies ist auch erst einmal sinnvoll, da die An- und Absichten einer dritten Person den Aufbau eines Vertrauensverhältnisses zwischen Patient und Behandler zumindest zu Beginn stören können.

Es setzt sich aber bei vielen Fachleuten die Einsicht durch, dass eine (frühzeitige) Einbeziehung der Angehörigen spätere Konflikte verringern kann. Immer mehr werden in einer ambulanten Behandlung Angehörige zu beratenden oder aufklärenden Gesprächen hinzugezogen. Wie intensiv Angehörige in die Behandlung mit einbezogen werden sollten, muss zwischen Behandler und Patient ausführlich und auch kritisch abgestimmt werden. Pragmatisch wird man sich häufig auf aufklärende und auch manchmal Grenzen setzende Angehörige- oder Partnergespräche beschränken und dann mit den Betroffenen in der üblichen Zweierkonstellation weiterarbeiten.

Durch die trialogischen Ansätze ergeben sich nun grundlegende Erweiterungsmöglichkeiten.

8.1.5 Therapieverträge

Neben den zuvor benannten Gesetzen und Richtlinien sind Verträge sehr wichtig.

Ein grundsätzlicher Behandlungsvertrag ist juristisch zwingend erforderlich, nicht zuletzt auch zur Klärung aller Aspekte des vierten am Prozess Beteiligten, nämlich dem Kostenträger. Diese Behandlungsverträge sehen ausdrücklich Informationen, Aufklärungen und klare Verabredungen vor. Hier gilt besonders für die Behandlung von Borderline-Patienten: Je mehr Aufklärung, Transparenz und Verabredung erfolgt, desto mehr Komplikationen können verhindert werden. Dieses Vertragsmanagement kann auch die schriftlich vereinbarte Verabredung zum Umgang mit bestimmten Fehlverhaltensweisen beinhalten, wie einen klassischen Antisuizidvertrag, aber auch Abstinenzverträge und Ähnliches.

Dieses „Vertragswesen" ist ein wesentlicher Bestandteil der Rahmenbedingungen und der Struktursetzung, die auch über formale Aspekte hinausgeht und inhaltliche Orientierung und Verbindlichkeit bietet. Insbesondere Letzteres wird in der DBT Commitment genannt und wird auch durch spezifische Strategien umgesetzt.

8.1.6 Commitment

Im Behandlungsprozess ist es wichtig, immer wieder den aktuellen Standpunkt zu prüfen:

- Wo befindet man sich in der Therapie?
- In welchem Verhältnis stehen die Beteiligten zueinander?
- Welche Ziele werden angestrebt?
- Welche Methoden werden eingesetzt?
- Besteht Übereinstimmung bezüglich des weiteren Weges?

All diese Aspekte spielen eine Rolle bei der Veränderungsmotivation des Betroffenen, die Teil der therapeutischen Arbeit ist. DBT-Therapeuten gehen grundsätzlich davon aus, dass die Patienten sich ändern wollen. Es wird also vorausgesetzt, dass jeder Patient, der sich um eine Behandlung bemüht, grundsätzlich zu einer Veränderung im Sinne eines Prozesses bereit ist. Dieses Bekenntnis soll in eine Verpflichtung (Commitment) seitens des Patienten zur Therapie umgewandelt werden.

Die Aufgabe des behandelnden Therapeuten besteht darin, die beim Patienten bestehende Veränderungsmotivation genau zu erkennen, auch wenn sie noch so schwach sein mag, diese zu benennen und als Grundlage einer gemeinsamen Arbeit zu definieren.

Die therapeutische Kunst besteht darin, zwischen den Wünschen, Vorstellungen, Hoffnungen und Sehnsüchten des Patienten auf der einen Seite und den Notwendigkeiten einer effektiven und zielführenden Therapie andererseits das entsprechende Commitment aufrechtzuhalten. Danach richtet sich dann auch der Behandlungsplan. In diesem werden die Richtung und die Zielsetzungen gemeinsam bestimmt, möglichst auch die einzelnen Unterziele festgelegt und – wenn möglich – auch die hierzu notwendigen Veränderungsschritte grob vorgedacht.

Bei auftretenden Instabilitäten in der Befindlichkeit oder den Absichten muss das Commitment erneuert werden.

8.2 Die Dialektisch-Behaviorale Therapie

Die Dialektisch-Behaviorale Therapie (DBT) wurde von der amerikanischen Psychologin Marsha M. Linehan entwickelt. Zunächst private Gründe (ihr wurde aufgrund von Selbstverletzungen im Teenageralter die falsche Diagnose Schizophrenie gestellt) hatten sie dazu bewogen, sich mit dem Phänomen Borderline auseinanderzusetzen. Seit den 70er-Jahren beschäftigte sie sich dann auch beruflich mit den Symptomen und Behandlungsmöglichkeiten der Störung.

Die DBT ist eine werteorientierte Therapie, das heißt, sie greift die individuellen Ziele und Entwicklungswünsche bzw. -notwendigkeiten der Patienten auf und umfasst Methoden und Techniken (Skills), die den Patienten möglichst alltagsnah auch Hilfe zur Selbsthilfe geben. Neben dem Skills-Training und verhaltenstherapeutischen Standards wie soziales Kompetenztraining, das speziell für die BPS modifiziert wird, oder Problemlösetraining sind Achtsamkeit, das oben erläuterte Commitment, die Validierung durch den Behandelnden und Selbstwertaufbau zwingende therapeutische Bestandteile der Behandlung.

Grundlegend in der DBT sind die dialektischen Methoden, die der Therapie ihren Namen geben.

8.2.1 *Dialektische Methodik*

Typisches Borderline-Verhalten ist dadurch gekennzeichnet, dass Betroffene aufgrund ihrer unzureichenden Problemlösefähigkeiten und der „Not"-wendigkeit, vielfältige Gefühlsreaktionen vermeiden zu wollen, einseitige Haltungen und Positionen einnehmen. Ambivalenzen, d. h. die Erlebnisweise, dass es mehrere Interpretationsmöglichkeiten gibt, die sogar zum Teil widersprüchlich sind, werden von Borderline-Betroffenen meist nicht toleriert. Die dialektische Methodik greift Einseitigkeiten auf und ergänzt „die andere Seite". Einer These („Mein Partner ist der großartigste Mensch auf der Welt!") wird eine Antithese („Mein Partner versteht mich einfach gar nicht. Ich muss mich sofort trennen!") gegenübergestellt. In der kritischen Bearbeitung kann sich dann über eine Synthese („Mein Partner ist nicht perfekt; er hat Eigenarten genau wie ich, aber wenn ich mich unverstanden fühle, müssen wir darüber reden") eine Lösung ergeben.

Viele Betroffene bezeichnen ihr Erleben und Handeln als „schwarz-weiß". Das dialektische Vorgehen versucht nicht nur, dieses Schwarz und Weiß zusammenzubringen, sondern auch die vielfältigen Farben dazwischen aufzudecken.

Eine Paarbeziehung beispielsweise rangiert also nicht nur zwischen den Extremen „großartig" und „Trennung", sondern beinhaltet sehr gute, gute, mittelmäßige und auch schlechte Phasen. Für Menschen mit Borderline sind Schwarz-Weiß-Muster oft eine willkommene Bewältigungsmöglichkeit, da sie von der v. a. emotionalen Vielfältigkeit und Buntheit der tatsächlichen Geschehnisse und Erlebnisse überfordert sind. Den adäquaten Umgang damit müssen sie erst im Rahmen der Emotionsregulationsstrategien lernen.

Vier typische nicht dialektische Verhaltensmuster von Borderline-Betroffenen, die zwingend einer dialektischen Bearbeitung bedürfen, sind:

1. Pseudokompetenz

Viele Betroffene sind sehr reflektiert, klug und in ihrer Grundhaltung nachdenklich, sogar misstrauisch. Hierdurch ergibt sich oft eine hohe gedankliche Kompetenz in der Bewältigung von Situationen, die im günstigen Fall einen wissenden Charakter erreichen kann, im ungünstigen Fall etwas Besserwisserisches hat. Auf Angehörige kann das belehrend und überheblich wirken und zu interaktionellen Schwierigkeiten beitragen. Entscheidend ist, dass diese Kompetenz keine echte Problemlösekompetenz ist, sondern nur eine Pseudokompetenz, da sie die schwierigeren Anteile der Problemkonstellation – meist auf emotionaler Ebene – nicht miterfasst und deshalb zu kurz greift. Als dialektische Strategie wäre hier erforderlich, mehr Achtsamkeit und mehr Emotionsregulation einzuüben, um die emotionale Kompetenz auszubauen und mit zu nutzen.

2. Unerbittliche Krise

Betroffene erleben häufig sehr belastende Phasen von hoher Symptomdichte (Ängste, Verzweiflung, Lebensüberdruss u. v. m.) und sich selbst hierbei dann als Opfer in einer Problemkonstellation. Sie schreiben sich selbst wenig Gestaltungs-, geschweige denn Lösungsmöglichkeiten zu und stecken „hilflos“ in krisenhaftem Erleben fest. Die Betroffenen übernehmen keine Verantwortung, sondern lassen nicht selten andere für sie „in die Bresche springen“ und das Problem lösen. Dies hat auch eine konfliktvermeidende Qualität, da man sich den inneren Ambivalenzen („Ich könnte es ja vielleicht schaffen, aber wenn ich versage, ist es ganz bitter, und dieses Gefühlsdurcheinander will ich sowieso nicht“) damit entziehen kann.

Als dialektische Herangehensweise wäre hier das Einfordern von Selbstverantwortung, aber auch das Erinnern an und Einüben eigener Problemlösungskompetenzen sinnvoll.

3. Aktive Passivität

Betroffene vermeiden Ambivalenzen, indem sie vielschichtige Lösungswege quasi „boykottieren“. Sie wenden zwar Energie und auch Zeit auf, um Aktivität zu demonstrieren, also ein: „Ich mache doch mit“, manchmal schießen sie dabei aber sogar übers Ziel hinaus. Die Aktivität wird also so gestaltet, dass es gleichzeitig eine echte Veränderung verhindert und den schmerzhaften ambivalenten Weg des Fortschreitens mit kleinen Schritten und langwieriger Perspektive vermeidet. Ein Beispiel: Eine Patientin sollte mehr sozialen Kontakt und sich aus dem Zimmer wagen, sprach dann im Gemeinschaftsraum monologisierend auf eine Mitpatientin ein und schilderte ausführlich ihr aktuelles Leid. Es endet mit einem spontanen Rückzug des Gegenübers. Ein echter Kontakt kam nicht zustande.

Die adäquate dialektische Antwort auf diese Einseitigkeit ist die genannte Kleinschrittigkeit und Langwierigkeit und auch hier das Einfordern von Eigenverantwortung.

4. Gehemmte Trauer

Das Gefühl von Trauer wird von Borderline-Betroffenen als besonders schmerzlich erlebt und deshalb möglichst vermieden. Betonte Fröhlichkeit oder auch unangemessener Ärger sind hierfür verdächtig. Nicht selten spürt man als empathisches Gegenüber aber die gehemmte Traurigkeit.

Bei der dialektischen Intervention geht es darum, dieses Gefühl der Trauer zu aktivieren, ggfs. auch andere damit verbundene Empfindungen wie Enttäuschung oder das Gefühl von Ohnmacht. Über das durch die Trauer beauftragte „Loslassen“ kann man dann zu einer Veränderung bzw. einem Fortschritt gelangen.

Es versteht sich, dass die Sicht der Betroffenen – und auch der beteiligten Angehörigen – von solchen dialektischen Erklärungen abweichen kann. Gerade auch deshalb sind die Trialoge so wertvoll: um Verständnis zu schaffen – Verständnis für die Gründe, die hinter dem jeweiligen Verhalten stehen, und Verständnis für die Auswirkungen und mögliche Lösungsansätze.

Wesentlich ist zudem die dialektische Grundhaltung des Therapeuten. Während viele andere Therapieformen sehr stark auf *Veränderung* von Verhalten und Erleben fokussiert sind, steht im Rahmen der Borderline-Behandlung die *Akzeptanz* an erster Stelle. Therapeuten kommen nicht umhin, Borderline-Betroffene in ihrem So-Sein erst einmal zu akzeptieren, d.h. sie anzunehmen und gelten zu lassen, was da ist. Erst danach sind Veränderungsstrategien wirksam einsetzbar. Diese Akzeptanz mag oberflächlich für Therapie als selbstverständlich eingeschätzt werden. Zumindest in der Verhaltenstherapie war sie aber bis zur Verbreitung der DBT Anfang des Jahrhunderts nicht üblich. Hier wurde stark und schnell eine Verhaltensänderung gefordert und auch gelehrt. Ein eindeutiges Beispiel sind die damals beliebten Intensiv-Expositionen, bei denen nach kurzer Vorbesprechung ein nur wenige Tage dauerndes, aber täglich mehrstündiges Expositionsübungsprogramm durchgeführt wurde. Borderline-Betroffene fielen dort umgehend mit Krisen heraus.

Da diese Patienten ja schwerwiegende Symptome oder auch häufig selbstschädigendes Verhalten zeigen, ist auch klar, dass diese Akzeptanz nicht Zulassen oder Tolerieren bedeuten kann, sondern ein aktives *An-Nehmen,* wie es der lateinischen Grundbedeutung des Wortes auch entspricht. Aus diesem An-Nehmen im Sinne auch von In-die-Hand-Nehmen kann sich dialektisch dann aber ein Begreifen, auch im Sinne von Zugreifen – *Hand*eln – entwickeln, was so dann doch ein Einstieg in die Veränderung ist, auch wenn diese sich nicht schnell beim offenen Verhalten zeigen muss, aber durchaus kann.

Akzeptanz und Validierung sind also wichtige Voraussetzungen für ein Gelingen der Therapie. Neben den jeweiligen „Techniken" liegt es somit auch am Therapeuten, diese besonderen zwischenmenschlichen Begegnungen authentisch und wohlwollend zu gestalten. Selbsterfahrung und permanente Supervision der Therapeuten sind unabdingbar.

8.2.2 *Elemente einer DBT*

DBT als Gruppentherapie

Die DBT wurde von Linehan ursprünglich als ambulante Behandlung entwickelt und von Anfang an sehr stark als Gruppentherapie. Im Regelfall sollte sie auch heute als solche durchgeführt und durch Einzeltherapien ergänzt und flankiert werden. Mit den Patienten ist sehr deutlich abzusprechen, dass die Auseinandersetzung in der Gruppentherapie einen hohen Stellenwert hat und für den Erfolg unabdingbar ist. Nur über die Gruppentherapie wird der ursprüngliche „DBT-Spirit", also der oben benannte empirische Geist genährt und weitergeführt. Klar vorgegeben wird, dass die Betroffenen zum großen Teil selbst dafür verantwortlich sind, welche Veränderungen sie wollen, wie intensiv sie mitarbeiten und welche Strategien sie zu ihrer Symptomverbesserung einsetzen. Sie bekommen hierzu Anregungen aus den Gruppen, müssen sich gleichzeitig aber auch der Kontrolle und der Rückmeldung der Gruppe stellen. Wichtig ist auch, dass über eine Gruppe und die hier zwangsläufig auftretenden vielfältigen Meinungen die Grundhaltung vermittelt wird, dass es für ein Problemverhalten nicht „die richtige" Lösung gibt, sondern mehrere Möglichkeiten, die sich aber bei anderen schon als hilfreich erwiesen haben.

Maß der Anspannung einschätzen lernen

Als Voraussetzung für die erfolgreiche Umsetzung der erlernten Skills müssen alle Patienten von Beginn an lernen und üben, das Maß ihrer Anspannung richtig einzuschätzen. Bewährt hat sich der Einsatz einer Zahlenskala, die von 0 bis 100 reicht und anhand der die aktuelle Befindlichkeit angegeben werden kann. Die 0 steht hierbei für Koma und kommt nicht vor. Die 100 steht für maximale Anspannung und Kontrollverlust. Die Patienten müssen durch permanentes Einschätzen üben, ihre eigene Anspannung in Zahlenwerten zu erfassen. Im Zeitverlauf ergibt sich eine Spannungskurve. Hierbei ist auch wichtig, dass die Patienten für sich „Normalbereiche" definieren, also bei Zahlenwerten etwa zwischen 30 und 70.

Dabei besteht die Herausforderung darin, die Höhe der Anspannung nicht sofort zu bewerten, sondern möglichst unabhängig von Kategorien wie „gut" oder „schlecht" zu operieren. Eine Anspannung von 85 kann nämlich sowohl „gut" (z. B. bei Verliebtheit) als auch „schlecht" (z. B. bei Ärger) sein. Eine Anspannung von 20 kann bedeuten, dass jemand sehr entspannt ist, aber auch dass jemand sich antriebslos fühlt.

Die Einschätzung ohne Bewertung kann anfänglich große Probleme machen und muss deshalb unter Anleitung intensiv geübt werden.

Der nächste Schritt besteht darin, aus der Einschätzung abzuleiten, ob aktuell Handlungsbedarf besteht. Etwa ab einem Wert von 70 sollte man mit Skills zur Stresstoleranz gegensteuern, ab 80 können, ab 95 müssen Notfall-Skills zum Einsatz kommen (s. Abschn. 4.3.2). Oft sind auch mehrere Skills nacheinander einzusetzen, bis die Anspannung wieder unter 70 ist. Zu ergänzen ist, dass natürlich immer der Grund für die hohe Anspannung geprüft werden sollte und die Einsatznotwendigkeit von Skills sich womöglich relativiert (Beispiel Verliebtheit).

Sicherheit für Leib und Seele

Zu Beginn wurde das Behandlungskonzept angewandt für – damals sogenannte – chronisch parasuizidale Frauen. Für die Entstehung der DBT sehr wichtig ist, dass dieses parasuizidale Verhalten grundlegend war für die ersten therapeutischen Überlegungen, Ansätze und Interventionen. Im Vordergrund stand – und steht bis heute –, Patienten in die Lage zu versetzen, dieses gefährliche Verhalten zu beenden.

Die DBT hat deshalb für die Abfolge der einzusetzenden therapeutischen Aktivitäten eine klare Hierarchie vorgegeben. An erster Stelle steht der Abbau suizidalen und an zweiter Stelle der Abbau des parasuizidalen Verhaltens. Ärzte und Therapeuten werden durch die Vorgaben und ihre Supervisoren permanent angehalten, diese Hierarchie einzuhalten, da für jede weiterführende therapeutische Aktivität das Überleben der Patienten gesichert werden muss.

In den späteren 80er-Jahren wurde der ursprüngliche Ansatz für die Therapie ausgeweitet, nach und nach um weitere Interventionen ergänzt, die nachstehend beschrieben werden, und parallel immer weiter auf Wirksamkeit überprüft. Für die Messung der Wirksamkeit wurden von Beginn an Messgrößen in den Vordergrund gestellt, die sehr „nah" am Patienten waren und schnell Erfolg oder Misserfolg der Behandlung dokumentierten: die Häufigkeit des Selbstverletzungsverhalten, die Häufigkeit der Krisen, die Häufigkeit der Suizidversuche, die Häufigkeit der Krankenhausaufnahmen und die Menge der eingenommenen Medikation.

Diese permanenten Aufzeichnungen werden bis heute von allen Patienten durchgeführt, zumindest zu Beginn der Therapie. Sie heißen „Diary Cards" (Tagebuchkarten) und dienen nicht nur der Erfolgsmessung, sondern auch der täglichen Überprüfung des jeweiligen Zustandes der Patienten wie auch der eingesetzten Interventionen.

Tägliche Arbeit mit den Diary Cards

Die Diary Cards werden von den Patienten täglich ausgefüllt und erfassen meist folgende Punkte:

- suizidale Vorstellungen
- Selbstverletzungsdrang bzw. -handeln
- Not / Elend
- spezielles Problemverhalten (individuell definiert)
- Schlaf
- eingesetzte Skills
- positive Ereignisse
- körperliche Aktivitäten
- Freude
- Entscheidung für einen neuen Weg
- ggfs. Menstruation und PMS (Prämenstruelles Syndrom)

Die in der Schön Klinik Bad Bramstedt gebräuchliche Version können Sie Abbildung 8.1 entnehmen.

Die Diary Cards können weiterentwickelt werden je nach Patientengruppe. So gibt es beispielsweise in dieser Klinik eine abgewandelte Form für Betroffene, die vorrangig an pathologischem Computergebrauch leiden.

Sie werden in der Einzeltherapie oder den Gruppen ausführlich besprochen. Entscheidend ist, dass eine stetige Selbstbeobachtung und Selbstachtsamkeit über die

Suizidale Ideen	**Selbstverletzung**	**Not/Elend bzw. Freude**	**Schlaf**	**Skills**
0 = keine 1 = kaum 2 = mäßig 3 = drängend 4 = sehr drängend 5 = das Denken ist komplett auf suiz. Ideen eingeengt	0 = keine 1 = kaum 2 = mäßig 3 = starker Drang 4 = sehr starker Drang 5 = nicht kontrollierbar	0 = kein(e) 1 = kaum 2 = etwas 3 = mittelmäßig 4 = groß 5 = sehr groß	0 = gar nicht 1 = sehr schlecht 2 = schlecht 3 = mittelmäßig 4 = gut 5 = sehr gut	0 = nicht dran gedacht oder angewendet 1 = daran gedacht, nicht angewendet, wollte nicht 2 = daran gedacht, nicht angewendet, hätte gewollt 3 = habe es versucht, konnte sie aber nicht anwenden 4 = versucht, konnte sie anwenden, hat nicht geholfen 5 = automatisch angewendet, nicht geholfen 6 = versucht, konnte sie anwenden und sie halfen 7 = automatisch angewendet, haben geholfen

	Suizid-Ideen (0-5)	**Selbstschädigung**		**Not/Elend** (0-5)	**Spezielles Problemverhalten**				**Anspannung** (0-100)	**Schlaf** (0-5)	**Skills** (0-7)	**Positive Aktivitäten/Ereignisse**	**Freude** (0-5)
		Drang (0-5)	Handlung (j/n)		Drang (0-5)	Handlung (j/n)	Drang (0-5)	Handlung (j/n)					
Mo													
Di													
Mi													
Do													
Fr													
Sa													
So													

Woche: ______________________ **Name:** __________________________

Abbildung 8.1: Diary Card – Wochenprotokoll

Diary Cards gewährleistet ist und eine entsprechende Vorlage zum Festhalten der zentralen Punkte angeboten wird, was nach Ansicht der DBT grundlegend für die Wirksamkeit der Therapie ist:

Die Therapie soll stets nah am tatsächlichen Befinden und Erleben und an den daraus resultierenden Handlungen der Betroffenen stattfinden. Viele Betroffene neigen dazu, sich während einer Psychotherapie lieber mit „abstrakteren" Therapieinhalten beschäftigen zu wollen, wie etwa Beziehungsstörungen, psychosoziale Fragen oder Traumabearbeitung. Hierdurch könnten sie aber die Auseinandersetzung mit den täglichen schweren Befindlichkeitsstörungen und Krisen inklusive dem selbstschädigenden Verhalten vermeiden.

Ein wesentlicher Grund für den Erfolg der DBT, die inzwischen seit 30 Jahren effektiv eingesetzt wird, dürfte an dieser klaren Vorgabe liegen. Hierdurch wird die Basis für die grundlegende und deutliche Verbesserung der vordergründigen Symptomatik geschaffen. Neben der Selbstbeobachtung und der Selbstachtsamkeit sind es vor allem die von den Betroffenen einzusetzenden Fertigkeiten zur Stressregulation, die eine nachhaltige Linderung der Symptome möglich machen.

Die Diary Cards, wie auch andere Optionen, die für eine Verhaltensanalyse herangezogen werden, stammen aus der Tradition der Verhaltenstherapie. Sie sind die Voraussetzung für eine zeitnahe Erfassung und damit Bearbeitungsmöglichkeit von Fehlverhalten. In einer DBT werden deshalb (schriftlich zu bearbeitende) Verhaltensanalysen zwingend gefordert, wenn ein unangemessenes oder womöglich selbstschädigendes Verhalten aufgetreten ist. Welche Verhaltensweisen hierzu zählen, wird vorher zwischen Therapeut und Patient vereinbart.

Über die Verhaltensanalysen wird erreicht, dass das Verständnis für das jeweilige Fehlverhalten aus den Gegebenheiten der Situationen immer besser wird, dies dann schon in der Situation schneller erkannt und schon dadurch beeinflusst werden kann. Es wird durch die Analysen und deren Bearbeitung auch deutlich, an welchen Punkten in der Entwicklung der Betroffene hätte aktiv eingreifen und im positiven Sinne umgestalten können.

Skills zur Stresstoleranz

Das Erlernen dieser Fertigkeiten (Skills) zur Stresstoleranz stellt zu Beginn jeder DBT den Schwerpunkt der therapeutischen Aktivität dar. Sie können schnell erlernt werden und sind auch von nicht umfassend DBT-geschulten Therapeuten zu vermitteln. Viele Kliniken, teil- und nachstationäre Einrichtungen trainieren inzwischen diese Skills, meist in Form von Kleingruppen. Auch Selbsthilfegruppen bieten (vor

Ort oder online im Sinne einer virtuellen Gruppentherapie) entsprechende Fertigkeiten-Trainings an.

Betont werden muss allerdings, dass diese inzwischen recht bekannten Skills zwar einen wesentlichen Teil der DBT darstellen, aber keinesfalls mit der DBT gleichzusetzen sind. So gibt es neben den Skills zur Stresstoleranz noch weitere Fertigkeiten, die im Rahmen einer erfolgreichen Behandlung wichtig sind: Fertigkeiten zur Emotionsregulation, zur Interaktionssteuerung und zur Selbstwertregulation. Zudem bilden weitere therapeutische Elemente wie Validierung oder Commitment einen wesentlichen Bestandteil der DBT, ganz abgesehen von der grundlegenden Notwendigkeit, Achtsamkeit zu erlernen oder im Alltag praktisch auszuweiten.

Was bedeutet Achtsamkeit?

Achtsamkeitstraining ist eine in der psychotherapeutischen Praxis inzwischen sehr weitverbreitete Methode (Berking & von Känel, 2007). Im Wesentlichen geht es darum, eine bestimmte Form der Aufmerksamkeit zu erreichen, also Erlebnisanteile intensiver wahrzunehmen und einzelne Erlebnisqualitäten miteinander zu verbinden. Eine häufig zitierte Definition stammt von Jon Kabat-Zinn (2008). Demnach ist Achtsamkeit eine bestimmte Form der Aufmerksamkeit, die *absichtsvoll* ist, sich auf den *gegenwärtigen Moment* bezieht (statt auf die Vergangenheit oder die Zukunft) und *nicht wertend* ist.

Das Achtsamkeitstraining im Rahmen einer störungsspezifischen Therapie ist gleichsam die Basis, also die Voraussetzung für alle weiteren therapeutischen Schritte. In der Praxis geht es vor allem darum, mit den Patienten den achtsamen Umgang im und mit dem Alltag, mit der eigenen Person und den Mitmenschen einzuüben und täglich zu praktizieren.

Durch das Erlernen und Einüben von Achtsamkeit soll etwas entstehen, das meist *mindfulness* (engl. für Achtsamkeit) genannt wird. Es benennt einen Zustand, in dem die körperlichen, emotionalen und gedanklichen Anteile gleichberechtigt und aufeinander wirksam das Wahrnehmen und Erleben bestimmen. Diesen Zustand theoretisch erklären zu wollen stößt schnell an Grenzen. Diese *mindfulness* muss stattdessen im Üben erfahren und erlebt werden. Viele Betroffene berichten, dass diese Praxis und die erlebten Veränderungen die entscheidende positive Entwicklung angestoßen haben.

Ergänzt werden muss an dieser Stelle, dass vor allem über diese Achtsamkeitserfahrungen auch spirituelle Bedürfnisebenen aktiviert werden, die bei mit dem Leben hadernden Menschen auch zu erwarten sind. Die berühmt-berüchtigte Sinn-Frage lässt sich in der Therapie keinesfalls ausklammern. Die Frage „Wozu mache ich diese Therapie eigentlich und letztlich?“ ist aufzugreifen und ihr Raum zu geben, ohne dass der Therapeut den Fehler machen darf, womöglich eine Antwort geben zu wollen. Dies liegt außerhalb seiner Kompetenz und Zuständigkeit. Aber er kann den Suchenden auf dem Weg zur Sinnfindung validierend sehr hilfreich begleiten.

Beispielhaft kann erwähnt werden, dass Linehan für sich selbst einen Weg gefunden hat, der sie regelmäßig auf den Benediktushof führt (siehe ↗ http://www.west-oestliche-weisheit.de/der-benediktushof.html).

Achtsamkeitspraktiken können auch als Stresstoleranz-Skills eingesetzt werden. In diesem Sinn erfolgt also eine situationsabhängige Anwendung von Achtsamkeit mit konkreten Zielsetzungen, v.a. Senken der Anspannung. Dazu kann eine gezielte äußere Achtsamkeit auf Umgebungsreize wie Geräusche oder Bilder erfolgen oder eine gezielte innere Achtsamkeit, z.B. auf die Atmung.

In der DBT werden dazu Was-Fertigkeiten und Wie-Fertigkeiten unterschieden. Was-Fertigkeiten sind:
- wahrnehmen,
- beschreiben und
- teilnehmen.

Wie-Fertigkeiten beziehen sich auf die Erlebnisqualitäten:
- wirkungsvoll,
- konzentriert und
- nicht wertend.

Betrachten wir als Beispiel die besonders wichtige Wie-Fertigkeit des Nichtwertens. BPS-Betroffene, aber auch viele andere Menschen haben große Schwierigkeiten damit, Alltagserfahrungen ohne Wertung wahrzunehmen und zu beschreiben.

Machen Sie selbst einmal ein kleines Gedankenexperiment dazu: Stellen Sie sich vor, Sie sitzen an Ihrem Schreibtisch und hören draußen plötzlich ein lautes knallendes Geräusch. Was geht Ihnen als Erstes durch den Kopf?

Vielleicht denken Sie: „Das war ein Autounfall!“ oder: „Das hörte sich an wie ein Schuss!“ Mit anderen Worten: Sie bewerten sofort.

Die wenigsten Menschen bemühen sich intensiv, das Geräusch einfach nur als Geräusch wahrzunehmen, es zu beschreiben und nicht wertend in seinen Qualitäten zu benennen: laut, plötzlich, nah, anschwellend, hoch, kreischend …

Vor allem Borderline-Betroffene gehen sehr schnell auf eine Wertungsebene, die wiederum schnell eine persönliche Note bekommt und oft auch eine misstrauische

Tönung: Wenn Borderline-Patient Marc einen Laden betritt und die Verkäuferin ihn anlächelt, interpretiert Marc dieses Lächeln als Absicht, einen möglichst großen Umsatz mit ihm zu machen, vielleicht sogar einen Ladenhüter loszuwerden. Noch drastischer könnten die Wertungen ausfallen, wenn die Verkäuferin missgelaunt schaut, was zu Interpretationen führen könnte wie: „Die will mich gar nicht in ihrem Laden haben. Die sieht gleich, dass ich zu wenig Geld habe."

Warum eine Unterscheidung zwischen innerer und äußerer Achtsamkeit?

Die innere Achtsamkeit bezieht sich auf eigene Erlebnisanteile, also Wahrnehmung von körperlichen Reaktionen, differenzierte Wahrnehmung von Gefühlsreaktionen und Erfassung von typischen Gedanken, auch Gedankenmustern. Letztere sind die Grundlage für die weitere Erarbeitung von personentypischen Schemata (vgl. Schemata, Abschn. 2.4.8).

Die äußere Achtsamkeit bezieht sich auf die äußeren Gegebenheiten. Es sind erstaunliche Effekte möglich, wenn das Gehirn sich auf bestimmte äußerliche Faktoren konzentriert und anderes ausblendet. Wer auch hier einen spannenden Selbsttest machen möchte, sei auf ein YouTube-Video verwiesen: ↗ https://www.youtube.com/watch?v=9hV8-tEka4E.

Diese äußere Achtsamkeit sollte von Betroffenen intensiv eingeübt werden, da die Erweiterung der Wahrnehmung sehr entscheidend für viele Änderungen ist. Der wahrscheinlich nicht zu verhindernden schnellen emotionalen Erstreaktion soll ein Innehalten und Besinnen entgegengesetzt werden.

Skills-Listen

Es gibt vorgefertigte Listen, auf denen Skills zur Stresstoleranz aufgeführt werden und die als Anregung zu verstehen sind. Betroffene sind aufgefordert, sich eigene Skills zur Anwendung und Überprüfung herauszusuchen und so eine eigene individuelle Skills-Liste zu bilden. Standardlisten enthalten deutlich über 100 Skills. Im folgenden Kasten finden Sie einen kleinen Auszug einer solchen Liste aus der Schön Klinik Bad Bramstedt:

Entscheidend ist, dass ein Skill die Möglichkeit bietet, die Anspannung zu senken. Im Regelfall ist als gültiger Skill eine Fertigkeit dann einzuschätzen, wenn neben der Spannungssenkung keine weiteren Effekte, insbesondere keine selbstschädigenden Effekte, auftreten.

Sich ablenken durch ...

Aktivitäten

- Puzzles
- Computerspiele
- Lesen
- ein Instrument spielen (z. B. Klavier, Schlagzeug ...)
- Sport: Laufen, Skaten, Fahrrad fahren, Wandern, Schwimmen, Tanzen, Reiten
- Tagebuchschreiben
- ...

Unterstützen

- einen Freund besuchen oder anrufen
- einen Brief schreiben
- jemandem ein Geschenk, eine Blume (...) basteln, malen, kaufen ...
- E-Mails schreiben
- ...

Vergleichen

- „Andere bemitleiden sich – ich tue etwas dagegen, dass es mir so schlecht geht!“
- Realitätsüberprüfung
- ...

Gefühle / Gefühle ersetzen

- einen Roman lesen
- sich von einem Freund durch Scherze aufmuntern lassen
- Tagebuchschreiben
- sich etwas Gutes tun (z. B. in einem Cafe etwas Schönes trinken, ein neues Buch kaufen ...)
- einen Kitschfilm oder Seifenopern anschauen
- Papier zerknüllen / zerreißen
- in den Wald gehen und laut schreien
- ...

Gedanken (Hirn-Flickflacks)

- „Stadt-Land-Fluss“
- in 7er-Schritten rückwärtszählen
- Sudoku
- Mathematikaufgaben lösen
- ...

Sich zurückholen durch Körperempfindungen

- laute Musik
- Wechselduschen
- Schreien
- mit nackten Füßen in einen Bach stellen
- scharfe Zahnpasta
- …

Den Augenblick verändern durch …

Fantasie
- Fantasiereise
- „Sicherer Ort“
- …

Gebet / Meditation

Entspannung
- z. B. nach Jacobson
- ein schönes Bad nehmen
- …

Fast jeder Skill kann bei „Überdosierung“ auch dysfunktional sein. Bei zu vielen Chili-Schoten oder zu langem kaltem Duschen leuchtet dies jedem sofort ein, aber es gilt auch für zu viel Sport oder zu viel Ablenkung.

Die Patienten sind stets aufgefordert, die Skills für sich persönlich anzuwenden, zu überprüfen und gegebenenfalls weiterzuentwickeln, zu verwerfen oder sogar einen ganz neuen Zugang zu finden. Nicht selten entwickeln Patienten auch ganz persönliche neue Skills.

Beim Erarbeiten individueller Skills zur Spannungsregulation sind auch die ursprünglich eingesetzten Strategien der Betroffenen zu thematisieren, insbesondere die gesundheitsgefährdenden. Ein gestörtes Essverhalten, insbesondere Erbrechen, ist hier ein besonders hartnäckiges Thema, aber auch der Einsatz von psychotropen Substanzen wie Cannabis oder Alkohol sollte mit dem Therapeuten abgeklärt werden.

Sehr schwierig gestalten sich die Diskussionen bei nicht offensichtlich selbstschädigenden Tätigkeiten, die der Spannungsregulation dienen und bei denen Intensität und Häufigkeit über eine mögliche Selbstschädigung bestimmen: exzessives Sporttreiben, Überarbeitung, gefährliches sexuelles Verhalten und nicht zuletzt die Art des Freizeitverhaltens mit Computerspielen und Fernsehkonsum.

Notfall-Skills

Für Phasen oder Situationen, in denen die Anspannung sehr stark ansteigt (Hochanspannung), sollten sogenannte Notfall-Skills vermittelt werden. Hier wird üblicherweise eine Anzahl von fünf vorgegeben, aber auch drei sind akzeptabel. Sie sollten in eine Art Notfallkoffer „verpackt" werden, den die Betroffenen ständig bei sich führen. Dies kann eine kleine Box sein oder ein kleines Täschchen oder Ähnliches.

Die im Anschluss einzusetzenden Skills sollten dann ebenfalls effektiv sein und möglichst eine Spannungsreduktion auf 70 oder weniger erlauben, aber sie sollten auch mehr „Nachhaltigkeit" aufweisen, also länger wirken. Nicht selten müssen mehrere Skills nacheinander eingesetzt werden, sodass es insgesamt zu einer Skills-Kette kommt, beginnend mit den Notfall-Skills. Diese Skills-Ketten sollten den Betroffenen gut bekannt und eingeübt sein.

Skills zum Annehmen der Realität

Dies meint die drei ungemein wichtigen Skills:

- radikales Akzeptieren („Es ist, wie es ist.")
- sich für einen neuen Weg entscheiden
- innere Bereitschaft

Diese Skills sind deshalb so wichtig, weil das Annehmen der Realität eine besonders große Herausforderung für fast alle Betroffenen darstellt. Gründe für die Entwicklungsdefizite hier sind mangelnde Lernerfahrungen in Frustrationstoleranz, Objektkonstanz und vor allem Vorhersehbarkeit von Entwicklungen. Die Bewältigung von Alltagsgefühlen als Teil der Realität, v. a. Trauer, Enttäuschung, Ärger, wurde wenig konstruktiv gelernt und diese Gefühle müssen deshalb vermieden werden.

Vor allem das radikale Akzeptieren wird von vielen als der wichtigste, weil wirksamste Skill überhaupt eingeschätzt. Als Merkspruch gilt: Es ist, wie es ist. Der Punkt am Ende ist das Wichtigste. Die Kunst hierbei ist, herauszuarbeiten, *was genau* radikal akzeptiert werden muss. Also nicht nur, dass „Papa wieder mal schlechte Laune hat", auch nicht, dass ich durch noch so engagiertes Lernen und Anstrengen kein Lob bekomme, sondern die permanente Wiederholung der Erfahrungen muss auch RADIKAL (an die Wurzel gehend, lat. *radix*) zur Einsicht führen, dass die Anerkennung nie erreichbar ist – und ich radikal mit Trauer akzeptieren muss, dass der Vater nicht so ist, wie ich einen Vater gebraucht hätte. Die Trauer, und der schmerzhafte Prozess dazu, erlaubt mir dann das Loslassen.

Gefolgt wird es von der Entscheidung für einen neuen Weg. Das kann dann z. B. bedeuten, mir ganz andere Menschen als zentrale Bezugspersonen zu suchen.

Zur ergänzenden Erläuterung mögen auszugsweise instruierende Beschreibungen benannt werden, die so oder ähnlich vermittelt werden können (vgl. hierzu auch Bohus & Wolf, 2009):

> „Freiheit von Leiden erfordert ein tief gehendes Annehmen dessen, was ist. Erlauben Sie sich, mit dem übereinzustimmen, was im Augenblick ist. Lassen Sie ab vom Kampf mit der Realität. Annehmen ist der einzige Weg aus der Hölle hinaus. Schmerz führt nur zum Leiden, wenn Sie sich weigern, den Schmerz anzunehmen. Annehmen ist eine Entscheidung, den Augenblick zu ertragen. Annehmen ist anerkennen, was ist. Etwas anzunehmen bedeutet noch nicht, etwas gutzuheißen. Das Annehmen der Realität, wie sie ist, erfordert eine bewusste Entscheidung. Es ist, als käme man an eine Weggabelung. Es ist dann notwendig, den neuen Weg des Annehmens einzuschlagen und den Weg der Realitätsverneinung beiseitezulassen."
>
> (Einzusehen unter ↗ http://www.borderline-netzwerk.info/lexikon/borderline_annehmen.htm)

Ergänzt wird das Annehmen der Realität mit dem Skill der inneren Bereitschaft. Das heißt, in jeder Situation in einer einfachen, schlichten Weise gerade das zu tun, was notwendig ist. Innere Bereitschaft richtet sich also auf die Wirksamkeit.

Skills zur Emotionsregulation

Gelingt es Borderline-Patienten, in kritischen Situationen ihre Anspannung mithilfe der Skills in einen Bereich von 50 / 60 zu reduzieren, wird es passieren, dass es zu einem stärkeren (Wieder-)Erleben der ursprünglich als problematisch erlebten Emotionen kommt. Aus diesem Grund müssen in der weiteren DBT Skills zur Emotionsregulation erworben werden. Sie sind die Voraussetzung für bessere Interaktionen und gelungene Selbstwertregulation. Über die grundlegenden Fertigkeiten zur Spannungsreduktion hinaus geht es also auch um die bessere Steuerung von aufkommenden Gefühlen.

In der Emotionsregulation geht es um ein grundsätzliches Verstehen, was Gefühle sind und wozu Menschen sie haben, und dann um den angemessenen Umgang mit diesen. Aufgrund negativer, oftmals traumatischer Erfahrungen hätten viele Borderline-Betroffene nach eigenen Aussagen lieber gar keine Gefühle, als die „schlechten" Empfindungen noch einmal aushalten zu müssen. So gab ein Patient an, er habe nur drei Gefühle – „und das reicht". Auf Nachfrage benannte er sie mit: gut, schlecht und interessant.

In der DBT wird den Betroffenen vermittelt, dass Gefühle in erster Linie Handlungsbotschaften oder -vorschläge sind, unter Berücksichtigung der Bewertungen und Körperreaktionen. Vereinfacht dargestellt: Jedes Gefühl (z. B. Angst) soll deutlich machen, was in der jeweiligen Situation am besten zu tun ist (z. B. weglaufen). Dieser

„Auftrag" kann u. U. recht grob sein, aber er ist – über Jahrmillionen der biologischen Evolution entwickelt – für den Organismus stimmig und für die Situationsgestaltung sehr bedeutsam.

Die Patienten sollen lernen, ihre Gefühle achtsam wahrzunehmen und in ihrer Handlungsbotschaft hinsichtlich eines situativen Auslösers zu verstehen. Dies wird durch grundlegende Wissensvermittlung erreicht, an die sich intensive Selbstbeobachtung, meist mit Selbstprotokollierung im Alltag mithilfe des vorgefertigten Gefühlsprotokolls VEIN-AHA (s. Bohus & Wolf, 2009) anschließt. So ergibt sich ein verbessertes Selbstverständnis bezüglich der emotionalen Verhaltensreaktionen. Der Betreffende versteht, dass er nicht das Gefühl „ist" und somit einer Unkontrollierbarkeit ausgesetzt ist, sondern dass er ein Gefühl „hat", das im jeweiligen Kontext nachvollziehbar und vor allem kontrollier- und steuerbar ist.

Die wichtigsten Skills zur Emotionsregulation sind:
- entgegengesetzt handeln bzw. Emotionen abschwächen
- Emotions-Surfen
- Held des Alltags

Beim Entgegengesetzt-Handeln ändere ich gezielt durch eine Aktivität meinen Gefühlszustand, um das vorher übermächtige Gefühl einzugrenzen. Ein einfaches Beispiel: Ich lese ein heiteres Buch oder höre rhythmisch-lockere, „frohe" Musik gegen meine Trauer. Dem Handlungsimpuls aus dem Trauererleben – z. B. Selbstschädigung – soll entgegengetreten werden. Dabei geht es nicht darum, das Trauergefühl zu verdrängen, es „wegzumachen", sondern es kleiner und begrenzter zu machen, es zu ent-mächtigen. Das Handeln kann hier auch durch entgegengesetztes Denken oder entgegengesetzte Körperhaltung ersetzt werden.

Ein recht beliebter Skill ist das Emotions-Surfen. Das bedeutet, sich nicht dem Gefühl entgegenzustellen (dabei wird man von der Kraft umgehauen oder überspült), sondern die Welle zulassen, also nicht unterdrücken oder blockieren, und miterleben, quasi auf der Welle des Gefühls zu reiten. Dies kann man sich bildlich vorstellen, also: wie die Welle kommt, anschwillt und wieder abflaut. Und es mir womöglich gelingt, das Gefühl mit mir, aber „unter mir" weiterströmen zu lassen. Radikales Akzeptieren ist auch hier erforderlich und meint: „reacting without reaction" – reagieren, ohne zu handeln. Mitsurfen und die Welle am Strand auslaufen lassen. Wenn man es gelernt hat, hilft es bei anflutenden Gefühlen ungemein.

Der „Held des Alltags" ist ein Mensch, den der Betroffene schätzt und ihm zutraut, mit kritischen Situationen fertigzuwerden. Er braucht keine besondere, womöglich berühmte Person sein, und er kann auch selbst Probleme haben, aber diese meistern können. In schwierigen Momenten kann dann an den Helden des Alltags gedacht werden und gefragt werden, was würde er jetzt tun? Was würde er mir raten?

Nicht zuletzt sind Skills zum Schutz und zur Stabilisierung der Emotionen wichtig, die sogenannten Skills zur Verringerung der emotionalen Verwundbarkeit. Damit ist vor allem auch die Befriedigung grundlegender Bedürfnisse gemeint: genug trinken, eine ausgewogene Ernährung, ausreichend Schlaf, Krankheiten behandeln (lassen), Verzicht auf Alkohol oder Drogen, aber auch die Verringerung von Chaos durch Planung, die Übernahmen von Verantwortung für kleine Dinge und das bewusste Sammeln von angenehmen Gefühlen im Alltag.

EXKURS

Verschiedene Gefühlsebenen

Bei der Darstellung der Skills zur Emotionsregulation kann der Eindruck entstehen, dass lediglich das Einüben bestimmter Techniken nötig ist, um eine langfristige Besserung für die Betroffenen zu erzielen. Emotionen sind jedoch hochkomplex. Sie umfassen gewissermaßen verschiedene Ebenen und beeinflussen sich gegenseitig.

Für die Therapie relevant ist in diesem Zusammenhang, dass das primäre Gefühl aufgrund von Lernerfahrungen nicht wirksam wird. Das heißt, es wird oft gar nicht gespürt, sondern ist überlagert von (situationsunangemessenen) sekundären Gefühlen, also Gefühlen, die sich später in der Entwicklung als Folge ungünstiger Erfahrungen mit den primären Gefühlen und deren Auswirkungen herausgebildet haben. Ein Beispiel dazu:

Ein Kind reagiert auf eine Frustration mit einem starken Ärger-Gefühl (es schreit, macht etwas kaputt, schlägt ein anderes Kind etc.), wird hierfür bestraft und reagiert auf die Bestrafung mit Trauer oder Angst. Die Trauer- oder Angstgefühle legen sich dann über das Gefühl von Ärger. Werden solche Erfahrungen intensiv und wiederholt gemacht, kann es in der Folge dazu kommen, dass der Ärger gar nicht mehr wahrgenommen wird und entsprechende Handlungen ausbleiben. Auf eine Situation, die eigentlich sinnvollerweise Ärger auslöst, wird mit Angst oder Trauer reagiert. Das hierdurch bestimmte Verhalten ist dann mit hoher Wahrscheinlichkeit unangemessen zur Situation.

Dieser Prozess ist auch umgekehrt denkbar: Eine Situation, z. B. ein Zurückgewiesenwerden, müsste eigentlich Trauer auslösen, durch frühe Lernerfahrungen wurde aber Verärgerung als Reaktion „abgespeichert“. Therapeuten nennen dies oft ohnmächtige Wut. Betroffene reagieren auf solche Situation (unter Handlungsleitung der Wut) mit aggressivem Verhalten, unter Umständen sogar sehr intensiv. So kann als Reaktion auf ein 15-minütiges Zuspätkommen des Freundes eine heftige Beschimpfung erfolgen.

In der Therapie werden solche Situationen genau analysiert; die Betroffenen lernen, die primären Gefühlsreaktionen von den sekundären zu trennen und situationsangemessener zu reagieren.

Die Möglichkeit eines problemregulierenden Handelns, also meist bei interaktionellen Anforderungen, entsteht oft nur in einer gefühlsaktivierenden Vorgehensweise. Das bedeutet, dass – unter vorhergehender sichernder Stresstoleranz und Grundkompetenz in Emotionsregulation – mit Achtsamkeit und validierender Nachfrage die Gefühlsreaktion im aktuellen Erleben aktiviert wird. Falls das allein nicht reicht, sind konfrontative und provokative Interventionen erforderlich, auch paradoxe Interventionen sind hierfür sehr effektiv und auch erfahrungsgemäß vielen Patienten gut zuzumuten. Wenn die Gefühlsreaktion präsent ist, wird sie validiert (kann man nicht oft genug tun) und mit dem zu lösenden Handlungsproblem in Bezug gesetzt. Kognitive Lösungsanteile sind bei dieser Patientengruppe in der Regel schon spontan präsent, und dann müssen die Anteile (kognitiv, emotional, handlungsbezogen) zusammengebracht werden und in eine Maßnahme verdichtet werden. Hierfür wird dann ein Auftrag für die zu regulierende Situation – beispielsweise ein klärendes Gespräch mit dem Partner – erteilt, der in der nächsten therapeutischen Sitzung ausgewertet wird. Erfahrungsgemäß ist es sehr hilfreich, die zu erwartenden emotionalen Erlebnisanteile vorab genau zu sondieren und ggfs. ein Krisenmanagement vorab zu besprechen. Nicht selten müssen aber die nachstehend beschriebenen Interaktionsfertigkeiten vorher geübt werden.

Skills zur Interaktionssteuerung

Der Exkurs macht noch einmal deutlich, wie schnell es in der Begegnung mit Borderlinern zu „Missverständnissen“ und als Folge zu heftigen emotionalen Ausbrüchen kommen kann. Die Regulation der Interaktionen, also aller Formen zwischenmenschlicher Beziehungen, ist somit ein weiteres wichtiges Feld zum Einsatz von Fertigkeiten im Rahmen einer DBT. Hierfür sind Impulskontrolle, Stresstoleranz und Emotionsregulation als Voraussetzung möglichst vorher zu erwerben.

In der DBT wird hierzu v. a. mit einem sogenannten Interaktionsdreieck (s. Abb. 8.2) gearbeitet, das aus drei Ecken oder Polen besteht: Ziel, Beziehung und Selbstachtung. Sie stehen für die drei wesentlichen Motivationsfelder in einer Interaktion.

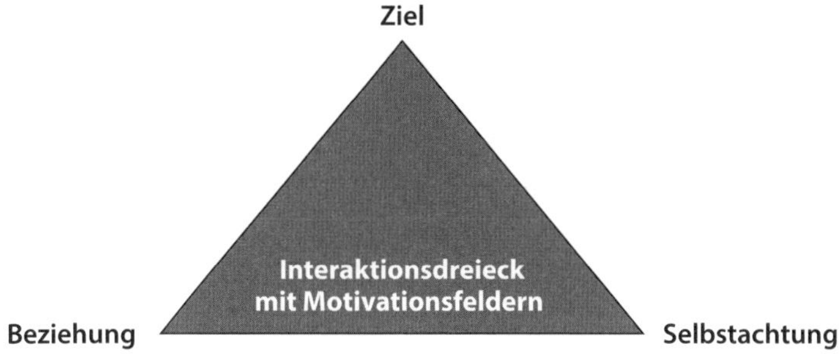

Abbildung 8.2: Interaktionsdreieck

Wenn ein Mensch mit einem anderen in Interaktion tritt, verfolgt er ein bestimmtes Ziel. Er möchte also zum Beispiel eine Information einholen, etwas mitteilen, was ihn beschäftigt, etwas delegieren etc. Wichtig ist dabei, dass die Interaktion einen möglichst friedlichen und harmonischen Verlauf nimmt und das Gegenüber so zufrieden ist, dass die Interaktion wiederholt werden kann. Nicht zuletzt geht es aber auch darum, die eigene Befindlichkeit und Bedürftigkeit in die Situation so einzubringen, dass man auch selbst durch die Interaktion einen Gewinn oder eine Befriedigung erzielt und sich am Ende wohl in seiner Haut fühlt.

Aufgrund der Vielfältigkeit der Situationen, aber auch der möglichen Interaktionen bei unterschiedlichen Personen, sind solche Aufgaben äußerst komplex, und so gelingt auch Nicht-Borderlinern nicht immer eine optimale Umsetzung. Es ist nicht das Ziel der Therapie, optimale Lösungen zu ermöglichen, sondern die Betroffenen in die Lage zu versetzen, zwischen verschiedenen Varianten zu wählen und ein Vorgehen zu entwickeln, mit dem es besser laufen kann als in der Vergangenheit.

Dies bedeutet, dass hauptsächlich zwei wichtige Weiterentwicklungen angestrebt werden müssen:

1. Die Situation soll zukünftig achtsamer wahrgenommen werden und
2. bezüglich der motivationalen Pole (Ziel, Beziehung, Selbstachtung) soll mehr Selbst-Verständnis erfolgen.

Borderline-Betroffene neigen zu einer Überbetonung des Beziehungspols, oft unter Vernachlässigung der Selbstachtung und nicht selten auch der eigentlichen Ziele. Ein häufiges Beispiel ist das Überschreiten der eigenen Grenzen und Bedürfnisse für den anderen. Erst durch Analyse der jeweiligen Situation und Einüben neuer Interaktionsweisen lernen sie Schritt für Schritt zufriedenstellende Interaktionen aktiv mitzugestalten

Selbstwertregulation

Letzter Bestandteil des Fertigkeitentrainings ist die Selbstwertregulation. Sie bezieht sich nicht nur auf das geringe Selbstwertgefühl, das mit Selbstabwertungen verbunden ist und bis zum Selbsthass reicht, sondern auch auf die „narzisstischen" Verhaltensweisen, die insbesondere bei männlichen Betroffenen häufiger auftreten als Kompensation der Identitätsunsicherheit. Diese legen ein Selbstwertproblem nicht sofort nahe. Ganz im Gegenteil treten Menschen mit stark narzisstischen Zügen eher eingebildet, überheblich oder arrogant auf. In der Therapie zeigt sich aber meist, dass das betont selbstbewusste Verhalten nicht dem tatsächlichen Selbstwerterleben entspricht, sondern eingeübt ist.

Ziel des Fertigkeitentrainings ist es, vielfältige Möglichkeiten der Selbstwertregulation zu eruieren. Betroffene sollen lernen, dass sie verschiedene Selbstwertquellen nutzen können. Dazu gehören zum Beispiel das Entdecken kreativer Fertigkeiten oder Freude an Kunst oder Musik, die man auch alleine umsetzen kann.

Ergänzend dazu geht es auch darum, gelernte Selbstabwertungen zu durchschauen und zu verändern: „Hatte mein Vater mit seiner beständigen Kritik wirklich recht?" und durch selbstwertaufbauende Denkweisen zu ersetzen: „Meine Freunde finden mich gut."

Praktisch kommen hier Skills zur Anwendung, die wie folgt heißen:

- Waffenstillstand mit sich selbst
- fairer Blick
- Frust ausbalancieren
- InSEL-Skill: **I**nnere Aufmerksamkeit, **S**elbstvalidierung, **E**xperimentieren, gute **L**ösung finden
- Glaubenssätze überprüfen
- gegen Glaubenssätze handeln

Im Grundverständnis sind sie selbsterklärend, für eine Vertiefung wird auf Bohus & Wolf (2009) verwiesen.

In diese Prozesse der Veränderung der Selbstwertregulation können und sollten Angehörige sehr intensiv und hilfreich eingebunden werden. Für sie ist es oft schwierig nachzuvollziehen, dass die jeweiligen Fertigkeiten erlernt werden müssen und nicht „selbstverständlich" vorhanden sind.

Jenseits des Fertigkeitentrainings

Ein Fertigkeitentraining soll den Betroffenen grundsätzliche Fertigkeiten für die Alltagsgestaltung vermitteln. Im therapeutischen Verlauf werden noch weitere Problemlösungsstrategien zu den unterschiedlichsten Bereichen vermittelt. Dieses Problemlösungstraining erfolgt nach klassischen Methoden (z. B. D'Zurilla & Goldfried, 1971), aber immer unter Wahrung der dialektischen Prinzipien und mit aktiver Validierung.

Ausdrücklich werden in der DBT auch Aktivitäten mit einbezogen, die keiner klassischen Psychotherapie entsprechen, aber notwendig sind, wie z. B. Schuldenberatung, Erziehungsberatung und andere Themen, die für Betroffene Stressquellen darstellen.

Wirksamkeit der DBT

Zur DBT sind diverse Wirksamkeitsstudien durchgeführt worden, schon ab 1991 von Linehan und ihrer Arbeitsgruppe, andere Arbeitsgruppen bestätigten später die Ergebnisse. In Deutschland wurde von Bohus und Mitarbeitern ab 1999 die Wirksamkeit auch der stationären Behandlung bestätigt. Die DBT ist die am besten abgesicherte Therapieform bei der BPS mit einem Evidenzgrad von 1a (gesicherte Wirksamkeit) in den S2-Leitlinien (Bohus et al., 2009).

Abschließende trialogische Überlegungen

Die DBT ist eine für Borderline-Störungen effektive Behandlungsmethode, die von Anfang an stark durch praktische Erfahrungen Betroffener mitgestaltet wurde und wird.

Bis heute ist diese Therapieform nicht abgeschlossen und entwickelt sich immer weiter. Es werden neue Techniken und Fertigkeiten, zum Beispiel für Selbstwertregulation, sowie neue naheliegende Problemfelder ergänzt, z. B. für Sucht oder Essstörungen oder DBT für Jugendliche. All dies ist nur im trialogischen Austausch aller Beteiligten möglich.

8.3 Andere Therapieansätze

8.3.1 Übertragungsfokussierte Therapie (TFP)

Eine Übertragung liegt vor, wenn jemand Erwartungen (z. B. Rollenerwartungen), Wünsche, Befürchtungen oder Vorstellungen, die sich in früheren wichtigen Beziehungen gebildet haben, (unterschwellig) an eine andere Person heranträgt. Diese Erwartungen (Wünsche etc.) bilden eine Art Schablone, die immer dann zum Einsatz kommt, wenn das Beziehungsmuster eine ähnliche Struktur aufweist wie in der Beziehung zu der ursprünglichen Bezugsperson (z. B. Betroffener – Vater → Betroffener – Chef).

Psychodynamische Psychotherapie: gründet auf der Psychoanalyse und ihren Weiterentwicklungen. Die Behandlungsprinzipien bestehen vor allem in einer Bearbeitung lebensgeschichtlich begründeter unbewusster Konflikte.

Die übertragungsfokussierte Psychotherapie, in der diese Art der Beziehungsdynamik im Mittelpunkt steht, ist eine von Kernberg, Clarkin und Yeomans in den 80er-Jahren entwickelte Langzeitform der psychodynamischen Psychotherapie, die hauptsächlich für Patienten mit Persönlichkeitsstörungen eingesetzt wird (Clarkin, Yeomans & Kernberg, 2001).

Bei dieser speziellen Therapieform stehen die Störungen der inneren Objektbeziehungen im Zentrum. Direkt gearbeitet wird an der Übertragung, die im „Hier und Jetzt" auftritt. Eine Regression – also ein zeitweiliger Rückzug auf eine frühere Entwicklungsstufe in der Persönlichkeitsentwicklung – des Patienten wird in dieser Therapie nicht unterstützt, sondern das Erleben des Patienten wird auf den aktuellen Bezugsrahmen fokussiert.

Ziel der übertragungsfokussierten Psychotherapie ist es, durch eine Erarbeitung, Benennung und Deutung der Übertragungsmuster, die im therapeutischen Prozess zwischen Patient und Therapeut zutage treten, jene Bereiche der inneren Welt der Patienten in ihrer Struktur zu verändern, die zu ständig sich wiederholenden destruktiven Verhaltens- und Beziehungsmustern führen. Dies ermöglicht den Patienten ein besseres Verständnis und eine Akzeptanz ihrer selbst, ihrer Gefühle, Gedanken, Impulse und Handlungen.

Die Grundprinzipien der Therapie sind:

- Aufbau und Sicherung eines stabilen Behandlungsrahmens;
- möglichst wenig passive therapeutische Haltung, aktive verbale Teilnahme;
- grundsätzliches Anerkennen und tolerierendes Aushalten auch „feindlicher" Aspekte, haltenden Raum bieten („containing");
- konfrontativer, aktiv klärender Umgang mit selbstzerstörerischem Verhalten;
- Verbindung zwischen Gefühlen und Handlungen durch Deutungen herstellen;

- Setzen und Einhalten von Grenzen;
- Interventionen mit Focus im „Hier und Jetzt";
- sorgfältiges Wahrnehmen der Gegenübertragung.

Das TFP-Verfahren bietet den Patienten keine Vermittlung von Fertigkeiten an, wie es in der zuvor beschriebenen DBT der Fall ist. Der Therapiefortschritt besteht im zunehmenden Verstehen und späteren Integrieren der sogenannten abgespalteten Teilobjektbeziehungen. In der Sprache dieser Therapieform bedeutet Letzteres, dass das Teil-Objekt (z. B. die Mutter) als nur böse oder nur gut wahrgenommen wird. Durch diese – in der Therapie dann zu überwindende – Spaltung werden gute und böse Repräsentanzen von Objekt und Selbst auseinandergehalten und der gute Teil des Selbst vor Aggressionen geschützt.

Gegenübertragung: Während bei der sog. Übertragung der Klient alte, oftmals verdrängte Gefühle, Erwartungen, Wünsche etc. unbewusst auf neue soziale Beziehungen (z. B. zum Therapeuten) überträgt, reagiert bei der Gegenübertragung der Therapeut seinerseits auf den Klienten und richtet seine Gefühle etc. auf diesen.

TFP-Therapeuten gehen davon aus, dass sich durch diese Integration auch die Verhaltensprobleme verändern und schließlich lösen lassen. Ihrer Meinung nach handelt es sich bei den Verhaltensauffälligkeiten letztlich um Folgephänomene einer tiefer liegenden Problematik, die grundsätzlich beherrschbar sind und durch das Setting und den Vertrag in der Therapie handhabbar werden.

Als weiteres wesentliches Ziel wird in dieser Therapie die Projektion bearbeitet – das meint das Phänomen, Teile des eigenen inneren Erlebens einem Gegenüber zuzuschreiben, was Beziehungen erheblich belasten kann.

Das Übertragungsgeschehen wird also bestimmt von abgespaltenen oder projizierten internalisierten Objektbeziehungen. Diese Prozesse sollen in der Behandlungssituation aktiviert und analysiert und somit bewusst gemacht werden, um dann eine Integration und Modifikation zu ermöglichen.

Wirksamkeitsnachweise wurden vielfältig erbracht, u. a. von Clarkin und seiner Arbeitsgruppe (z. B. 2004) oder als Metaanalyse von Leichsenring und Leibing (2003).

TFP und DBT haben bei aller Verschiedenheit zum Teil breite und durch klinische Erfahrungen entstandene Übereinstimmungen in den konkreten Vorgehensweisen, v. a. mit den typischen Krisensituationen dieser Patienten. Beide legen vorrangig Wert auf einen sicheren Behandlungsrahmen, das Setzen von Grenzen, das Nutzen von Verträgen, das grundsätzliche Anerkennen des Gegenübers, das aktive Arbeiten in der Gegenwart und noch manches mehr.

8.3.2 Schematherapie (ST)

Konsistenz: Konsistenztheorien beschäftigen sich mit der Harmonie oder auch den Dissonanzen in den Beziehungen zwischen Denkinhalten sowie den Auswirkungen auf das Verhalten, die Motivation und die Einstellungen eines Menschen. Widerspruchsfreiheit (Konsistenz) wird als Zielzustand angestrebt.

Die Schematherapie geht auf den US-amerikanischen Psychotherapeuten Jeffrey Young zurück. In Deutschland wurde der Ansatz durch Veröffentlichungen von Berbalk und Young (2009), Roediger (2009) und Jacob und Arntz (2010) populär.

Die Schematherapie geht davon aus, dass es bestimmte erlernte Grund-Schemata gibt, die darauf abzielen, die seelischen Grundbedürfnisse zu befriedigen, und hierzu das Verhalten von Menschen steuern. Relevant für die Therapie sind die sogenannten frühen maladaptiven, d.h. schlecht angepassten, Schemata, die problematische und dysfunktionale Verhaltensweisen nach sich ziehen. Schemata werden aufrechterhalten aufgrund des menschlichen Strebens nach Konsistenz. Obwohl es Leiden verursacht, fühlt sich das Schema aufgrund seiner Vertrautheit „richtig“ an.

Maladaptive Schemata entstehen durch ungünstige Kindheitserlebnisse, bei denen menschliche Grundbedürfnisse in der Regel durch die Eltern verletzt bzw. nicht ausreichend befriedigt wurden.

Festgestellt wurden 18 verschiedene maladaptive Schemata:

1. Schemadomäne *Abgetrenntheit und Ablehnung*
- Verlassenheit / Instabilität
- Misstrauen / Missbrauch (und Misshandlung)
- Emotionale Entbehrung
- Unzulänglichkeit / Scham
- Soziale Isolierung / Entfremdung

2. Schemadomäne *Beeinträchtigung von Autonomie und Leistung*
- Abhängigkeit / Inkompetenz
- Anfälligkeit für Schädigungen oder Krankheiten
- Verstrickung / Unterentwickeltes Selbst
- Versagen

3. Schemadomäne *Beeinträchtigungen im Umgang mit Begrenzungen*
- Anspruchshaltung / Grandiosität
- Unzureichende Selbstkontrolle / Selbstdisziplin

4. Schemadomäne *Fremdbezogenheit*
- Unterwerfung
- Selbstaufopferung
- Streben nach Zustimmung und Anerkennung

5. Schemadomäne *Übertriebene Wachsamkeit und Gehemmtheit*
- Negativität / Pessimismus
- Emotionale Gehemmtheit
- Überhöhte Standards / Übertrieben kritische Haltung
- Bestrafen

In dem Buch *Sein Leben neu erfinden* (Young & Klosko, 2006) werden diese Schemata eingängig beschrieben und mit vielen hilfreichen Ausführungen erläutert.

Die Schematherapie charakterisiert sich bedürfnisorientiert, also an den psychologischen Grundbedürfnissen ausgerichtet. Diese werden wie folgt gelistet:
- Sichere Bindungen zu anderen Menschen
- Autonomie, Kompetenz und Identitätsgefühl
- Freiheit im Ausdruck von berechtigten Bedürfnissen und Emotionen
- Spontaneität und Spiel
- Realistische Grenzen setzen und selbst die Kontrolle innehaben

Um einen gangbaren Weg zwischen diesen Grundbedürfnissen und den verinnerlichten Erwartungen der Eltern zu schaffen, also unangenehme Erlebnisse und Spannungszustände möglichst zu vermeiden, entwickeln Menschen Bewältigungsstrategien (auch Copingstile genannt). Young teilt diese wie folgt ein (Beispiele):
- Sich fügen bzw. erdulden (sich [zu] viel gefallen lassen)
- Vermeiden (Rückzug, Sucht)
- Überkompensation (Aggression, Manipulation)

Durch diese Bewältigungsstrategien, die ebenso fest „sitzen" wie die Schemata, neigen Menschen dazu, aktuelle Probleme als Erwachsene mit Lösungsstrategien angehen zu wollen, die in der Kindheit entwickelt wurden. Langfristig führt dies zu unpassenden Reaktionen und unbefriedigenden Ergebnissen. Die Bewältigungsstrategien werden in der Therapie individuell herausgearbeitet und sind einer Veränderung zugänglich.

Im Weiteren werden sogenannte Modi ergänzt, womit funktionale und dysfunktionale Aktivitäten im Rahmen der Schemata verstanden werden. Die Kernmodi sind:
- Kindmodus
- Dysfunktionaler Bewältigungsmodus
- Dysfunktionaler Elternmodus
- Gesunder Erwachsener

Diese Modi werden mit den Schemata in Bezug gesetzt und typische (Schema-)Modi definiert. Unterschieden werden je nach Autor dann 10, 16 oder 22 Schemamodi.

Die individuell beim Patienten vorliegenden Schemamodi werden herausgearbeitet, können dann z. B. heißen: „Verletzbares Kind“ oder „Distanzierter Beschützer“. Letztlich können immer auch individuelle Namen gefunden werden, die vom Patienten als passend empfunden werden. Die einzelnen Anteile der Schemabewältigungsstile und Schemamodi werden in einer individuellen Fallanalyse erfasst und ein Fallkonzept wird erstellt. Nach diesem werden dann Veränderungsinterventionen durchgeführt, die bewährten Techniken der kognitiven und verhaltensbezogenen Therapie sowie der Arbeit an Beziehungsmustern entsprechen. Es sollen also unbewusste, automatisierte Verhaltensmuster durch angemessenere Verhaltensweisen ersetzt werden.

Konkreter fassbar wird dies nun für die BPS beschrieben:

Besonders Arnoud Arntz (Arntz & van Genderen, 2010) hat den Ansatz weiterentwickelt und spezifisch für die Arbeit mit Borderline-Patienten angepasst. Für diese Störung wurden vier als zentral bedeutsame Modi herausgearbeitet: „Verlassenes Kind“, „Ärgerliches bzw. Impulsives Kind“, „Strafender Elternteil“ und „Distanzierter Beschützer“ (Young, Klosko & Weishaar, 2005). In der Therapie soll der Patient in die Lage versetzt werden, diese Modi beim Auftreten zu erkennen und die Wechsel zu verstehen, auch ihre jeweilige Beziehung zu unangemessenem Verhalten, also z. B. ein Wutanfall im Modus „Ärgerliches Kind“. Anfänglich wird dann zur Stabilisierung mehr mit dem Modus „Distanzierter Beschützer“ gearbeitet und ein unproblematischer Zugang zu den Kindmodi gesucht. Im Weiteren werden dann die Schemamodi verändert, also Reduktion des Beschützermodus, das Versorgen der Kindmodi und das Bekämpfen des Elternmodus. Individuelle Fallkonzept-orientierte Interventionen schließen sich an.

Die grundsätzlich wirksame Schematherapie (Giesen-Bloo et al., 2006, Nadort et al., 2009) wird einen wichtigen Platz in der Versorgung der Borderline-Störung finden, nicht zuletzt, da sie sich auch gut mit DBT oder TFP verbinden lässt. Welchen genau, ist aktuell noch nicht abzusehen.

8.3.3 Mentalisierungsbasierte Therapie (MBT)

Die Mentalisierungsbasierte Therapie ist eine von Bateman und Fonagy in England entwickelte Therapieform. Ihr liegen die psychologischen Zusammenhänge und Wirkungsweisen der Mentalisierung zugrunde.

Mentalisierung (Fonagy, 1989) meint die Fähigkeit eines Menschen, mentale Zustände zu verstehen, also subjektive Zustände und mentale Prozesse nicht nur bei sich selbst, sondern auch bei anderen begreifen zu können. Also auch die Fähigkeit, sich in einen anderen hineinzuversetzen und dessen Handlungen und auch die zugrunde liegenden Gedanken und Gefühle nachzuvollziehen, zum Teil auch voraussagen zu können. Hierbei wird nicht nur auf das Verhalten des anderen eingegangen, sondern auf die eigenen Vorstellungen über dessen Überzeugungen, Gefühle, Einstellungen, Wünsche etc., die dem Verhalten des anderen zugrunde liegen. Mentalisierung könnte also als die Fähigkeit gesehen werden, am Verhalten ablesen zu können, was in den Köpfen anderer vorgeht.

Es wird davon ausgegangen, dass Betroffene einer Borderline-Störung damit Schwierigkeiten haben. Dabei gibt es zwei unterschiedliche Komponenten, nämlich dass die Betroffenen zu wenig mentalisieren können, aber auch, dass sie zu stark mentalisieren. In beiden Fällen ist jedoch die Folge, dass die Interaktion mit anderen Menschen durch die nicht situationsangemessene Mentalisierung beeinträchtigt wird und die Betroffenen zu situationsunangemessenem Verhalten neigen.

Die zentrale Aufgabe ist deshalb die Stabilisierung und Verbesserung der Mentalisierungsfähigkeit als Voraussetzung für bessere Affekt- und Impulskontrolle sowie verbessertes Beziehungserleben. Obwohl der Begriff dies nahelegen könnte, hat diese Therapie also nichts damit zu tun, Einsichtsfähigkeit oder kognitive Prozesse zu fördern und weiterzuentwickeln.

Das Mentalisierungsmodell der MBT (Bateman & Fonagy, 2011) basiert auf Bowlbys Bindungstheorie und entwickelt Modelle der Zusammenhänge zwischen den Störungen der Mentalisierung in Bezug auf Bindungtraumatisierung einerseits, Entwicklung von Verhaltensstörungen andererseits. In der noch in weiterer Entwicklung begriffenen mentalisierungsbasierten Therapie für Borderline-Störungen wird die Mentalisierung deshalb sehr stark fokussiert, mit der Absicht, sie durch die Regulation von Emotionen und Interaktionsprozessen zu verbessern. Wie die Autoren selbst 2011 schreiben, haben sie keine neue Therapieform hervorgebracht, aber neue Therapietechniken.

Die Wirksamkeit der MBT wurde im teilstationären Setting nachgewiesen (Bateman & Fonagy, 1999, 2001). Es ergaben sich signifikante Verbesserungen nach eineinhalb Jahren Behandlung und deutliche Effekte nach drei Jahren bei fortgesetzter kontinuierlicher Gruppentherapie.

Das Lehrbuch von Bateman und Fonagy zur Psychotherapie der Persönlichkeitsstörung mit MBT ist 2008 erschienen und sehr lesenswert. Eine etablierte Praxis der MBT im Versorgungsgefüge der Borderline-Störung gibt es bisher noch nicht. Auch die MBT lässt sich gut mit DBT und TFP verbinden, was auch die Autoren ausdrücklich betonen.

8.4 Angehörige in die Therapie einbeziehen

Die jeweiligen Beziehungen zwischen Betroffenen und Angehörigen sind mitunter sehr komplex. Die Bandbreite soll hier mit den beiden Extrempolen beschrieben werden, zwischen denen sich unzählige Varianten befinden:

Einerseits gibt es extrem enge Beziehungen zwischen Betroffenen und meist einem Elternteil, selten beiden, bei denen auch volljährige Kinder sich kaum autonome Aktivitäten gestatten und eine Therapie ohne die Angehörigen überhaupt nicht möglich ist, da sie das Leben der Betroffenen dominieren.

Dass diese Formulierung nicht übertrieben ist, zeigt etwa das Beispiel eines 23-jährigen jungen Mannes, der aus der Klinik heraus stündlich (!) seinem Vater Bericht erstatten musste oder wollte, da der Vater „sich sonst zu viele Sorgen mache". In solchen Fällen ist ein Einstieg in einen therapeutischen Prozess ohne Einbeziehung der Angehörigen kaum denkbar, wobei als erster Schritt aber auch zur Beruhigung und Bestandsaufnahme der Situation eine befristete Kontaktsperre sinnvoll sein kann.

Andererseits kann es zu einer völligen Funkstille zwischen Betroffenen und ihren Eltern kommen. Diese Kontaktabbrüche stellen in den seltensten Fällen eine Lösung des Problems dar, da die psychologischen Prozesse weiterlaufen, auch wenn keine akuten Verstrickungskomplikationen zu erwarten sind. Hier sind die Angehörigen und die Beziehung zu diesen zumindest theoretisch Thema in der Therapie. Der Verlauf der Therapie muss ergeben, ob sich aus dieser imaginären Anwesenheit der Angehörigen und der Bearbeitung dieser Beziehung der Einstieg in eine erneute konkrete Beziehungsgestaltung ergeben kann.

Beziehungsorientierung

Für die Beziehungsorientierung der Betroffenen ist es wichtig, dass diese ihre eigenen Beziehungsmuster reflektieren, lernen, diese selbst zu validieren und auch die dahinter stehenden Bedürfnisse und Wünsche zu erkennen. Dies ist zwingend auch biografisch bezüglich der Bindungs- und Lernerfahrungen zu bearbeiten.

Hierfür wesentlich sind eine differenzierte Analyse der Taten, der Gedanken und vor allem der emotionalen Anteile aller am Prozess Beteiligten sowie eine klare Herausarbeitung der eigenen Anteile der Betroffenen. In diesem für die Identitätsbildung fundamentalen Prozess sind die Angehörigen zwingend beteiligt, zumeist, und zu Beginn fast immer, eher imaginär, dann aber sinnvollerweise auch in gemeinsamen Angehörigengesprächen.

Hierbei geht es nicht um eine Schuldfrage, wie es von Angehörigen oftmals befürchtet wird. Die Schuldfrage ist letztlich kein weiterführendes Thema. Relevant und ggfs. entscheidend ist sie nur bei den juristischen Verstrickungen. Grundsätzlich sollte man davon ausgehen, dass die Angehörigen „ihr Bestes" – also das, was ihnen zu diesem Zeitpunkt aufgrund der eigenen Verstrickungen gerade möglich war – gegeben haben, auch wenn dieses Beste oft nicht gut genug war. Gerade das Aufarbeiten der Bemühungen und der Zugewandtheit, aber auch des Scheiterns und des Versagens, kann in einem gemeinsamen Gespräch für beide Seiten sehr klärend, entlastend und sogar befreiend sein. Vor allem in diesem Sinn ist der Trialog ein hilfreiches Instrument, die Situation des jeweils anderen – und dessen Motive für bestimmte Verhaltensweisen – besser zu verstehen.

Zudem sei hier angemerkt, dass Partner und Angehörige durch Selbsthilfegruppen ebenfalls gute Unterstützung erhalten können.

8.5 Umfang der Therapie: ambulant oder stationär?

Langfristig gesehen ist die ambulante psychotherapeutische Versorgung von Menschen mit Borderline die Methode der Wahl. Aufgrund der Komplexität und des Schweregrads der Störung ist eine stationäre psychotherapeutische Behandlung in den allermeisten Fällen aber zusätzlich erforderlich. Diese ergibt sich oft im Anschluss an die akuten Krisenzustände. Nicht ganz akute Krisen können auch direkt zu einer Aufnahme in eine entsprechend spezialisierte Einrichtung führen, sofern die Organisation zu kurzfristigen Aufnahmen in der Lage ist.

Nur der Aufenthalt auf einer spezialisierten Station mit einem Behandlungskonzept speziell für Borderline-Störungen garantiert eine effektive Behandlung. Sie ist für die allermeisten Betroffenen im Verlauf der Störung erforderlich. Dabei handelt es sich überwiegend um Stationen mit einem DBT- oder TFP-Konzept. Die entsprechenden Interventionen sind für eine effektive langfristige Perspektive unabdingbar und nach der derzeitigen Versorgungsstruktur noch weitgehend alternativlos, da sie im ambulanten oder teilstationären Setting kaum angeboten werden. Die bedeutsamen Pro-Argumente sind

1. die hohe Expertise des behandelnden Personals,
2. ein konzeptuell differenziertes und organisatorisch durchstrukturiertes Behandlungskonzept,
3. der hohe Anteil von Gruppeninterventionen sowie
4. die ergänzende Durchführung von Achtsamkeitsübungsgruppen, Kunst- oder Bewegungstherapie.

Solche Therapien werden ambulant kaum angeboten. Am sinnvollsten ist es, wenn die ambulanten Behandelnden, d. h. Hausarzt, ambulanter Psychotherapeut und gegebenenfalls psychiatrischer Facharzt, sich unter Einbeziehung der Vorstellungen des Patienten genau abstimmen und dann die Einrichtung auswählen. Da es sich bei dieser Patientengruppe nicht nur um eine gut informierte, sondern auch um eine sehr gut über das Internet vernetzte Patientengruppe handelt, sind den Betroffenen viele Informationen zugänglich. Die Vorstellungen der Patienten sollten also die Entscheidung sehr stark mit beeinflussen.

Die stationäre Versorgung von Borderline-Betroffenen hat sich erfreulicherweise in den letzten 20 Jahren sehr positiv entwickelt.

Auch hat sich in den allermeisten somatischen Versorgungsinstitutionen, die für viele Patienten nach selbstverletzendem Verhalten (SVV) oder Suizidversuch (SCV) die erste Anlaufstelle sind, ein Bewusstsein für die Borderline-Störung herausgebildet, was noch vor zehn Jahren nicht selbstverständlich war. Die Struktur der stationären Behandlung und Versorgung von Patienten einer emotional-instabilen Persönlichkeitsstörung ist vielfältig. Dies hat nicht immer etwas mit den Notwendigkeiten der Störung selbst zu tun, sondern auch mit der jeweiligen Gesundheitspolitik oder der Historie der Versorgung psychisch Kranker in Deutschland.

In Deutschland gibt es die weltweit einzigartige Besonderheit der zweigleisigen Versorgung in psychiatrischen und psychosomatischen Kliniken. Borderline-Patienten werden in beiden Behandlungsformen berücksichtigt. Klare inhaltliche Kriterien für das eine oder das andere liegen bis auf die Akutversorgung nicht vor. Die intensivere, sehr stark konzeptbezogene und auch oft effektivere psychotherapeutische Versorgung findet in psychosomatischen Kliniken statt. Auch hier reicht aber das Angebot von hoch spezialisierten Einrichtungen bis hin zu konzeptuell und organisatorisch einfacher strukturierten Kliniken.

Auch hinsichtlich der psychiatrischen Institutionen gibt es eine große Bandbreite. Diese reicht von hoch spezialisierten und effektiven Spezialstationen im Rahmen von psychiatrischen Krankenhäusern bis hin zu kleineren psychiatrischen Versorgungseinheiten mit wenigen Stationen, die wohnortnah eine Akutversorgung sicherstellen müssen. Hier ist eine spezialisierte Versorgung nicht möglich, da oft nur einzelne Borderline-Patienten auf den Stationen sind.

Grundsätzlich kann man die stationäre Versorgung der Borderline-Patienten in drei Stufen einteilen:

1. Akutversorgung,
2. hoch spezialisierte Behandlung in konzeptuell differenzierten Einrichtungen speziell für Borderline-Betroffene (öfter auch zertifiziert) und

3. Versorgung von anderen psychischen Problemen mit Berücksichtigung der Borderline-Störung.

Eine Akutversorgung ist bei Borderline-Betroffenen sehr häufig erforderlich, da immer wieder auch suizidale Krisen auftreten. Hier ist dann eine psychiatrische Akutversorgung mit beschützenden Maßnahmen alternativlos.

Dies gilt auch für krisenhafte Zuspitzungssituationen, die nicht primär suizidal sind, sondern auch selbst- oder fremdschädigend imponieren können. Zum Beispiel exzessiver Alkoholkonsum oder Einnahme anderer Substanzen in nicht suizidaler Absicht, starke Erregungszustände mit Fremdaggression, gegebenenfalls auch mit Körperverletzung und Vergleichbares.

Im Rahmen einer psychiatrischen stationären Krisenintervention ist allein durch den erfolgten Wechsel des Aufenthaltsortes schon eine Entspannung der Situation möglich. Durch spannungslösende Medikation, zumeist verbunden mit Krisengesprächen, ist eine schnelle Beruhigung zu erreichen. Im Regelfall ist die akute Krise nach 24 Stunden abgeklungen, in Einzelfällen nach spätestens 48 Stunden. Längerdauernde Krisen sind eher selten.

Die weitere Versorgung kann dann schon beendet werden, wenn der Patient in eine ambulante Versorgungsstruktur eingebettet ist oder baldige Alternativen vorgebahnt sind, z. B. stationäre psychotherapeutische Behandlung oder Aufnahme in eine therapeutische Wohngemeinschaft. Falls nichts Entsprechendes vorliegt, sollte der stationäre Aufenthalt genutzt werden, um dies auf den Weg zu bringen mit allen dort zur Verfügung stehenden sozialpsychiatrischen Interventionsmöglichkeiten.

Diese Krisen-Aufenthalte in entsprechenden Einrichtungen sollten kurz gehalten werden, da das durch eine Vielzahl von unübersichtlichen Reizkonfrontationen geprägte Setting einer psychiatrischen Akutstation für diese Patienten eher ungünstig ist. Manche psychiatrische Akutstationen machen deshalb spezielle Angebote für Borderline-Betroffene wie etwa Psychoedukation oder erste Kleingruppenaktivitäten mit DBT-Interventionen. Einzelne Kliniken bieten auch ergänzend zur stationären DBT-Behandlung die Möglichkeit, zu einer ein- bis zweiwöchigen Krisenintervention aufgenommen zu werden.

Wie werden Begleitprobleme aufgegriffen?

Wie im vorigen Kapitel dargestellt, können im Rahmen einer Borderline-Störung zusätzliche Erkrankungen auftreten, parallel zur BPS oder als Folge der Störung. Diese zusätzlichen Erkrankungen müssen ebenfalls behandelt werden, oft sogar vorrangig, wie es etwa bei starker Magersucht der Fall ist, die aufgrund der hohen Lebensbedrohlichkeit primär therapiert werden muss. Auch eine starke Suchterkrankung erfordert andere vorgeschaltete Maßnahmen (vgl. Kapitel 7).

8.6 Medikamentöse Behandlung

Trotz vielfältiger Versuche – und sogar Veröffentlichungen von Leitlinien (APA, 2005) – gibt es bisher keine wissenschaftliche Studie, die die Effektivität einer psychopharmakologischen Substanz für die Behandlung der Borderline-Symptomatik belegt. Für begleitende Symptome wie Depression, Erregung oder Ängste gilt dies aber glücklicherweise nicht.

Jedes verabreichte Medikament ist deshalb nicht speziell für die Behandlung einer BPS zugelassen, und jeder verordnende Arzt muss sehr genau überlegen, ob er eine sogenannte „Off-Label"-Verordnung verfügen will. Dies ist möglich, auch wenn keine spezifische Zulassung des Medikaments für BPS besteht, aber eine andere Diagnose, z. B. Depression, primär durch das Psychopharmakon beeinflusst werden soll und das Medikament hier eine Zulassung hat. Der Einsatz ohne Zulassung ist auch erlaubt, wenn es wissenschaftliche Hinweise für die Wirksamkeit gibt und keine bessere Alternative existiert.

Die allermeisten Betroffenen leiden an mehr oder weniger rezidivierenden (wiederkehrenden) depressiven Verstimmungen und auch manifesten depressiven Episoden, sodass auch die längerfristige Verordnung von antidepressiver Medikation häufig und auch zulässig ist. Dies ist ein häufiger psychopharmakologischer Behandlungsstrang.

Der andere zulässige Behandlungsstrang ist die Verordnung von dämpfenden Medikamenten bei Anspannungs- und Erregungszuständen. Hier kommen vor allem niederpotente Neuroleptika zum Einsatz, die diese Effektivität seit Jahrzehnten unter Beweis gestellt haben. Auch hochpotente Neuroleptika, am besten mit sedierender (beruhigender) Komponente, können in eher kleiner Dosis in der gleichen Indikation sehr hilfreich sein.

Auch die sogenannten Tranquilizer, also Substanzen aus der Gruppe der Benzodiazepine, haben ihren Platz, sind aber sehr vorsichtig einzusetzen, da sie körperliche Abhängigkeit auslösen können. Ansonsten sind sie relativ nebenwirkungsarm. Der kurzfristige Einsatz zur Dämpfung oder Spannungslösung ist deshalb in der psychiatrischen Praxis, die meist auch Krisen beinhaltet, nicht wegzudenken.

Für weitere Substanzen besteht keine zwingende Indikation. Im Einzelfall können sie aber unter fachärztlicher Verantwortung eingesetzt werden.

8.7 Psychiatrische Zwangsmaßnahmen bei Borderline

Ein besonderer Fall betrifft psychiatrische Zwangsmaßnahmen, die zur Abwendung einer akuten Gefahr getroffen werden und die Freiheit des Betroffenen einschränken. Konkret handelt es sich hierbei im Regelfall um die Verbringung in eine geschützte (früher „geschlossen" genannte) Station einer psychiatrischen Akutklinik.

Voraussetzung für eine solche Maßnahme ist stets, dass eine akute Eigen- oder Fremdgefährdung vorliegen muss. Diese muss durch einen in der Psychiatrie erfahrenen Arzt festgestellt werden, und die eigentliche Unterbringung muss auf Antrag des Arztes durch einen entsprechenden Beamten der Kreisgesundheitsbehörde angeordnet werden. In dem schriftlichen Antrag sind neben der Gefährdung auch ausdrücklich die vorliegende psychiatrische Erkrankung zu benennen, auch die Art der Gefährdung und die Zusammenhänge zwischen beiden.

Der Antrag ist schriftlich zu stellen und die Unterbringung muss ebenso schriftlich verfügt werden. Die angeordnete Unterbringung ist meist maximal 24 Stunden wirksam und muss unverzüglich durch einen Amtsrichter bestätigt werden, der sich in einer persönlichen Anhörung des Patienten ein eigenes Urteil verschafft. Er entscheidet dann über die Notwendigkeit und Dauer einer weiteren Unterbringung. Bei dieser persönlichen Anhörung durch den Richter ist ein Rechtsbeistand für den Patienten zwingend mit anwesend.

Bei diesen gesetzlichen Vorschriften handelt es sich um Landesgesetze, die zwischen den Bundesländern in einzelnen Punkten, z.B. der zeitlichen Vorgaben bezüglich der persönlichen Anhörung, kleine Unterschiede aufweisen.

Zuzüglich zu der geschlossenen Unterbringung in einem psychiatrischen Krankenhaus kann auf Antrag über weitere Zwangsmaßnahmen, wie z.B. Fixierung, Verabreichung von Medikation oder Flüssigkeit und Nahrung, entschieden werden.

Die akute Gefährdung ist aufgrund des instabilen Krankheitsbildes auch meist instabil, d.h. häufig nach sehr kurzen Zeiträumen, oft schon wenigen Stunden, nicht mehr gegeben. Daher handelt es sich um eine zeitlich sehr befristete Maßnahme. Da es sich meistens um eine akute Zuspitzung und Einengung der bestehenden Grundproblematik handelt, ist eine zeitliche Überbrückung dieser Phase durch eingreifende Maßnahmen von außen sehr sinnvoll. Nach Abklingen der akuten Phase stellt sich die Situation meist anders dar, und die Betroffenen sind nicht mehr akut gefährdet.

Genau aus diesem Grund ist die sehr eindeutige und klare Grenzsetzung durch eine Zwangsmaßnahme nicht nur angemessen und notwendig, sondern auch hilfreich.

Für das Erleben der Betroffenen ist dies oft klärend und strukturierend, da sie ja oft bezüglich Grenzsetzungen recht unsichere Einschätzungen aufweisen.

In extremen Einzelfällen, bei denen solche Zuspitzungen sehr häufig auftreten, kann es auch sinnvoll sein, nicht nur auf die Möglichkeiten der oben beschriebenen Zwangsunterbringung nach dem Landesgesetz – meist Psych-KG genannt – zurückzugreifen; es gibt auch die Möglichkeit zu einer Unterbringung nach BGB (Bürgerliches Gesetzbuch).

Erforderlich dafür ist ein vorausgehendes gesetzliches Betreuungsverfahren mit Einsetzung eines gesetzlichen Betreuers zur Wahrnehmung der Gesundheitsfürsorge und Aufenthaltsbestimmung, sofern nach psychiatrischem Gutachten und Einschätzung des entscheidenden Amtsrichters der Betreffende selbst nicht in der Lage ist, diese Angelegenheit längerdauernd selbstständig wahrzunehmen.

Bei bestehender gesetzlicher Betreuung und akuter Zuspitzung kann der Betreuer eine geschlossene Unterbringung beantragen und genehmigen lassen, ohne dass es des zuvor beschriebenen großen Aufwandes bedarf. Die Notwendigkeit eines solchen Vorgehens wird aber bei immer besseren Therapien und Gesamtverläufen im Laufe der letzten Jahre seltener.

9. Was können Angehörige (für die eigene Gesundheit) tun?

In den Borderline-Trialogen wird immer wieder deutlich, welch wichtige Funktion die Angehörigen bei der Alltagsbewältigung haben. Durch den trialogischen Austausch ist es möglich, sich als Betroffener in die Situation des Angehörigen hineinzuversetzen und umgekehrt. Allerdings raten wir für die Eltern-Kind-Konstellation davon ab, gemeinsam zum Trialog-Treffen zu gehen. Für Beziehungspartner ist dies unkritischer zu sehen.

Ein besseres Verstehen wird über einen Stellvertreter ermöglicht. Von einem „neutralen" Dritten Rückmeldungen anzunehmen, kann sehr viel leichter sein als z. B. von den eigenen Eltern. Der Betroffene lernt also die Denkweisen und Probleme von Angehörigen anderer Betroffener kennen, von Stellvertretern, die in einer ähnlichen Situation sind, wie beispielsweise die eigene Mutter. Was in der eigenen Beziehung nie zu klären möglich war, wird in diesem Austausch besser verstanden. Dieses Verstehen verändert die Beziehung zu den eigenen Angehörigen (bzw. Betroffenen). Durch die Erkenntnisse aus dem Trialog können das eigene Verhalten und dessen Auswirkungen auf das Umfeld reflektiert und verändert werden: „Erst im Trialog habe ich verstanden, dass ich nicht die Einzige in der Familie bin, die leidet" (Marie).

Meist wird in diesem Kontext den Betroffenen überhaupt erst bewusst, wie es den Angehörigen ergeht. Und diese wiederum verstehen, dass hinter den schwierigen Verhaltensweisen der Borderline-Betroffenen nicht eine böse Absicht, sondern eine innere Not steckt. Dies schafft die Basis für einen rücksichtsvolleren Umgang miteinander.

Als Angehörige verstehen sich nicht nur Eltern von Borderline-Betroffenen, sondern gleichermaßen auch Partner, Geschwister und Freunde. Und erst seit wenigen Jahren melden sich auch die Kinder der Betroffenen zu Wort.

Um dem trialogischen Gedanken Rechnung zu tragen, soll in diesem Kapitel explizit auf die Situation, die Nöte und Unterstützungsmöglichkeiten der Angehörigen von Borderline-Betroffenen eingegangen werden.

9.1 Angehörige als Mit-Betroffene

Der Grundsatz, die Selbstfürsorge nicht zu vernachlässigen, gilt nicht nur für die Betroffenen, sondern ganz erheblich auch für die Angehörigen. Dazu gehört, die eigenen Bedürfnisse zu erkennen, zu formulieren und schließlich auch zu erfüllen. Diese Fähigkeiten sind manchmal, wenn die Borderline-Störung schon lange den gemeinsamen Alltag beeinträchtigt, fast schon verloren gegangen und müssen neu eingeübt werden.

Als wir beim ersten bundesweiten Borderline-Trialog die Mutter eines Borderliners fragten, ob sie die Störung ihres Kindes in einem Satz beschreiben könne, antwortete sie: „Borderline ist für mich ein Wechselbad der Gefühle, zwischen Verzweiflung, Wut, Ohnmacht und Liebe." Durch diese Beschreibung wird deutlich, dass Angehörige von Borderlinern im Grunde „Mit-Betroffene" sind. Es gibt zahlreiche Situationen, die mit Sorge und Angst verbunden sind, nicht zuletzt das Miterleben und Aushalten von selbstverletzendem und suizidalem Verhalten. Eltern, Geschwister, Freunde – sie leiden mit, wenn sie die Betroffenen in einer Negativspirale erleben und keinen Einfluss nehmen können.

> „Unser – eigentlich schon erwachsener – Sohn wohnt noch bei uns. Er besucht zurzeit die Berufsschule. Manchmal erscheint er am Frühstückstisch mit riesigen Pupillen, und seine Bewegungen sind verlangsamt. Soll ich ihn dann daran hindern, sich auf sein Motorrad zu setzen, um in die Schule zu fahren? Und vor allem, wie? Er behauptet dann, es wäre alles in Ordnung. Ich verstehe einfach nicht, warum ihm der Hausarzt überhaupt so viele Medikamente verschreibt. Als Mutter bin ich voller Angst und Sorge, bis er wieder unversehrt zu Hause ist."
>
> (Mutter eines Betroffenen)

Besonders schwierig ist die Interaktion: Borderline-Betroffene können durch ihre Sensibilität sehr empathisch und zugewandt sein, es kann aber gleichzeitig auch zu Fehlinterpretationen, Missverständnissen und Schuldzuweisungen kommen. Angehörige beschreiben den Umgang mit Betroffenen oft mit der Metapher, „wie auf rohen Eiern" zu gehen. Wie auch immer man Sachverhalte formuliert, es kann vom Betroffenen falsch verstanden werden.

Rückzug, Ablehnung oder gar Kontaktabbruch während einer Krise des Betroffenen sind schwer zu akzeptieren und auszuhalten. Zudem erleben die Angehörigen – wie auch bei anderen psychischen Krankheiten in der Familie –, wie sich der eigene Freundeskreis zurückzieht und/oder mit Unverständnis reagiert. Borderline-Betroffene wirken nach außen oft „zu normal, um als verrückt zu gelten", und zu „verrückt", um als normal zu gelten. Dies erzeugt bei Außenstehenden mitunter die Einschätzung, dass die Betroffenen einfach nur nicht „gut genug erzogen" wurden und man ihnen mal richtig die Meinung sagen müsse.

Die Folgen, die sich daraus für Angehörige ergeben, können vielschichtig und breit gefächert sein. Das Miteinander mit den Betroffenen kann – bei aller Liebe und dem Wunsch zu unterstützen – zu einer Art Dauerstress werden, der gesundheitliche Beeinträchtigungen mit sich bringt. Psychische Probleme wie Angstattacken oder Depressionen sind unter Umständen Grund dafür, dass die Angehörigen irgendwann selbst therapeutische Hilfe in Anspruch nehmen müssen. Die anhaltende Sorge um das Kind, den Bruder, die Schwester oder die Freundin und eventuelle Schuldzuweisungen, mit denen sie konfrontiert werden, können bis zur Suizidalität bei Angehörigen führen. Auch plakative Berichterstattungen durch die Medien oder undifferenzierte Diskussionen in öffentlichen Internetforen tragen zum Leid der Angehörigen und zu einem falschen Bild der Störung bei. Die gängige Meinung lautet: Borderliner hatten eine schreckliche Kindheit, also ist die Familie schuld.

Das entspricht nicht den Tatsachen, aber Angehörige wissen um dieses Image der Borderline-Störung und ihrer Familien in der Öffentlichkeit. Wie uns bei den Borderline-Trialogen immer wieder auffällt, haben gerade Eltern Hemmungen, sich als Angehörige von Borderline-Betroffenen zu erkennen zu geben. Dieses Versteckspiel und die pauschalisierte Verurteilung, irgendwie immer Schuld an der Erkrankung des Kindes zu haben, können zu einer Dauerbelastung werden.

9.2 Strategien zur Selbstfürsorge

Die Klischees über Borderline zu entlarven und sie durch angemessene Informationen zu ersetzen ist ein erster Schritt, um sich von dieser Belastung zu lösen. Dies kann im Trialog geschehen, durch die Erfahrungen anderer Betroffener und Angehöriger oder auch durch den Besuch von Psychoedukations-Gruppen, einer Beratung und durch entsprechende Literatur. Es ersetzt nicht die direkte Auseinandersetzung mit den Betroffenen, kann aber hilfreich sein, um sich ein eigenes Bild zu machen.

Notfallkoffer auch für Angehörige

Aus den Trialogen wissen wir, dass einige Angehörige die Idee des Notfallkoffers für sich selbst übernommen haben. Sich Strategien für emotional belastende Situationen zurechtzulegen, Telefonnummern von möglichen Ansprechpartnern parat zu haben oder auch Ablenkungshilfen einsetzen zu können, ist nicht nur für Borderline-Betroffene eine Hilfe. Den meisten ist dies nicht so bewusst, aber viele Menschen, völlig unabhängig von Borderline, habe eine Art Notfallkoffer. Jedes Handy oder jede Handtasche ist im Grunde schon ein kleiner Notfallkoffer mit wichtigen

Telefonnummern, Fotos von den Liebsten oder Gegenständen wie Schlüsseln, mit denen man zur Beruhigung spielen kann. Sich der Strategien bewusst zu werden, neue im Alltag zu entdecken, eröffnet die Möglichkeit, sie gezielter für sich nutzbar zu machen.

Beratungsstellen

Sozialpsychiatrische Dienste oder spezialisierte Beratungsstellen bieten unterstützende Gespräche auch für Angehörige an, ebenso wie die beiden Borderline-Trialog Kontakt- und Informationsstellen in Stuttgart und in Nürnberg. Die Telefonseelsorge und Krisendienste können in akuten Krisen auch von Angehörigen kontaktiert werden (www.krisen-intervention.de). Der Bundesverband der Angehörigen psychisch Kranker bietet seit einigen Jahren telefonische Beratung an (↗ http://www.bapk.de, „SeeleFon"). Man muss also nicht den Anspruch haben, die Situation alleine durchzustehen. Manchmal hilft ein Blick von außen auf die Situation, die Bestätigung der eigenen Wahrnehmung oder auch, einfach nur reden zu können und seine Sorgen zu teilen.

Auch eine Psychotherapie kann den Angehörigen dabei helfen, Zusammenhänge besser zu erkennen und die eigene Rolle, das eigene Verhalten zu reflektieren. Gerade wenn der oder die Betroffene selbst keine Therapie macht, kann der Leidensdruck bei den Angehörigen so groß werden, dass man bereit ist, sozusagen stellvertretend einen Psychotherapeuten aufzusuchen.

> „In meinen ersten beiden Stellvertretertherapien bei Psychologen wurde nur versucht, mir den Rücken zu stärken. Erst die Ärztin ging mit der analytischen Psychotherapie ans „Eingemachte" – an die Gründe, warum ich einen psychisch schwer kranken Mann geheiratet habe. Sie meinte sicher zu Recht, ich sei eine Träumerin, die sich die Dinge schön träumt und deshalb in einem Gefängnis gelandet ist. Ganz wichtig aber auch: Meine Mutter hatte dieselbe oder eine ähnliche Persönlichkeitsstörung – und, wie man weiß, heiraten Kinder von Alkoholikern wieder Alkoholiker usw."
>
> (Elisabeth, Frau eines Borderliners)

Selbsthilfegruppen

Der Austausch mit anderen Angehörigen in Selbsthilfegruppen kann *ent*lasten, aber auch *be*lasten. Für die einen mag es hilfreich sein zu hören, dass man mit der Situation nicht alleine ist und welche Erfahrungen anderen geholfen haben. Es kann aber auch schwer sein, sich zusätzlich noch mit den Geschichten anderer Familien auseinanderzusetzen.

In den meisten Städten im deutschsprachigen Raum gibt es jedoch keine Selbsthilfegruppe, die sich speziell an Angehörige von Borderline-Betroffenen wendet. Die Erfahrung zeigt, dass in Angehörigengruppen meist an Psychosen oder Depressionen erkrankte Kinder im Mittelpunkt stehen; Angehörige von Borderline-Betroffenen finden sich in den dann geschilderten Problemlagen meist nicht wieder und haben selbst wiederum mit Problemen zu kämpfen, die die anderen Gruppenmitglieder nicht teilen oder nachvollziehen können. Dann wird vielleicht der Austausch in einem Internetforum für Borderline-Angehörige als hilfreicher erlebt.

Gesunde emotionale Distanz halten

Eine sehr zentrale Empfehlung, die nicht nur für Therapeuten und Ärzte hilfreich sein kann, lautet, die Symptome und (Aus-)Wirkungen der Erkrankung nicht persönlich zu nehmen. Nur kann es sein, dass im alltäglichen Kontakt schwer zu unterscheiden ist, welche Reaktionen und Verhaltensweisen der Betroffenen der Borderline-Störung zuzuordnen sind und welche nicht.

> „Wir haben oft das Gefühl, unsere Tochter braucht uns als Ventil. Wenn sie von der Arbeit nach Hause kommt, steht sie so unter Strom, dass sie erst mal völlig ausrastet. Es hagelt dann Beleidigungen, Schuldzuweisungen und Beschimpfungen. Lassen wir sie toben, fängt sie mit Vorwürfen an, dass wir uns nicht kümmern. Versuchen wir, auf sie einzugehen, geraten wir in die Schusslinie ihrer Aggression und sie droht mit Selbstmord. Es ist für uns nicht immer leicht, die Kränkungen während ihres Wutausbruchs nicht persönlich zu nehmen."
>
> (Heike, Mutter einer Borderlinerin)

Kontakte pflegen und Selbstverantwortung vorleben

Zur Selbstfürsorge gehört auch, die eigenen Beziehungen, das soziale Netz, Freundschaften und die Partnerschaft nicht zu vernachlässigen. Es wird sich positiv auf die Beziehung zum Betroffenen auswirken, wenn die Angehörigen die eigenen Interessen wieder verfolgen und sich erlauben, Zeit für sich selbst zu reservieren:

> „Nach einem Suizidversuch lag ich mehrere Tage auf der Intensivstation. Als meine Eltern zu Besuch kamen, erklärten sie mir tonlos und ohne Gefühlsregung, dass sie ihren Urlaub nicht storniert hätten und ab morgen dann erst mal weg seien. Das hat mich im ersten Moment tief gekränkt. Aber dann wurde mir bewusst, dass sie sich endlich wieder um sich selbst kümmerten, anstatt sich nur nach meinen Dramen zu richten. Das hat mich wirklich entlastet und meine Schuldgefühle waren nicht mehr so schlimm. Ich wusste ja, dass meine Eltern seit Jahren schon mitgelitten hatten. Jeder konnte jetzt wieder besser auf sich selbst achten. Das war ein guter Anfang für uns alle."
>
> (Marie, 27-jährige Betroffene)

Das obige Beispiel zeigt, dass eine Aufopferung für den Betroffenen auch hinderlich und mehr Selbstverantwortung heilend sein kann. Eltern oder Partner sollten nicht versuchen, die Verantwortung für die Betroffenen zu übernehmen, auch wenn dies immer mal wieder als eine gute – kurzfristige – Lösung erscheint. Wichtiger ist, die Verantwortung für das eigene Leben zu tragen und damit eine Vorbildfunktion zu erfüllen. Es muss klar sein, wer welche Verantwortung für was hat, damit es nicht zu Rollenvermischungen oder Grenzüberschreitungen kommt.

Die eigenen Grenzen zu erkennen und Grenzen zu setzen ist in der Umsetzung nicht so einfach. Die eigene Identität und Selbstachtung dürfen nicht auf der Strecke bleiben.

Eng verknüpft damit, die eigenen Grenzen zu erkennen und abzustecken, ist auch, für sich selbst ein gutes Maß an Nähe und Distanz zu finden.

Hilfreiche und einschränkende Glaubenssätze

Ein sehr wichtiger Punkt sind die eigenen inneren Überzeugungen, die man als Angehöriger mit sich herumträgt. Ähnlich wie die Borderline-Betroffenen haben auch deren Angehörige oft dysfunktionale Glaubenssätze. Solche Grundüberzeugungen können lauten:

- „Wenn es mir gelingt, mich meinem Sohn gegenüber richtig zu verhalten und Streit und Konflikte zu vermeiden, kann ich eine schwere Selbstverletzung verhindern."
- „Wenn ich Belastungen vermeide, wird es meiner Tochter besser gehen"
- „Ich darf nie wütend oder verärgert wegen den Verhaltensweisen meiner Partnerin sein."

Eine Folge dieser inneren Überzeugungen ist, dass man sich dem Betroffenen fast schon unterwirft und sich über die Maßen aufopfert. Es ist nicht einfach, negative Glaubenssätze im eigenen Denken zu erkennen, und es bedarf einiger Übung und Reflexion. Hinweise auf solche ungünstigen Überzeugungen sind Verallgemeinerungen: „*Immer* bin ich am Ende die Blöde!" oder: „*Nie* übernimmt sie selbst Verantwortung". Und sie tauchen automatisch, wie ein Reflex auf. Es ist der erste Gedanke, der in den Sinn kommt, wenn man mit einer Situation konfrontiert wird. Um negative Grundüberzeugungen zu verändern, kann es hilfreich sein, diese zunächst zu verstehen – Wie sind sie entstanden? Hatten sie eine Schutzfunktion? – und sich dann bewusst eine alternative Interpretation zu überlegen.

Auch für Angehörige ist zudem ein Zugang zur – wie auch immer ausgestalteten – Spiritualität eine große Stütze und ein starker innerer Halt. Wenn die Hoffnung auf eine Veränderung gepflegt wird, gibt dies auch Mut und Kraft für den gemeinsamen Alltag.

9.3 Hilfen für den Umgang mit den Betroffenen

Die Mehrheit der Borderline-Betroffenen will nicht, dass sich ihre Angehörigen wie Therapeuten benehmen. Ganz abgesehen davon, dass dies einen Laien auch auf Dauer überfordern würde.

Informiert zu sein ist für beide Seiten wichtig. Für Angehörige bedeutet das vor allem, auf Bewertungen von Verhaltensweisen verzichten zu können und eine angemessene Risikoeinschätzung bezüglich selbstverletzendem oder suizidalem Verhalten zu erlangen.

Eine Entlastung können gemeinsam getroffene Vereinbarungen und Absprachen darstellen, wie in Krisensituationen miteinander umgegangen, einander unterstützt werden kann.

Die Bemühung, die gute Absicht hinter „ungeliebten" Verhaltensweisen zu erkennen, kann eine Situation entzerren. Hierbei ist der Perspektivenwechsel wichtig: Angehörige versuchen, die innere Logik des Betroffenen nachzuempfinden mit der Grundannahme, dass dieser aus seiner Not heraus handelt und die schwierigen Verhaltensweisen eigentlich – aus Sicht des Betroffenen – Lösungsversuche darstellen. In ähnlicher Weise ist es hilfreich, die eigene innere Haltung zu verändern. Gehen Sie als Angehöriger davon aus, dass der Borderline-Betroffene sein Möglichstes tut, um eine positive Veränderung zu erreichen, aber es eben einer enormen Anstrengung bedarf – ganz nach dem Motto: „Borderliner haben sich ihre Suppe nicht selbst eingebrockt, aber sie müssen sie selbst auslöffeln." Und dann kann überlegt werden, wie man individuell beim „Auslöffeln" unterstützen kann und möchte – anstatt komplett Verantwortung zu übernehmen.

Viele Anregungen für den Umgang mit Betroffenen werden für Angehörige in dem Buch *Schluss mit dem Eiertanz: Für Angehörige von Menschen mit Borderline* von Paul Mason und Randi Kreger (2009) gegeben. Auch hier sind Empfehlungen von Marsha Linehan und der DBT aufgenommen. Sie benennt wesentliche Punkte:

- sich auf die zu vermittelnde Botschaft konzentrieren,
- vereinfachen und dabei kein Raum für Falschinterpretationen geben,
- positive Rückmeldungen geben, die dem Gegenüber und der Beziehung angemessen sind,
- Fragen stellen und auch bei Ablehnung in Kontakt bleiben,
- auf den eigenen Tonfall und die nonverbale Kommunikation insgesamt achten.

Diese Strategien müssen sicherlich erprobt und geübt werden, damit sie Wirkung zeigen können.

Einige Angehörige beschreiben im Trialog, dass sie gute Erfahrungen mit dem Konzept der „Gewaltfreien Kommunikation“ nach Marshall Rosenberg gemacht haben. Die Gewaltfreie Kommunikation soll uns die Möglichkeit geben, zunächst unbewusste sprachliche Reaktionsmuster zu lösen und stattdessen damit verbunden zu bleiben, was wir in jedem Moment wahrnehmen, fühlen und brauchen. Durch diese Selbstaufmerksamkeit ist es möglich, sich klar und ehrlich auszudrücken und gleichzeitig anderen Menschen respektvoll und einfühlsam zuzuhören. Es gibt zahlreiche Bücher und auch Seminarangebote, durch die das Konzept erlernt werden kann.

Ein paar Hilfen für die Kommunikation können auch die Validierungsstrategien geben. In Abschnitt 8.1.3 ist beschrieben, was unter Validierung zu verstehen ist. Im Alltag kann dies beispielsweise bedeuten, dem Borderline-Betroffenen zu helfen, die Wahrnehmung richtig zuzuordnen, zu stärken und zu bestätigen („Es stimmt, dass ich gerade einen genervten Tonfall habe, aber du bist nicht der Grund dafür. Im Treppenhaus bin ich gerade unserer Nachbarin begegnet, und die hat sich bei mir beschwert, weil wir den Rasen noch nicht gemäht haben. Deswegen ärgere ich mich“). Dabei soll es nicht darum gehen, sich therapeutisch auszubilden. Vielmehr ist es die Bemühung, die eigenen Kommunikationsstrategien unter die Lupe zu nehmen und sich bei Therapeuten bewährte Methoden abzugucken und auf Alltagstauglichkeit zu überprüfen.

Ein Bestandteil in der täglichen Kommunikation, der für beide Seiten entlastend sein kann und oft unterschätzt wird, ist Humor. Humor ist eine gute Möglichkeit, innerlich einen Schritt zurückzutreten, die Situation aus der – humorvollen – Distanz zu betrachten, um sie dadurch neu bzw. anders bewerten zu können. Manchmal ist dies zunächst vielleicht schwarzer Humor, der sich aber auch eignet, die Stimmung zu verändern.

10. Wie können Partnerschaften gelingen?

Das Thema Partnerschaft ist für Betroffene der Borderline-Störung zentral, da sie hier große Bedürftigkeit empfinden, aber grundsätzlich Probleme auftreten. Dies liegt daran, dass sich die Grundstörung mit den instabilen Emotionen zwingend auch in einer instabilen Beziehungsgestaltung äußert. Der schnelle Wechsel zwischen Idealisierung und Abwertung und extreme Verlassenheitsängste spielen dabei eine entscheidende Rolle.

Manche Betroffene entscheiden sich nach wiederholtem Scheitern dafür, keine Partnerschaften mehr einzugehen. Da aber die Bedürftigkeit weiterbesteht, sind sie mit dieser Entscheidung in der Regel unglücklich und leiden unter der Einsamkeit.

Der intensive Austausch der Partner ist unverzichtbar. Zusätzlich kann das Buch *Partnerbeziehung als Brutstätte von Borderline* (Szomoru, 2004) zu diesem Thema Gedankenanregungen geben.

10.1 Die Zweisamkeit in den Vordergrund stellen

Von professioneller Seite wurde sich wissenschaftlich relativ wenig mit diesem Thema befasst. Sogar hier herrscht die Meinung vor, dass Betroffene eher beziehungsunfähig sind.

Am ergiebigsten für dieses Thema gestalten sich auch hier die Borderline-Trialoge. Wie schon erwähnt, raten wir bei der Konstellation Eltern / betroffenes Kind davon ab, gemeinsam die gleichen Trialog-Veranstaltungen zu besuchen. In der Konstellation Betroffener und Partner ist dies meist kein Problem. In diesem besonderen Setting des Trialogs können sich nicht nur beide Partner umfangreicher äußern – manchmal mit überraschenden Einblicken für den jeweils anderen –, sondern sie können sich auch mit betroffenen anderen Paaren austauschen. So ergeben sich erstmalig ganz neue Einsichten und ein umfassender Informationsfluss, den auch Selbsthilfegruppen nicht gewährleisten können.

Die Essenz aus den berichteten Erfahrungen in den Borderline-Trialogen lautet: Es ist entscheidend, sich immer wieder klarzumachen, dass es bei Partnerschaften um die Beziehung zweier Menschen geht, die sich lieben, die Zeit miteinander verbringen wollen, gemeinsame Interessen haben und gegebenenfalls auch eine gemeinsame

Zukunft planen möchten. Es ist zu betonen, dass man den jeweiligen Partner nicht danach ausgesucht hat, ob er Borderline hat oder nicht. Vorrangig sind die Zuneigung und gegenseitige Anziehungskraft. Dies klingt banal – es ist aber immer wieder wichtig zu erinnern, denn die störungsbezogenen Erlebnisaspekte drängen sich schnell in den Vordergrund.

Es ist deshalb entscheidend, dass die Partner sich immer wieder austauschen, sich gegenseitig mitteilen, warum diese Partnerschaft gewünscht wird und was sie gegenseitig aneinander schätzen. Sie sollten sich auch immer wieder ausdrücklich ihre Gefühlslage offenbaren. Dies gilt natürlich für alle Partnerschaften, ist aber für Partnerschaften mit Borderline-Betroffenen ganz besonders wichtig, um den schnellen und häufigen Missverständnissen vorzubeugen, die nicht selten mit mangelnder Achtsamkeit zu tun haben – der Achtsamkeit sich selbst und seinem Partner gegenüber.

Eine Partnerschaft mit einem Menschen, der Borderline hat, kann gelingen, wenn Liebe, gegenseitiger Respekt, Toleranz und die Gemeinsamkeiten das Erleben dominieren. Störungsbezogene Aspekte müssen zweitrangig behandelt werden.

Darüber hinaus ist es wichtig, für die störungsspezifischen Eigenheiten in der Partnerschaft eine Umgangsweise zu finden. Dabei ist zu unterscheiden, ob beide Partner Borderline haben oder ob es sich nur um einen Betroffenen in der Partnerschaft handelt.

10.2 Beziehungskonstellationen

Partnerschaften mit zwei Betroffenen

Die einander entgegengebrachte Toleranz ist bei zwei Betroffenen sicherlich wesentlich höher. Das kann bedeuten, dass man sich z. B. in einer akuten Situation weniger direkt verletzt oder zurückgewiesen fühlt, weil man den Mechanismus der überschießenden Emotionalität selbst kennt. Ein vorübergehendes Zurückziehen und Abwarten, bis der emotionale Sturm sich etwas gelegt hat, fällt dann leichter. Auch eine Nachbesprechung der Ereignisse ist einfacher, wenn das Verständnis für den anderen und dessen Verhaltensweisen grundsätzlich gegeben sind.

Schwieriger an dieser Konstellation ist hingegen, dass solche Zuspitzungen häufiger auftreten. Außerdem sind das Verständnis, die größere Toleranz und Validierungsmöglichkeiten nicht selbstverständlich gegeben, sondern müssen gemeinsam erarbeitet werden. Für beide Partner sind die jeweils eigenen Therapien dabei sehr entscheidend. Die dort erworbenen Kenntnisse und Fertigkeiten sollten für die

Gestaltung der Partnerschaft konstruktiv eingesetzt werden. Viele Paare haben auf diese Weise das Miteinander gemeistert und eine langjährige Partnerschaft aufbauen können. Auch eine gemeinsame Paartherapie kann durchaus sinnvoll sein, sollte aber erst nach den jeweiligen Einzeltherapien erfolgen, da dort erst die Grundlagen für eine längerfristige Beziehungsfähigkeit vorweg erarbeitet werden.

Partnerschaften mit einem Betroffenen

Anders stellt es sich dar, wenn nur ein Partner von Borderline betroffen ist. Hier ist die Ausgangssituation schwieriger, da das Verständnis aufseiten des nicht betroffenen Partners eher eingeschränkt sein dürfte.

Wenn der Partner aus einem helfenden oder sozialen Beruf stammt und dort eine psychologische Selbsterfahrung durchlaufen hat, ist dies hilfreich, um nicht alles persönlich zu nehmen, überschießende Reaktionen zuordnen zu können und auch eine problemangemessene Gesprächskultur in der Partnerschaft umzusetzen.

Dies ist aber keineswegs zwingende Voraussetzung. Gerade die Unbekümmertheit mancher nicht betroffener Partner ist günstig, vor allem, wenn diese in sich ruhen und bestimmte Verhaltensweisen oder Aussagen des Borderline-Partners relativieren können.

Vorteilhaft für diese Art der Partnerschaft ist, dass man noch sehr starken Bezug zu einem Leben außerhalb der Borderline-Störung und den dortigen psychosozialen Gegebenheiten hat. Dies fordert die Betroffenen heraus, sich ihrer nicht gestörten Persönlichkeitsanteile stärker bewusst zu sein und diese aktiv einzusetzen. Kein Betroffener ist *nur* gestört, auch wenn es sich für viele in den Hochphasen der Krankheitsdynamik so anfühlen mag. Jeder Betroffene hat auch viele gesunde und kompetente Verhaltensanteile, die der Partnerschaft zugutekommen und den Partner faszinieren können.

Für die Betroffenen ist also deutlich zu betonen, dass es sich bei Partnerschaften nie um eine Schwarz-Weiß-Konstellation handelt, bei der es darum geht, entweder nur gesunde oder nur gestörte Verhaltensanteile „einzubringen“. Es gibt vielmehr eine beträchtliche Grau- oder noch besser: Bunt-Zone. Das bedeutet auch, dass ein nicht unbeträchtlicher Teil der wichtigen Verhaltensweisen in Partnerschaften sowohl positive als auch negative Auswirkungen auf das Gelingen des Miteinanders haben kann. Dazu gehören beispielsweise die hohe Empathiefähigkeit und die Leidenschaftlichkeit von Menschen mit Borderline.

Zu der hohen Empathiefähigkeit ist auszuführen, dass viele Betroffene sich sehr gut in andere hineinversetzen können, also auch in ihre jeweiligen Partner. Dies ist für die Betroffenen oft sehr anstrengend und führt auch manchmal zu krisenhaften Zuspitzungen, wenn sie merken, dass sie sich beim oder im anderen verlieren. Von den jeweiligen Partnern wird dieses Verhalten aber als große Zugewandtheit und Fürsorge sehr geschätzt. Auch hier ist es also wichtig, sich intensiv auszutauschen, was jeweils passiert und wie die jeweiligen Bedürfnisse, aber auch Grenzen einzuschätzen sind.

Bezüglich der Leidenschaftlichkeit besteht noch mehr Aufklärungsbedarf bei den Betroffenen, die sich selbst aufgrund ihrer Emotionalität als schwierig, anstrengend oder störend einschätzen. Ihre Partner sehen das oft völlig anders, da sie von der Leidenschaftlichkeit und der Lebendigkeit auch profitieren. Der Freund einer Borderline-Betroffenen bringt dies im Trialog ganz einfach auf den Punkt mit der Feststellung: „Wer will schon eine langweilige Freundin?!"

Viele Betroffene sind sich aufgrund ihrer Erfahrungen und der Identitätsunsicherheit nicht darüber bewusst, dass sie mit ihrer Art des emotionalen Erlebens auch eine Bereicherung für die Partnerschaft darstellen können. In sehr lesenswerter Form wird dies auch in dem Roman *Psyche auf Grenzgang* (Thielemeyer, 2011) dargestellt.

Zusammenfassend ist zu betonen, dass Partnerschaften mit einem Borderline-Betroffenen bzw. unter Borderline-Betroffenen möglich sind und auch von den meisten Betroffenen wiederholt versucht werden. Wesentliche Voraussetzungen für das Gelingen der Partnerschaft sind eine möglichst intensive Gesprächskultur zwischen den Partnern und möglichst umfangreiche Absprachen – und Nachbesprechungen, wenn die Absprachen nicht eingehalten wurden.

Außerdem ist es zwingend erforderlich, dass der betroffene Partner sich mit seiner Problematik in einer Therapie intensiv auseinandersetzt und diese verändert – und nicht erwartet, dass der Partner ihn schon „irgendwie" akzeptieren wird.

11. „An mich hat keiner mehr geglaubt“ – Stagnation im Therapieprozess

> „Endlich hielt ich mein Abschluss-Diplom in den Händen, ich hatte mein Studium tatsächlich geschafft und spürte zum ersten Mal in meinem Leben wirklich Stolz in mir aufflammen. Ich machte 25 Kopien von der Diplom-Urkunde und verschickte sie an Leute, die auf meinem Weg bis hierher für mich bedeutsam waren. Allesamt Menschen, die die letzten sieben Jahre nicht mehr daran geglaubt hatten, dass ich die Schwere der Selbstverletzungen überleben würde. Alle davon überzeugt, dass ich es nicht schaffen werde. In dieser Aktion steckte mein ganzer Stolz, mein Trotz und eine Portion Sturheit. Aber ich wollte auch die Hoffnung teilen, die ich jetzt wieder in mir hatte, und meinen Wegbegleitern mitteilen: Es hat sich gelohnt!“
>
> (Marie)

Auf die in einem Trialog gestellte Frage, warum die Mutter einer Borderlinerin sich die Kränkungen, die täglichen Wutausbrüche und die Suizidandrohungen der Tochter so lange hat gefallen lassen, antwortet diese: „Wir wussten doch nicht, dass das 13 Jahre lang dauern würde!“

Vermutlich gehört es zu jeder komplexen Krise im Leben dazu, dass es Phasen gibt, in denen der Betroffene selbst oder sein Umfeld den Eindruck hat, nichts bewegt sich mehr, nichts verändert sich. So eine Phase kann es zu Beginn der Krise, mittendrin und bei sehr lang andauernden Krisen geben. Gerade bei den Mitmenschen, die keinen Einblick in das Innere des Betroffenen haben, kann zudem der Eindruck entstehen, dass die Krise zum Dauerzustand wird. Im Zusammenhang mit der Borderline-Störung können solche Phasen der Stagnation sehr belastend sein. Stillstand bedeutet nämlich auch, dass dysfunktionale Verhaltensweisen weiter fortgeführt werden und die zerstörerischen Auswirkungen der Störung andauern. Der Betroffene läuft Gefahr, im Leiden zu verharren, und nicht nur die aktuelle Situation bleibt schwierig, sondern Verlust von Beziehungen, dem Arbeitsplatz oder gar dauerhafte gesundheitliche Einbußen können die Folge sein.

Wenn man noch nicht auf die Lebenserfahrung, dass alles veränderbar ist, zurückgreifen kann, wenn positive Erlebnisse nur verhältnismäßig wenig gemacht wurden, können einem diese Durststrecken sehr hoffnungslos vorkommen und frustrierend sein. Nicht nur für den Betroffenen, auch für die, die mitleiden. Für Familienangehörige, Freunde oder andere Bezugspersonen kann der Eindruck entstehen, dass alles nur noch schlimmer wird. Vermutlich ist dies auch einer der Gründe dafür, dass

Borderline-Klienten bei Therapeuten oft so unbeliebt sind. Veränderungen bedürfen einer großen Anstrengung von allen Beteiligten.

Wichtig ist zu verstehen, dass Stagnation zum Veränderungsprozess dazugehört. Und gerade in diesen Phasen brauchen die Betroffenen ein überzeugendes Cheerleading: Jemanden, der an sie glaubt und die Hoffnung nicht verliert. Der Mut und die Bereitschaft, weiterzugehen, können für alle Beteiligten gestärkt werden, indem ein umfangreiches Verständnis der Problematik geschaffen wird. In diesem Kapitel sollen daher mögliche Hintergründe und die zugrunde liegende Dynamik von (scheinbarer) Stagnation beleuchtet werden.

11.1 Wenn Hilfe von den Betroffenen abgelehnt wird

In Internetforen, Beratungsstellen, manchmal auch beim Psychiater geschieht es immer wieder, dass sich nicht die Betroffenen selbst, sondern Angehörige und potenzielle „Unterstützer" auf die Suche nach geeigneter Hilfe begeben. Diese Beratungsfälle haben den gemeinsamen Nenner, dass die betroffene Person selber nicht der Meinung ist, Hilfe zu benötigen.

Die Verunsicherung aufseiten der Ratsuchenden ist nachvollziehbar. Sie beginnt mitunter schon bei der Frage, ob man den Betroffenen überhaupt mit der Vermutung, dass es sich um ein schwerwiegendes Problem wie Borderline handeln könnte, konfrontieren darf. Und wenn ja: Wie gestaltet man diese Konfrontation, ohne einen weiteren Rückzug oder einen schweren Streit zu riskieren? Oft sind zuvor alle Versuche, die Betroffenen zu einer Diagnostik zu motivieren, gescheitert. Zudem kommt es nicht selten vor, dass viele Außenstehende den Hilfebedarf sehen, aber der Betroffene sich absolut nicht helfen lassen will. Was tut man also, wenn der Betroffene „uneinsichtig" – wie es dann oft formuliert wird – ist?

Mehr als Uneinsichtigkeit

Die eine richtige Antwort auf diese Fragen gibt es nicht. Vielmehr geht es auch hier wieder darum, zu verstehen, warum die Betroffenen sich möglichen Hilfen gegenüber so ablehnend verhalten. Über diesen Weg kann der entscheidende Punkt gefunden werden, der eine Veränderung möglich macht. In der Regel ist diese Ablehnung von Hilfen nicht unbegründet, und es lohnt herauszufinden, welche Erfahrung oder Überzeugung sich dahinter verbirgt, um den Weg für die nächsten Schritte zu ebnen.

Die Betroffenen können beispielsweise tatsächlich nicht erkennen oder nicht wahrhaben wollen, dass sie Hilfe benötigen. Vielleicht, weil der Zustand, in dem sie sich befinden, weil das innere Erleben „schon immer so war“ und als Normalität empfunden wird. Es wurden Bewältigungsstrategien entwickelt, die der inneren Logik entsprechen – auch wenn diese Strategien langfristig mehr Schaden anrichten als nutzen:

> „Es gab eine Phase in meinem Leben, da war ich der Meinung, dass Jack (Jack = Borderline, Anmerkung d. A.) für mich schon richtig handelte. Ich kannte es nicht anders, deswegen dachte bzw. wusste ich nicht, dass es ‚falsch‘ war. Es war leicht, zu schneiden, um sich schnell vom Druck zu befreien. Noch leichter war es, wenn ich merkte, dass mir dann auch jemand zur Seite stand und mit mir ‚litt‘.“
>
> (Lorelei)

Es kann auch sein, dass die betroffene Person leidet – unter den belastenden Gefühlen oder der Gesamtsituation –, aber Angst davor hat, Veränderungen zuzulassen. Der momentane Zustand ist in einer eigenartigen Weise „stabil“. Das, auf was man sich einlassen soll, droht, die erarbeitete Stabilität ins Wanken zu bringen, und niemand kann eine Garantie dafür geben, dass sich der Tausch lohnt. Oder der Preis, den ich für die Veränderung zahle, könnte zu hoch sein: Ich muss beispielsweise eine Ablehnung oder erneute Kränkung riskieren, wenn ich mich auf eine therapeutische Beziehung einlasse.

Eine weitere Möglichkeit ist, dass das eigene System, das Zusammenspiel von Beteiligten und den gewählten Bewältigungsstrategien, gut genug funktioniert, um ein gewisses Maß an innerer Stabilität aufrechtzuerhalten. Das Umfeld hat eine Ventil-Funktion. Die Spannungsregulation passiert im Außen, in den Beziehungen:

> „In dem Jahr vor der Eheschließung habe ich bei meinem Partner lediglich – sagen wir einmal – ein cholerisches Temperament erlebt, nach der Hochzeit dann viel mehr. Es war, als ob mein Ehemann alle Verschleierungen fallen gelassen hätte, um endlich wieder jemandem seine Probleme übergeben zu können. Eine hohe Fremdaggressivität (z. B. im Straßenverkehr, Ausbremsen anderer bei hohen Geschwindigkeiten); Wutanfälle im Wechsel mit Lethargie; Suche nach Kicks, die an die Grenzen der bürgerlichen Existenz führen, oder auch gefährliche finanzielle Schlampereien; ungeheure Selbstgerechtigkeit bei gleichzeitiger Kritiksucht gegenüber anderen. Ich erlebe das als eine erschreckende Form von ‚Neben-der-Kappe‘-Sein. Als totales Verdrängen der Realität, Leben im Kartenhaus, einer Scheinwelt. Mein Mann wendet eine ungeheure Energie dafür auf, diese Scheinwelt als Realität bei mir durchzusetzen. Er will, dass wir beide gleichermaßen an dem Desaster schuld sind. Er ist so, weil ich nerve, Punkt.“
>
> (Elisabeth, Partnerin eines Betroffenen)

Vielleicht gelingt ein besseres Verständnis, wenn man sich vor Augen führt, wie stark wir Menschen generell an Gewohnheiten festhalten. Von jemandem, der psychisch krank ist, erwartet man, dass er alles dransetzt, seine Situation zu verändern. Doch:

Wie schwerfällig sind wir alle beim Verändern von Verhaltensmustern? Wie schwer kann es uns fallen, unsere Ernährung umzustellen? Mit dem Rauchen aufzuhören oder der Gesundheit zuliebe regelmäßig Sport zu treiben? Diese simplen Beispiele zeigen, wie schwer ein Neustart für uns Menschen grundsätzlich sein kann.

Ein anderer Grund, Hilfen nicht anzunehmen, kann darin bestehen, dass der Borderline-Betroffene schlechte Erfahrungen gemacht hat. Dann gab es möglicherweise Kontakte zum Helfersystem, die am Ende eher frustrierend als hilfreich waren. Die konkreten Vorerfahrungen und Erlebnisse können sehr unterschiedlich sein. Sich nicht verstanden gefühlt zu haben, vielleicht durch eine als Abwertung erlebte Rückmeldung eines Therapeuten, oder auch ein Abbruch der Therapie durch den Therapeuten können solche Erfahrungen darstellen.

Nicht zuletzt macht es auch das öffentliche, eher negative Bild von „den Borderlinern“ und die häufig anzutreffende ablehnende Haltung bei Fachleuten verständlich, dass es Borderline-Betroffene gibt, die sich mit dem Image der Störung nicht identifizieren wollen oder können.

11.2 Versorgungsrealität und die Folgen

Die Einstellung gegenüber Borderline-Patienten wurde schon in Kapitel 2 dargestellt (vgl. S. 21 ff.), auch die ernüchternde Studie dazu (Jobst, 2010). Man könnte daraus schlussfolgern, dass wir es hier mit einer Schieflage in unserem Gesundheitssystem zu tun haben. Psychotherapeuten, die in eigener Praxis arbeiten, können sich aussuchen, welche Patienten sie annehmen. Hört man die Erfahrungen von Borderline-Betroffenen – und auch Fachleute können diese Erfahrung bestätigen –, so werden Patienten mit eher „leichten“ Problemlagen bevorzugt.

> „Ich habe bei vier Psychotherapeuten angerufen und nach einem Therapieplatz gefragt. Drei davon haben mir klargemacht, ich könne wiederkommen, wenn es mir besser ginge, und einer sagte ganz unverhohlen, dass er mit Borderline-Patienten nicht arbeite.“
>
> (Marie)

Diese Reaktionen frustrieren, und nicht jeder Betroffene hat danach den Mut, weitere Therapeuten anzurufen.

Für die Betroffenen ist es zudem nicht einfach herauszufinden, wo man mit der Suche nach einem geeigneten Therapeuten anfangen soll. Wenn man andere Betroffene kennt, beispielsweise Kontakt zu einer Selbsthilfegruppe hat, kann man sich dort gezielt nach Psychotherapeuten erkundigen. Auch Beratungsstellen unterstützen bei der Suche.

Flautato beschreibt einen weiteren Aspekt der Versorgungsrealität, mit dem betroffene Männer zusätzlich zu kämpfen haben:

> „Oft wurde ich in den Kliniken mit der Begründung abgewiesen, dass Frauen einen stationär geschützten, therapeutischen Rahmen unter sich bräuchten und nicht mit Männern in einer Gruppe zusammen arbeiten könnten, da viele von ihnen missbraucht worden seien. Wenn ich dann eine Klinik fand, die auch ‚Männerbetten' anbot, waren diese meist monatelang belegt.

Was ich erschreckend an dem geringen Angebot von therapeutischen Hilfen (vor allem für Männer) finde, ist die Tatsache, die eine Oberärztin bei einem Borderline-Trialog zur Sprache brachte, nämlich: Borderline-Betroffene ohne jegliche Therapieangebote werden auf kurz oder lang auch physische Probleme bekommen, z. B. Herz- / Kreislauferkrankungen, Rückenprobleme etc."

Auch wenn man sich heute viel über die „richtige" Therapiemethode informieren kann, ist der Weg zum „richtigen" Therapeuten dadurch noch nicht geebnet. Es gibt derzeit kein Verzeichnis, in dem nachgelesen werden kann, welcher Psychotherapeut eine Borderline-spezifische Weiterbildung hat. Das erschwert die Suche. Die beste Möglichkeit, dies herauszufinden, besteht darin, es beim ersten Telefonat abzuklären. Dafür muss man allerdings über ausreichend Selbstbewusstsein verfügen, um die Qualifikation des Therapeuten aktiv und direkt zu erfragen. Das kann nicht jeder.

Hat man dann einen Therapeuten gefunden, muss in der Regel eine lange Wartezeit von sechs bis zwölf Monaten überbrückt werden. Es fehlen Anlaufstellen, beispielsweise auch Gruppenangebote, die den Betroffenen helfen, diese Wartezeit konstruktiv zu gestalten. Hier bestehen regionale Unterschiede – in ländlichen Regionen gibt es in der Regel noch weniger Angebote als in der Stadt. Denkbar wären angeleitete Selbsthilfegruppen, in denen die „Anfänger-Betroffenen" von den älteren Betroffenen mit Erfahrungsvorsprung lernen könnten. Überlegungen in diese Richtung stecken noch in den Kinderschuhen.

Manchmal reicht das Angebot der Hilfestellungen nicht aus, um den krisenhaften Alltag zu meistern. Üblicherweise arbeiten Psychotherapeuten nicht in einem Netzwerk zusammen, und es gibt deshalb keine Vertretungen in Urlaubszeiten, wie es im somatischen Bereich der Medizin üblich ist. Gäbe es die, so wäre es für viele Betroffene verständlicherweise schwer, dem Vertretungstherapeuten zu vertrauen. Dennoch sind die Fehlzeiten des Therapeuten für die Borderline-Betroffenen nicht gut gelöst. Denkbar sind Kooperationen mit sozialpsychiatrischen Diensten, Klinik-Ambulanzen oder Krisendiensten, doch hier fehlt meist die Vernetzung. Oder es fehlt schlichtweg das Angebot entsprechender Anlaufstellen.

Konnte eine Therapiestelle gefunden werden, fällt es den Borderline-Betroffenen oft schwer, sich vertrauensvoll auf die therapeutische Beziehung einzulassen. Meistens nimmt dieser Prozess des Beziehungsaufbaus schon mehrere Therapiestunden in Anspruch. Doch das begrenzte Stundenkontingent, das die gesetzlichen Grundlagen der Krankenkassen vorgeben, drängt zu einer schnelleren Entwicklung. In Kapitel 2 ist die Schwierigkeit von Borderline-Betroffenen beschrieben, eine Objektkonstanz auf der Beziehungsebene herzustellen. Es ist schwer, die gute Beziehung als verlässliche Komponente zu verinnerlichen. So werden die Zeiten zwischen den Therapiestunden zu Bewährungsproben.

Dies alles sind nur einige Aspekte, die die Suche nach einem geeigneten Therapeuten schwierig machen und die Borderline-Betroffene in der ambulanten Versorgung akzeptieren müssen. Es sind Bedingungen, die immer wieder Rückschritte, Demotivation oder Misstrauen zur Folge haben.

11.3 Die richtige(n) Diagnose(n)?

> „Die Diagnose Borderline wurde ich einfach nicht los, obwohl ich die Diagnosekriterien lange schon nicht mehr erfüllte. Ich kannte alle Therapien zur Behandlung von Borderline, aber es machte keinen Sinn mehr, mir diese anzubieten. Es dauerte etwa sechs Jahre, bis ich endlich eine Therapeutin fand, die bereit war, genau hinzugucken. Sie ließ mich Fragebögen ausfüllen, hörte genau hin, was heute meine Probleme waren, und so kam sie zu der Einschätzung, dass ich eine dissoziative Störung habe. Endlich war es möglich, daran zu arbeiten, und ich konnte wieder Fortschritte machen."
>
> (Sandra)

Es kommt mitunter vor, dass Hilfsangebote vorhanden sind und genutzt werden, aber trotz aller Anstrengungen keine Veränderung in Gang kommt. Auch dies kann verschiedene Ursachen haben. Vielleicht ist die Diagnose auch nicht eindeutig gestellt worden. Immer wieder erleben wir in Beratungs- und Therapiegesprächen, dass Borderline-Betroffene keine Diagnostik, die dem aktuellen Stand der Kenntnisse entspricht, durchlaufen haben. Es ist einerseits durchaus bekannt, dass die Borderline-Störung mit einer hohen Komorbiditätsrate (vgl. Kapitel 7) einhergeht, aber in der Umsetzung der Therapie findet dies oft kaum Berücksichtigung. Dies kann Fehlentscheidungen in der Therapie zur Folge haben.

Woran erkennt man als Betroffener dann, dass das Therapieangebot nicht das richtige ist? Es ist naheliegend, den „Fehler" oder eben den Grund für die ausbleibende Verbesserung bei sich selbst zu suchen. Man macht sich Vorwürfe, weil man möglicherweise nicht offen genug ist oder zu wenig Vertrauen hat. Und so vergeht Stunde um Stunde und das (von der Krankenkasse bewilligte) Stundenbudget schrumpft, während die Situation stagniert.

> „Bei meinem ersten Klinikaufenthalt wurden bei mir Angststörungen (Sozialphobie) sowie mein mir bekannter Kontrollzwang attestiert. Die darauffolgende ambulante Psychotherapie brachte auch nichts Neues zutage. Später erfolgte eine zweite ambulante Psychotherapie, als mein Waschzwang auch noch hinzukam. Nach der Trennung von meiner Frau sowie der Scheidung erfolgten später Klinikaufenthalt Nummer zwei und drei. Mit den weiteren Ergebnissen: Somatoforme Störungen, Alkoholmissbrauch sowie Depressionen. Für eine Borderline-Störung reichten meine Symptome einfach noch nicht aus. Das mit dem Kratzen verschwieg ich, da ich es einfach als Tick sah und nicht als Selbstverletzung, wie ich später feststellen musste. Nach der Trennung von Diana erfolgten Klinikaufenthalte Nummer vier und fünf sowie – als ich später auch noch meine Katzen, die ich sehr liebte, einschläfern lassen musste – Klinikaufenthalt Nummer sechs. Erst beim vierten Klinikaufenthalt wurde dann die Diagnose Borderline gestellt."
>
> (Klaus)

Wird das wirklich zugrunde liegende Problem nicht erkannt und eine falsche Diagnose gestellt, kann der weitere Behandlungsweg schwierig werden und der Therapiefortschritt ungünstig beeinflusst werden. Häufige Folgen einer nicht adäquaten Therapie sind Stagnation oder Verschlechterung des Zustandes. Der Betroffene fühlt sich unverstanden. Die Motivation zur Therapie sinkt und Hoffnungslosigkeit entsteht. Es folgen Rückzug, Rückkehr in alte Verhaltensmuster und ein eventueller Therapieabbruch (was bei einer inadäquaten Behandlung sogar Sinn machen kann).

11.4 Zielrichtung der Hilfen – Frage des richtigen Zeitpunktes

Zudem ist es schwer, als Betroffener selbst zu erkennen, ob die angebotene Hilfe, das therapeutische Verfahren und der Therapie-Fokus dem entsprechen, was gerade weiterhelfen könnte. So stellt sich beispielsweise die Frage, ob zuerst eine Traumatherapie gemacht werden soll und anschließend eine DBT – oder umgekehrt.

> „Klassische Gesprächspsychotherapie hat mich komplett überfordert. Der Therapeut hat versucht zu erreichen, dass ich meine Emotionen und meine Bedürfnisse erkenne und benenne. Das konnte gar nicht funktionieren, weil mir selbst komplett das Vokabular dazu fehlte. Im Nachhinein kann ich sagen, ich hätte ganz konkret Strategien gebraucht, um meine Gefühle zu regulieren."
>
> (Marion)

Zielrichtung und Methode sollten hinterfragt werden, wenn die Therapie stagniert. Fachleute geben hierzu ein Zeitfenster von etwa sechs Monaten. Wenn es in diesem Zeitraum keine wesentlichen Veränderungen gibt, sollte die Wirksamkeit der Therapie in Zweifel gezogen werden.

Wenn man den Eindruck hat, dass einem die Therapie nichts bringt, kann man natürlich auch seine Erwartungen, die man an die Therapie stellt, überdenken und sich fragen, auf welche Erfolge man konkret wartet. In jedem Fall sollten die Stagnation oder der Zweifel an der Therapie auch mit dem Therapeuten besprochen werden.

> „Ich hatte das Gefühl, dass meine Therapeutin alles nur wiederholte, und wir drehten uns im Kreis. Ich zweifelte stark daran, dass sie eine Idee von meinem Leidensdruck hatte, und beschloss, dies anzusprechen. Ich schilderte ihr, dass ich mich nicht wirklich verstanden fühlte, und sie entgegnete mir, dass dies gut sein könne. Das war erst mal sehr deprimierend, gab mir aber die nötige Klarheit, eine neue Therapeutin zu suchen."
>
> (Sandra)

> „Nach vielen Sitzungen hatte ich sehr viel über mich verstanden und fühlte mich stets gehalten, aber meine Alltagprobleme hatten sich kaum geändert."
>
> (Dirk)

11.5 „Wasch mich, aber mach mich nicht nass" – passive Aktivität verstehen

In Zusammenhang mit der Borderline-Störung berichten Fachleute von einem Phänomen, das einem im Kontakt mit den Betroffenen begegnen kann und die Arbeit erschwert: Es ist die sogenannte passive Aktivität (vgl. Abschn. 8.2.1 und 8.2.3). Gemeint ist damit auch die Fähigkeit der Borderline-Betroffenen, ihr Umfeld, insbesondere das Helfersystem, zu aktivieren. Es werden meist mehrere Personen eingebunden, die sich Hilfen und Lösungen überlegen und entsprechend aktiv werden. Und irgendwann fällt einem auf, dass der Betroffene selbst eigentlich gar nichts macht. Die angebotenen Hilfen werden dabei meist als unpassend abgelehnt oder als nicht umsetzbar deklariert. Diese Dynamik, die sich zwischen Helfenden und Borderline-Betroffenen entwickelt, kann zu einem sich ständig wiederholenden Muster werden, und es entsteht der Eindruck, dass Patienten eine Haltung einnehmen, die man mit der Redensart „Wasch mich, aber mach mich nicht nass" ausdrücken kann. Lassen wir uns dies aus Betroffenenperspektive betrachten:

> „Ich war schon seit elf Monaten auf der geschlossenen Station. Mein Studium lag auf Eis, die Wohnung sollte aufgelöst werden, und eine gesetzliche Betreuung wurde eingerichtet. Die Pfleger und Schwestern der Station waren sehr engagiert. Sie wollten mich an einer Art Normalität teilhaben lassen und planten immer wieder begleitete Stadtbesuche ein. Die Psychologin bemühte sich wirklich, mir regelmäßige Termine anzubieten, und die junge Stationsärztin wurde nicht müde, mit mir zu besprechen, welches die nächsten Schritte wären. Sogar der Sozialdienst war eingeschaltet und arrangierte ein Praktikum in einer Gärtnerei, damit ich den Anschluss ins Berufsleben wieder bekommen konnte. Die Betreuerin war sehr aktiv dabei, einen Therapieplatz in einer geeigneten Klinik für mich zu finden. Wenn auch nur ein

> Hauch davon Erfolg versprechend aussah, wurde dies von mir mit schweren Selbstverletzungen boykottiert. Alle Pläne wurden kurz vor der Umsetzung durch einen schweren Blutverlust oder andere körperliche Schädigungen unmöglich gemacht. Die Bemühungen der anderen musste ich in Gang halten, um die Beziehung nicht zu verlieren. Aber ich glaube, dass die konkreten Maßnahmen daran gescheitert sind, dass ich selbst eine riesige Angst vor dem Leben da draußen hatte und den Schutzraum Klinik mir nicht mehr vorstellen konnte zu verlassen."
>
> (Anna)

In Gesprächen mit Betroffenen, die diese Dynamik kennen, kristallisiert sich heraus, dass passive Aktivität meist dann in Gang kommt, wenn die Ziele der Betroffenen sich nicht mit den Zielen des Umfeldes decken. Schwierig daran ist auch, dass darüber nicht offen kommuniziert wird. Meist aus der Angst heraus, die Unterstützung ganz zu verlieren und dann alleine dazustehen.

Ziel sollte daher sein, kritisch zu prüfen, welche Erwartungen auf beiden Seiten bestehen, und zu klären, wo Differenzen bestehen und wie man diese überwinden kann. Es geht also auch darum, die Dialektik von Akzeptanz und Veränderung zu wahren. Konkret heißt das, vor jeglichen Veränderungen den Akzeptanzpol zu stärken, meist durch Validierungsinterventionen. Betroffene müssen sich erst in ihrer Not gesehen und als handelnde Personen respektiert fühlen, um Selbstvalidierung betreiben zu können und danach Selbstfürsorge zu beginnen, als Voraussetzung für eine Veränderung, die zu Beginn oft nur den Helfern sinnvoll erscheint.

11.6 Einen Ausdruck für erlebtes Leid finden

„Es braucht eine Zeit des Leidens", sagte einmal eine Teilnehmerin im Trialog. Sie beschreibt damit eine Phase zwischen erlebtem Leiden und dem Aufbruch zur Veränderung.

> „Ich glaube, selbst wenn ich gleich beim ersten Auftreten von Symptomen in eine supertolle therapeutische Wohngemeinschaft oder Klinik gekommen wäre, hätte ich nicht sofort schon mit der Entscheidung für einen neuen Weg und Veränderungen durchstarten können. Auch nicht, wenn einfach alle Bedingungen ideal gewesen wären. Es gibt so eine innere Stimme, die dauernd sagt, ‚Es ist noch nicht gut'."
>
> (Sandra)

Was hier zum Ausdruck gebracht wird, ist, dass die Veränderung ein komplexer Prozess ist. Dabei geht es nicht nur darum, neue Bewältigungsstrategien zu erlernen und einzusetzen. Die Seele braucht ihre Zeit, um sich zu entwickeln. Und dazu kann es notwendig sein, dem erlebten Leid zunächst Ausdruck zu verleihen. Die Wege, die die Seele sich dafür sucht, entsprechen einer inneren Logik und können für Außenstehende schwer zu verstehen sein. Manchmal wird das Leiden, die innere Szenerie, in einen äußeren Schauplatz verfrachtet. Das innere Erleben spiegelt sich dann im äußeren Geschehen wider. Fachleute sprechen dann von einer „Reinszenierung". Diese Reinszenierung beschreibt eine Art inneren Drang, einen unverarbeiteten Konflikt so lange zu wiederholen, bis eine positive Auflösung erlebt wird. Die Bühne dafür kann die psychiatrische oder psychotherapeutische Station sein. Beispielsweise werden kränkende Beziehungserfahrungen wiederholt:

> „Meine Mutter war schon immer in jeder Hinsicht kontrollierend. Als ich dann angefangen habe, mich selbst zu verletzen und Unmengen Psychopharmaka zu nehmen, verstärkte sie ihre Kontrolle, während ich in der Schule war. Es gab in meinem Zimmer kaum ein Versteck für Rasierklingen oder meine Beruhigungstabletten, das sie nicht entdeckte, um dann alles an sich zu nehmen. Gesprochen haben wir darüber nie. In der Psychiatrie wiederholte sich dieses Spiel wieder und wieder. Das Personal der Station wurde – in gleicher Weise, wie ich sehr kreativ im Bunkern von gefährlichen Gegenständen war – sehr spitzfindig beim Aufspüren außergewöhnlicher Verstecke. Im Grunde ging es dabei gar nicht um die Gegenstände. Es ging darum, dass ich mich endlich einmal mächtig und überlegen fühlen konnte, wenn ich mich trotz Zimmerdurchsuchung doch wieder mit einem Skalpell geschnitten hatte. Das war dann ein kleiner Triumpf in meinem Meer von Ohnmachtsgefühlen."
>
> (Sabrina)

Das erlebte Leid kann irgendwann einfach nicht mehr unter den Tisch gekehrt oder verborgen werden. Es will erkannt und gewürdigt werden. So wie ein dreijähriges Kind, dem eine Ungerechtigkeit widerfahren ist, nicht so tun kann, als wäre nichts passiert. Es muss davon erzählen und braucht Zuspruch und Unterstützung, um das Erlebte zu integrieren. Es verlangt nach einer Rückmeldung, die die eigene Wahrnehmung bestätigt. Ähnlich geht es dem Borderline-Betroffenen, der den inneren Abgrund nicht ausblenden kann. Es ist ein bisschen wie „das Leid beweisen zu müssen".

> „Bei meinem ersten Psychiatrie-Aufenthalt habe ich schnell gelernt, wie hier Kommunikation funktioniert. Im Speisesaal saßen alle Patienten gemeinsam zum Abendessen. Am Rande, alle Tische im Blick, standen zwei der Krankenschwestern. Zuerst war mir nicht klar, warum sie dort standen. Aber schnell begriff ich, dass sie die Patientinnen im Blick hatten, die wenig oder gar nicht aßen. Wenn ich also deutlich machen wollte, dass es mir nicht gut ging, konnte ich dies ganz einfach deutlich machen, indem ich das Essen einstellte. Die besorgten Blicke dreimal am Tag wären mir sicher gewesen."
>
> (Anna)

Große Institutionen haben ihre eigene Sprache, eigene Rituale und Insider-Regeln. So auch die Institution Psychiatrie. Auch hier kann man so etwas wie eine symbolhafte Sprache finden. Entsprechend gibt es in der Psychiatrie eine ihr ganz eigene Form der Anerkennung von Leid. Die Logik dahinter lautet: Wer viele Medikamente bekommt, dem geht es am schlechtesten. Oder: Wer fixiert wird, braucht maximale Zuwendung und Schutz; wer fixiert werden muss, muss (vor der inneren Gewalt) beschützt werden. Beispielsweise gelingt mit einer Selbstverletzung so eine Art Beweisführung für die inneren Qualen. Die Reaktion ist maximales Gehaltenwerden in Form der Fixierung. Mit dem Akt der Fixierung – die nur noch in sehr schweren Fällen von Selbstverletzung zur Anwendung kommt – wird anerkannt, dass es eine so schlimme innere Gewalt gibt, dass alles – sogar gegen den erklärten Willen des Betroffenen – getan werden muss, um zu beschützen.

Könnten die Zusammenhänge im Alltag reflektiert und besprochen werden, stünde ein gangbarer Ausweg bereit. Doch die Beteiligten finden aus dieser Dynamik nicht wieder hinaus. Oftmals „fehlt" ihnen sogar der Beweggrund, um diesen Zustand zu beenden. Immer noch gibt es Borderline-Betroffene, die aufgrund dieser nicht aufgedeckten Dynamik zwischen Patient und „wohlmeinenden" Behandlern viele Wochen und Monate auf geschlossenen Stationen verbringen.

11.7 Die Last, Verantwortung zu übernehmen

Es gibt Beratungsgespräche, in denen der Hinweis auf Skills bei den Betroffenen Empörung auslöst: „Das kenne ich alles schon, es hilft mir nicht!" Oder jede Reaktion auf ein Hilfsangebot ist ein vehementes „Aber", und es folgt eine Erklärung, warum diese Lösungsmöglichkeit auf keinen Fall in Betracht zu ziehen ist. Die Schuld für das Nichtbewältigen der Krisen wird dem Umfeld zugeschrieben. Bei Unterstützern entsteht dadurch der Eindruck, dass der Betroffene gar keine Veränderung will. In Wirklichkeit geben solche Verhaltensweisen Hinweis darauf, dass es um das schwierige Thema der Selbstverantwortung geht. Wiederum aus der Perspektive der Betroffenen betrachtet, hat diese – sich oft wiederholende Konstellation – wenig mit einer bösen Absicht, Willensschwäche oder gar Faulheit zu tun. Wenn Borderline-Betroffene sich „weigern", sich „erwachsen" zu benehmen, hat dies in der Regel einen Grund und im inneren Erleben durchaus seine Berechtigung.

Die Erfahrung zeigt, dass es sehr lohnenswert ist, zu hinterfragen, warum es dem Betroffenen so schwerfällt, die Verantwortung für sich selbst zu übernehmen. Es sind folgende Grundüberzeugungen, die teils bewusst, teils unbewusst wirksam sind:

- **Verantwortung übernehmen ist gefährlich.** („Wenn ich Fehler mache oder scheitere, muss ich mich vielleicht sogar umbringen." – Also gibt es eine existenzielle Angst davor, Verantwortung zu übernehmen.)
- **Verantwortung übernehmen ist eine Last.** (Dies ist die Folge von zu viel Verantwortungsübernahme für wichtige Bezugspersonen in der Vergangenheit. Das Kind lernt, wie man Verantwortung für einen Elternteil übernimmt, lernt aber nicht, wie man sie für sich selbst übernimmt. Es fehlte ein Vorbild zum Lernen von Verantwortungsübernahme.)

- Solange jemand anders Verantwortung für mein Leben übernimmt, bin ich nicht alleine und habe **Kontakt und Sicherheit**.
- Wenn ich Verantwortung übernehme, **verliere ich wichtige Helfer.** (Der Betroffene kann ein Problem damit haben, dass dann z. B. die Therapie abgeschlossen ist.)
- Es gibt **keinen Grund** dafür, Verantwortung zu übernehmen. (Lebensziele, Beziehungen fehlen. Es gibt die innere dysfunktionale Überzeugung: „Ich bin für niemanden, für nichts wichtig. Ich bin anderen egal, also kann ich mir auch egal sein.“)

Herausfinden, welche Überzeugung oder welcher einschränkende Glaubenssatz hinter dem Verhalten steckt, kann man nur, wenn man dem Betroffenen mit einer wertschätzenden und nicht verurteilenden Haltung begegnet und gemeinsam versucht, die Beweggründe genauer zu analysieren. Das Verständnis erleichtert die notwendigen Veränderungsschritte, die es zu gehen gilt.

Nicht immer sind die Reaktionen des Umfelds hilfreich bei diesem Lernprozess. Vielmehr gibt es (automatisierte) Reaktionen, die zusätzlich verhindern, dass Eigenverantwortung übernommen wird.

> „An eine Aufnahme auf einer psychiatrischen Intensivstation erinnere ich mich noch besonders gut. Die Durchsuchung meiner Taschen und sogar das Abtasten meines Körpers auf gefährliche Gegenstände waren sehr gründlich. Ich hatte mir vor der Aufnahme in die Klinik nicht die Mühe gemacht, meine Schultasche auszuräumen. Da lag allerlei unnützes Zeugs drin. Der Krankenpfleger aber prüfte das alles auf seine Eignung als Gegenstand für Selbstverletzungen. So wurde mir eine Stricknadel weggenommen. Ich habe mich dann gefragt: ‚Wie soll man sich denn mit einer Stricknadel selbst verletzen?‘ Mit dem Anspruch, mir alles Gefährliche wegzunehmen, hat die Station mir signalisiert: Wir sind hier verantwortlich dafür, dass du nicht zu Schaden kommst. Diese Verantwortung habe ich gerne abgegeben.“
>
> (Sandra)

In der Klinik ist es leicht, Verantwortung abzugeben. Über die Konsequenzen einer schweren Selbstverletzung muss ein Betroffener sich keine Gedanken machen, wenn er jederzeit auf einen Klingelknopf drücken kann und die Mitarbeiter für die Rettung zuständig sind. Die Einrichtung einer gesetzlichen Betreuung kann sehr hilfreich sein, wichtige Dinge zu regeln. Sie kann aber auch als Signal verstanden werden, dass nun jemand anders die Verantwortung übernimmt.

Das Abgeben von Verantwortung kann für die Betroffenen als sehr entlastend erlebt werden. Dies macht es dann später umso schwerer, dieses Paket wieder zurückzunehmen und selbst zu tragen. Die Verantwortungsübernahme muss (teils in sehr kleinen Schritten) erlernt werden. Zu Beginn dieses Prozesses kann es sogar einfacher sein, Verantwortung für jemand anderen zu übernehmen. Verantwortung im Mannschaftssport beispielsweise. Dabei werden Fähigkeiten erlernt, die auf andere

Lebensbereiche übertragen werden können. Diese Lernerfahrung muss bewusst gemacht und gezielt eingesetzt werden. Für das Umfeld gilt: Verantwortung höchstens nur stellenweise abnehmen und stattdessen dabei helfen, das „Tragen" der Verantwortung wieder zu lernen. Dabei gilt auch: Es kann für eine kritische Phase überlebenswichtig sein, den Schutz einer geschlossenen Station der Psychiatrie zu haben. Als länger andauernder Zustand (bereits länger als zwei oder drei Wochen) drohen wichtige Fähigkeiten auf der Strecke zu bleiben.

„Nichts stärkt den Menschen mehr, als das Vertrauen, das man ihm entgegenbringt" (Adolf von Harnack) – so lautet der Spruch auf einer Postkarte, auf dem ein kleines Kind zu sehen ist, das gerade Radfahren lernt. Durchaus kann diese innere Überzeugung auch Borderline-Betroffenen helfen, sich selbst diese Aufgabe, Eigenverantwortung zu übernehmen, wieder zuzutrauen.

11.8 Einzigartig sein

Eltern sollen ihrem Kind das Gefühl geben, ein einzigartiger Mensch zu sein. Für eine gesunde psychische Entwicklung, die Ausbildung der Identität und des Selbstwertgefühls ist dies ein wichtiger Baustein. Vielen Borderline-Betroffenen fehlt dieses Gefühl. Es mag sein, dass die Eltern zwar versucht haben, es zu vermitteln, aber es ist aus irgendeinem Grund nicht „angekommen". Dann versuchen viele Betroffene, dieses Gefühl der Einzigartigkeit nachzuholen. Im Kontext der Psychiatrie oder Psychotherapie ist dies möglich, indem man ein „Besonderer", zum Beispiel ein besonders schwieriger Patient wird, und eine Symptomatik hat, die einen von den Mitpatienten unterscheidet. Das kann sichtbar werden durch die Schwere der Erkrankung oder die außergewöhnliche Form der Selbstverletzung. Innerhalb dieser Dynamik können Veränderung und eine positive Weiterentwicklung erst dann möglich werden, wenn dieser Status der „Einzigartigkeit" erreicht wurde.

Sehr bedeutsam sind diesbezüglich die unterschiedlichsten Beziehungen.

> „Dass ich einzigartig bin, habe ich darüber erfahren, dass es jemanden gab, der sagte: ‚Ich nehme das auf meine Kappe!' Jemand, der bereit war, ein Risiko für mich einzugehen. Da hatte ich endlich das Gefühl, etwas Besonderes und wertvoll zu sein."
>
> (Marion)

Eine heilsamere Variante, diese Einzigartigkeit „nachzuholen", sie also nachträglich zu erfahren, kann beispielsweise sein, sich im Job unentbehrlich zu machen oder durch die berufliche Karriere sich eine einzigartige Stellung zu erarbeiten. Es geht hierbei um die subjektive Interpretation und das Erleben von Einzigartigkeit. Das gesunde Maß zu finden spielt dabei eine bedeutsame Rolle. Überarbeitung, Workaholic und Burn-out sind mögliche Folgen, die einigen Borderline-Betroffenen nicht unbekannt sind. Weniger Gefahren birgt der Weg, sich einzigartig, individuell über ein Haustier zu erfahren. Durch die Vertrautheit reagiert die Katze oder der Hund auf mich so wie auf niemand anderen.

Identität, Kompetenz und Anerkennung

Eine besondere Schwierigkeit hinsichtlich einer Veränderung im Sinne von Genesung ist, wenn die Diagnose Borderline identitätsstiftend wirkt. Dann „habe" ich nicht nur Borderline, sondern: „Ich bin Borderline." Damit ein Mensch seine Identität bilden und selbst erfahren kann, braucht er eine Art Gerüst. Viele Fachleute, u. a. Soziologen, haben sich mit dem Identitätsbegriff ausführlich auseinandergesetzt. Ein gut verständliches Erklärungsmodell hierfür kommt von den Gestalttherapeuten Fritz Perls und Hilarion Petzold. Sie beschreiben, dass die Identität auf fünf Säulen fußt:

1. Körper
2. Arbeit und Leistung
3. soziales Netz
4. materielle Sicherheit
5. Normen und Werte

Das Identitätsempfinden kann ins Wanken geraten, wenn eine dieser Säulen ins Wanken gerät. Sind gleich mehrere Säulen betroffen, hat dies schwerwiegendere Folgen für das eigene Identitätskonzept. Genau dies passiert manchmal Borderline-Betroffenen: So ist beispielsweise die Belastbarkeit für eine Arbeitsstelle nicht gegeben, was Auswirkungen sowohl auf die Leistung als auch auf die Anerkennung und die materielle Sicherheit hat. Ein stabiles soziales Netz gibt es wegen der Schwierigkeiten im zwischenmenschlichen Bereich nicht, und das Körpererleben ist immer noch problematisch. In einem solchen Fall ist das Identitätskonzept gefährdet. Die Säulen, die es tragen sollen, müssen ersetzt werden. Man könnte sehr vereinfacht auch sagen: jeder Mensch will in irgendetwas gut sein, und wenn beispielsweise durch lange Klinikaufenthalte die eigentlich erträumte Karriere nicht realisiert werden kann, wird die Patientenrolle eventuell als eine Ersatz-Kompetenz erlebt. Anstelle der materiellen Sicherheit durch den Job wird das Versorgtwerden in der Klinik als sicherer Rahmen erlebt.

Die Schwierigkeit besteht darin, dass Anerkennung und Kompetenz über die Diagnose erfahren werden und es keine Alternativen gibt, auf die ausgewichen werden kann. So drückte es eine Patientin einmal aus: „Ich bin nicht die berühmte Sängerin geworden, wie ich es mir erträumt hatte, aber dafür bin ich richtig gut in Borderline.“

Der Weg hinaus aus diesem Dilemma ist nicht so einfach. Entscheidender, als mit dem eigenen Schmerz durch das Umfeld anerkannt und gesehen zu werden, ist letztendlich, sich diesen Zuspruch selbst zu geben, sich in Selbstempathie und Selbst-Validierung zu üben. Dies gelingt vielleicht durch die Installation einer gut zusprechenden inneren Stimme. Vielleicht in Gestalt einer „guten fürsorglichen Mutter“, die auf die Bedürfnisse nach Versorgung, Zuwendung und Wertschätzung durch Zuspruch und (Selbst-)Ermutigung reagiert.

Es geht zudem darum, wieder die eigenen Fähigkeiten zu entdecken und sich lohnenswerte Ziele zu erarbeiten. Eine wichtige Voraussetzung dafür ist, Verantwortung wieder selbst zu übernehmen. Eine praktische Hilfe kann die „Treppe zur Eigenverantwortung“ sein, wie sie 2009 beim bundesweiten Borderline-Trialog gemeinsam von der Autorin und Christiane Tilly vorgestellt wurde. Die oberste Stufe stellt dabei ein eigenverantwortlich geführter Alltag mit möglichst wenig Abhängigkeiten dar; die unterste Stufe beschreibt einen Zustand, in dem jede Verantwortung vom Umfeld übernommen wird und Versorgung von außen stattfindet – wie es beispielsweise auf einer geschlossenen psychiatrischen Station der Fall ist. Individuell muss dann jeweils überlegt werden, was die nächsthöhere Stufe für einen Entwicklungsschritt beinhaltet. Das kann von „ganz unten“ aus sein, zu lernen, Hilfen anzunehmen und eigene Bedürfnisse überhaupt wahrzunehmen. Die Stufe danach verlangt, die Bedürfnisse zu formulieren und sie sich selbst zu erfüllen. Spätere Stufen beschreiben dann schon deutlichere Maßnahmen zur Eigenständigkeit und Selbstverantwortung: eine Ausbildung beginnen oder sich einen Job suchen, um die finanzielle Situation selbst beeinflussen zu können.

Ein Vorstellungsbild, mit dem konkrete Veränderungsmöglichkeiten erarbeitet werden können, besteht aus der Seele als Mosaik. Dass viele kleine Steine ein Gesamtbild ergeben, entspricht dem Gedanken, dass der Gesamtzustand zahlreiche einzelne Erfahrungen umfasst. Fehlen Steine im Mosaik, muss ich überlegen, wie ich das Bild ergänzen kann. Auf die Realität übertragen: Welche Erfahrung fehlt? Wenn ich beispielsweise Halt und Unterstützung nie ausreichend erfahren habe, besteht eine starke Sehnsucht danach, (aus)gehalten, getragen zu werden. Diese Sehnsucht wird vielleicht durch regressives Verhalten in der Therapie deutlich. Ein klassischer (Verhaltens-)Therapeut würde darauf drängen, Regressionen zu vermeiden. Also bleibt die Sehnsucht. Das dialektische Denken führt in diesem Fall weiter. Ich brauche und erhalte mir meine starken, erwachsenen Anteile und funktioniere, wenn auch weniger perfektionistisch, abgegrenzter und maßvoll. Und ich erlaube mir, möglichst viele Bedürfnisse, auch die „kindischen“, auszuleben.

Der berühmte Psychotherapeut Klaus Grawe (2004) listet vier psychologische Grundbedürfnisse auf, die in diesem Sinne eine gute Orientierung bieten:

- Orientierung (auch im Sinne von „Heimat“: Wo gehöre ich hin?)
- Bindung
- Selbstwerterhöhung (Erfolgserlebnisse)
- Lust (alles, was Freude bereitet)

Diese Grundbedürfnisse bilden die Grundlage einer sich entwickelnden Konsistenz. Als nach Identität, auch im Sinne von Zufriedenheit und Wohlgefühl strebender Mensch sollte ich für alle vier Bereiche Erlebensfelder in meinem Alltag entwickeln und diese aktiv gestalten.

12. Älter werden mit Borderline

12.1 Gesundung

Inzwischen gilt die Borderline-Störung als eine – mit störungsspezifischen Konzepten – gut behandelbare psychische Erkrankung mit einer guten Prognose. Dies ist für die Betroffenen, aber auch für die Fachleute eine Botschaft, die Hoffnung und Mut macht.

Um zu verdeutlichen, was in diesem Kontext Gesundung bedeutet, bieten sich die Begriffe „Recovery" und „Empowerment" an. Es sind inzwischen etablierte Fachbegriffe für Konzepte, die sich mit Gesundung bei psychischen Erkrankungen befassen.

Der englische Begriff *recovery* kann mit „Gesundung", „Genesung" oder „Wiedererlangung von Gesundheit" übersetzt werden. Watkins (Watkins, 2009, S. 58) erläutert Recovery wie folgt:

> „Recovery ist ein Prozess, der es ermöglicht, persönliche Lebensziele und Ambitionen zu verfolgen und gleichzeitig die Vulnerabilität gegenüber unerträglichen psychischen Belastungen und Störungen zu akzeptieren und zu transzendieren."

Das Wiedererlangen psychischer Gesundheit beschreibt also keinen linear verlaufenden Prozess. Rückschläge und Krisen sind „normal" und gehören zum Leben dazu.

Der Begriff *empowerment* wird im Deutschen mit „Selbstbefähigung" oder „Selbstermächtigung" übersetzt. Utschakowski & Knuf (2009) umschreiben Empowerment wie folgt: „Empowerment meint also die Zurückgewinnung von Stärke und Einfluss betroffener Menschen auf ihr eigenes Leben und steht für eine Emanzipation der Betroffenen" (S. 33).

Recovery und Empowerment – diese Konzepte beschreiben sehr zutreffend, was eine Gesundung von BPS für Betroffene bedeutet. Kurz gesagt ist es das Sich-Stützen auf seine Stärken und der gesunde Umgang und Nachsicht mit seinen Schwächen.

Schwächen beziehen sich hier zum einen auf den Betroffenen selbst, aber auch auf dessen Umfeld. Die Alltagserfahrungen von Betroffenen zeigen immer wieder, dass sich die Botschaft „Gesundung ist möglich" in einigen Bereichen noch nicht durchgesetzt hat und es als fast unmöglich angesehen wird, die einmal erhaltene Diagnose Borderline wieder loszuwerden. Selbst wenn sie wegen ganz anderer Beschwerden in ärztlicher Behandlung waren, wird regelmäßig in den Arztberichten die Borderline-Diagnose vermerkt.

> „Ich erfülle schon seit einigen Jahren nicht mehr die Diagnosekriterien einer Borderline-Störung, und ich würde auch sagen, dass das überhaupt nicht mehr mein Problem ist. Trotzdem bin ich noch wegen Depressionen in psychiatrischer Behandlung. Wenn ich eine Krankschreibung bekomme, steht hier aber immer noch F60.31 – Borderline-Persönlichkeitsstörung – drauf. Nimmt mich meine Psychiaterin denn nicht ernst?“
>
> (Sandra)

Ähnlich kann es Betroffenen bei der Job-Suche ergehen. Gerade im sozialen Bereich, in welchem man das Störungsbild kennt, kann es schwierig sein, Fuß zu fassen. Dass ehemalige Borderline-Patienten in sozialen Berufen erfolgreich sein können, passt vielfach immer noch nicht in die bestehenden Vorstellungen. Eine Betroffene berichtet im Trialog, dass sie eine Ausbildung zur Kinder- und Jugendpsychotherapeutin machen wollte und aufgrund ihres persönlichen Lebenslaufes, den sie vorlegen musste, abgelehnt wurde. Und das, obwohl sie schon mehrere Jahre als Sozialpädagogin arbeitete.

Bohus schreibt in seinem Ratgeber für Borderline-Betroffene, dass die meisten mit 45 Jahren die Borderline-Symptomatik überwunden haben (Bohus & Reicherzer, 2012). Durch diese Feststellung haben sich Erwartungen verändert. Dennoch begegnen Borderline-Betroffene unterschiedlichen Haltungen. Einerseits: „Die Prognose ist gut, und wenn die Betroffenen die Störung überwunden haben, verfügen sie über gute Ressourcen – gerade im sozialen Bereich!“, und andererseits: „Gesundung kann nicht wirklich in allen Lebensbereichen erreicht werden. Zumindest eine Unfähigkeit, mit Stress umzugehen, und eine eingeschränkte Belastbarkeit werden immer bleiben.“ So verwundert es nicht, dass eine Verunsicherung und sogar eine eher pessimistische Grundhaltung bei den Betroffenen zu finden ist:

> „Generell denke ich nicht, dass es eine ‚Gesundung‘ gibt, sondern nur ein besseres Handling und Verständnis für den Umgang mit Borderline. Die Persönlichkeit zu heilen oder gesunden zu lassen finde ich doch sehr anmaßend und wieder derartig daneben, dass es an Sarkasmus grenzt, dies überhaupt zu behaupten! Es macht mich wütend und hilflos und setzt einen noch zusätzlich unter Druck“
>
> (Alex)

Letztlich ist die Frage nach der Gesundung eine sehr persönliche, eine individuelle Betrachtung des eigenen Lebensweges. Es sind nicht die Statistiken, es sind die Erfahrungen von Betroffenen, die anderen überzeugend Mut machen können und ein facettenreicheres Bild davon geben, wie es ist, mit Borderline älter zu werden.

Wichtige Variablen für die Gesundung

Natürlich muss man berücksichtigen, dass die Borderline-Störung nicht bei jedem gleich ausgeprägt ist. Die Betroffenen haben auf dem Weg zur Gesundung sehr unterschiedliche Startbedingungen. Im günstigsten Fall wird die Diagnose frühzeitig gestellt, und es folgen die richtigen Therapien. Dann hat der Betroffene gute Chancen, die Problematik bald in den Griff zu kriegen, sich wieder handlungsfähiger in seinem Alltag zu fühlen und zu mehr Lebensqualität zu finden. Der Verlauf der Borderline-Störung hängt aber noch von weiteren Variablen ab:

- In welchem Umfeld wachsen die Betroffenen auf?
- Wie schnell gelingt es, an die richtigen Hilfen zu kommen?
- Welche Komorbiditäten bestehen neben der Borderline-Störung?
- Aber auch: Welches Temperament bringt jemand mit?

Eine Betroffene beschreibt beispielsweise, dass ihr ihr Sturkopf oft geholfen hat, sich aus Krisen herauszuarbeiten. Dabei seien auch die Resilienzfaktoren erwähnt, also Faktoren, die die seelische Widerstandskraft begünstigen. Sie benennen gewissermaßen das seelische Immunsystem. Gemeint sind hier durch Veranlagung mitgebrachte und auch erworbene Fähigkeiten, die vor psychischer Krankheit (trotz widriger Bedingungen) schützen. Dies können unter anderem Intelligenz sein, Imaginationsfähigkeit / Fantasie, Empathie und Optimismus – Eigenschaften, die für eine gelingende Auseinandersetzung mit Krisen und Krankheiten unterstützend sind.

Mitentscheidend dafür, wie eine Veränderung und Entwicklung wahrgenommen wird, sind die Erwartungen, die man an eine Gesundung hat. Welche Vorstellungen hat man davon, was sich verändern muss, um sich als gesünder zu erleben? Sind die Erwartungen sehr hoch, ist die Kluft zwischen Wunsch und Wirklichkeit zunächst sehr groß. Diese Vorstellungen sollten dann überprüft werden:

- Sind es die eigenen Erwartungen?
- Sind es gesellschaftliche Vorgaben?
- Fühle ich mich nur dann gesund, wenn ich den Erwartungen der Familie entspreche?
- Oder messe ich die Veränderung an der durchlebten Entwicklung?

> „Früher dachte ich, ein Leben ohne Borderline wäre ein andauerndes Hochgefühl; nur Glück und schöne Ereignisse. Dann lernte ich, dass mein Glück darin besteht, einen ganz normalen Alltag leben zu können. Gesund sein heißt für mich nicht, ein großartiges, funkelndes, buntes Leben, sondern einfach nur Normalität leben zu können."
>
> (Anna)

> „Gesund zu sein bedeutet für mich eigentlich nichts Großes. Ich fühl mich schon gut, wenn es mir mal über einen längeren Zeitraum gut geht und alles einigermaßen läuft. Die unsichtbaren Zeiten sind, wenn ich einfach mal abschalten kann. Mein Leben lebe und ich über nichts Schlechtes nachdenken muss. Wenn ich die Zeit, die ich habe, genießen kann, ohne über morgen nachdenken zu müssen."
>
> (Jennifer)

12.2 Symptomverschiebung

Der Begriff der Symptomverschiebung ist in der Psychotherapie schon früh diskutiert worden. Man versteht darunter das Phänomen, dass die Symptome einer Störung sich verändern können, auch wenn oder gerade weil die zugrunde liegenden Ursachen, z. B. innere Konflikte oder Entwicklungsdefizite, weiter bestehen. Im längerfristigen Verlauf der BPS ist solch ein Wechsel der Symptome durchaus üblich. So kann beispielsweise eine Essstörung durch eine Zwangssymptomatik „abgelöst" oder eine Depression durch einen Substanzmittelmissbrauch „aufgelöst" werden.

Dieses Phänomen betrifft in der Regel die instabilen Phasen vor dem 40. Lebensjahr eines Betroffenen. Jenseits der 40 wird davon ausgegangen, dass eine gewisse Beruhigung der Emotionalität eintritt, wie es auch bei Gesunden der Fall ist. Von einer Symptomverschiebung kann auch dann gesprochen werden, wenn die Impulsivität und die damit zusammenhängenden Verhaltensweisen nicht mehr dominierend sind, sondern eher die Identitäts- und Beziehungsprobleme. Diese können mitunter durch eine erfolgte Eheschließung oder das Vorhandensein von Kindern sehr verstrickt und komplex sein.

Die in jungen Jahren vorherrschende Problematik der Identitätsfindung kann sich ebenfalls wandeln, weil die zwischenzeitlichen Versuche der Identitätsstabilisierung möglicherweise nicht erfolgreich waren. Die noch offenen existenziellen Fragen, die den Betroffenen zu einer Art Bilanzierung zwingen, können intensive Selbstzweifel und Selbstabwertungen zur Folge haben. Auf den ersten Blick mag dies an die sogenannte Midlife-Crisis erinnern: Ab einem gewissen Alter sind nicht mehr alle Wege offen. Für Borderline-Betroffene ist die Situation in den „Vierzigern" jedoch eine etwas andere. Die Fragen, die sich aufdrängen, haben einen anderen Fokus, und vielfach entsteht bei den Betroffenen der Eindruck, dass das Leben immer nur anstrengend war und auch weiterhin so sein wird. Dies erfordert mehr Energie und Mut, sich der Zukunft zu stellen:

- Was habe ich alles versäumt durch lange Krisen? Welche Erfahrungen waren gar nicht möglich? Als ich jahrelang in der Psychiatrie war, haben meine gleichaltrigen Freunde so viel erlebt, von dem sie heute noch zehren können. Reisen, Beziehungen, berufliche Erfahrungen …
- Ich hätte gerne Kinder gehabt, es war aber durch meine Probleme mit Nähe in Beziehungen nicht möglich. Nun bin ich zu alt, um das nachholen zu können.
- Ich habe gar nichts von der Welt gesehen, weil es für mich immer eine Krise bedeutete, meinen stabilen Alltag und meine Wohnung zu verlassen.
- Bis ich 35 Jahre alt war, habe ich immer nur gegen die Borderline-Störung gekämpft und musste viel Therapie machen, um mir ein einigermaßen normales Leben aufzubauen. Jetzt fühle ich zwar viel Nachholbedarf in Sachen „Leben",

aber ich habe einfach nicht mehr so viel Energie zur Verfügung. Es lohnt sich gar nicht mehr …

- Jetzt mit Anfang 40 habe ich die Borderline-Störung zwar sehr gut bewältigt, aber ich werde noch die nächsten zehn Jahre die Schulden abzahlen müssen, die durch die Fressanfälle und die Kaufsucht in den „heißen Jahren“ mit Borderline entstanden sind. Das ist enorm frustrierend!

Nicht selten führt dies zu einer Spätform von Suizidalität. Das bereits erwähnte radikale Akzeptieren ist hier unverzichtbar. Zudem kommt es altersbedingt zu einer gewissen Beruhigung der Situation, auch durch die reichlichen Erfahrungen mit der Ent-Dramatisierung der Lebensgestaltung. Die positive Nachricht lautet, dass viele Betroffene im fortgeschrittenen Alter ihren eigenen Stil tatsächlich gefunden, langjährig bestehende Freundschaften gepflegt haben sowie gewachsene Beziehungen in ihrem sozialen Umfeld und bewährte Möglichkeiten der Freizeitgestaltung vorfinden. So kann ein relativ ruhiges Leben geführt werden. Einige Betroffene entwickeln auch eine gewisse Milde ihren eigenen Störungsanteilen gegenüber.

12.3 Trauerbewältigung

Im Trialog beschreiben Betroffene, wie sie im Prozess der Gesundung wiederkehrend von einer Trauer überwältigt werden. Diese Trauer bezieht sich auf verpasste Chancen in den Zeiten, in denen die Borderline-Symptomatik die eigenen Fähigkeiten und das Potenzial des Einzelnen unter sich begraben hat. Es geht vielleicht auch darum, eine Ausbildung zu haben, die nicht den vorhandenen Talenten entspricht; um Lebenszeit, die einem rückblickend als vergeudet vorkommen kann, weil man sie in Kliniken verbracht hat, und Ähnliches. Vergangenheitsbewahrer – dies sind Menschen, die einen schon in den Krisenzeiten kannten und noch immer Teil des sozialen Netzes und offen für einen Austausch sind – können helfen, die Entwicklung zu würdigen. Es versöhnt, wenn man betrachtet, was man trotz allem unter schwierigen Umständen geschafft hat – anstatt sich ständig vor Augen zu führen, welche Wünsche nicht in Erfüllung gegangen sind und was man (noch) nicht erreicht hat.

Auf dem Weg zur Gesundung müssen die Betroffenen lernen, auch mit den physischen und somit sichtbaren Folgen der Störung umzugehen. In der „akuten Zeit“ sind den Betroffenen die Narben der Selbstverletzungen meistens egal. Aber einige Jahre später wird einem das Ausmaß der Einschränkungen, die dies bedeuten kann, erst bewusst: sich auch im Hochsommer nicht kurzärmelig kleiden zu können, „dumme“ Fragen oder beschämende Blicke, wenn jemand die Narben doch entdeckt, oder auch ganz einfach feststellen zu müssen, dass der Körper durch die Narben eben nicht schön oder sogar nicht mehr unbeschadet und intakt ist. Möglicherweise gibt es ernste körperliche Beeinträchtigungen, wie bei einer Betroffenen, der nach einem Suizidversuch beide Beine amputiert werden mussten. Mit diesen Folgen wird man sich zeitlebens auseinandersetzen müssen. Es ist nicht rückgängig zu machen, wird immer Teil des Lebens bleiben.

> „Obwohl ich mein Studium abgeschlossen habe, habe ich mich erst mal unheimlich dafür geschämt, dass ich so lange studiert habe. Ich hatte wegen eines langen Klinikaufenthalts mehrere Urlaubssemester. Dann ist mir aufgefallen, dass andere Mitstudenten teilweise auch eine sehr lange Studiendauer hatten. Allerdings, weil sie in dieser Zeit Kinder bekommen haben oder einen Angehörigen gepflegt haben. Ich war dann eigentlich erleichtert, dass ich meine Krankheitsphase in einem langen Studium verstecken konnte. Mein Lebenslauf sieht dadurch beinahe lückenlos aus."
>
> (Lena)

Die für Außenstehende unsichtbaren Folgen können ebenso belastend sein. In sozialen Kontakten wird es immer wieder Situationen geben, in denen einem bewusst wird, dass man über Erfahrungen verfügt, die man mit den meisten anderen nicht teilen kann. Im Small Talk auf einer Party, wenn neue Nachbarn sich vorstellen, oder auch, wenn man einem Verein beitritt, wird man immer wieder damit konfrontiert sein, große Teile, die die eigene Biografie und die Identität ausmachen, nicht mitteilen zu können oder auch nicht zu wollen. Ein Gefühl, nur „unvollständig" wahrgenommen zu werden, kann in unangenehmer Weise stetig an die Vergangenheit erinnern, und das Gefühl, „anders zu sein", haftet weiterhin an.

Die innere Haltung macht den Unterschied

Die Folgeerscheinungen müssen aber nicht allesamt negativ sein oder so bewertet werden.

> „Ich kenne jahrelange Dauer-Krisen. Lebensphasen, in denen mir komplett Mut, Hoffnung und Freude fehlten. Das hat dazu geführt, dass ich heute froh bin, wenn es mir einfach nur einigermaßen gut geht. Ich kann mich an kleinen, ganz alltäglichen Dingen freuen. Wenn ich mich abends ins Bett lege und mein Kater sich an mich kuschelt, denke ich jedes Mal, „das ist der schönste Moment in meinem Leben!"
>
> (Anna)

Damit beschreibt Anna die positiven Auswirkungen, die eine lange Erkrankung haben kann. Diese innere Haltung entsteht nicht automatisch, sie muss entwickelt und gepflegt werden. Dabei kann eine Psychotherapie helfen, aber auch die Entdeckung der eigenen Spiritualität. Sich die Erlaubnis zu geben, etwas zu genießen, oder etwas im eigenen Leben, an sich selbst gut zu finden, das hat mit dem Selbstwerterleben zu tun. Sich erlauben, sich wertvoll oder auch kompetent zu fühlen, erfordert eine freundlichere Haltung zu sich selbst. Die Entwicklung sehen und wertschätzen zu können verhilft zu der Gewissheit und dem Vertrauen, selbstwirksam handeln zu können.

Auch wenn eine vollständige Gesundung nicht für jeden erreicht wird oder die positiven Entwicklungen zwar da sind, aber nicht den ursprünglichen eigenen Vorstellungen entsprechen, ist Veränderung möglich. Dann ist der Fokus stärker auf die individuelle Lebensqualität gerichtet. Dabei geht es auch um die Entwicklung von eigenen Werten, Zielen und Möglichkeiten, diese im Alltag erreichen zu können.

Es gibt sie, die Borderline-Betroffenen, die die Symptome bewältigt haben und für die die Borderline-Diagnose keine Rolle mehr im aktuellen Leben spielt. Sie tauchen in den trialogischen Gesprächsrunden eher selten auf, weil sie kein Bedürfnis haben, sich weiterhin mit der Störung auseinanderzusetzen. Die Trialogteilnehmer, die sich als gesundete Betroffene definieren, sind jedoch sehr wichtig für den gemeinsamen Austausch. Sie erzählen überzeugend davon, dass Veränderung möglich ist.

12.4 Zukunftsängste

> „Ich habe oft Angst davor, meine Arbeit zu verlieren, pleite zu gehen und kein Geld mehr zu haben. Auch sorge ich mich darum, wie es mal sein könnte, wenn ich alt und gebrechlich bin, keine Familie mehr und nie Kinder gehabt habe, somit völlig allein dasteh. Oder auch körperlich nicht mehr in der Lage zu sein, meine Wohnung zu verlassen, und damit Freiheit zu verlieren. Das wäre unerträglich für mich. Ängste vor einem ‚Rückfall' in eine Depression und vor einem Beziehungsende mit meinem Partner sind ebenfalls da. Einfach davor, mal völlig allein dazustehen!"
>
> (Flautato)

> „Meine allergrößte Angst ist, alles was ich mir so mühsam aufgebaut habe, wieder zu verlieren. Und wenn wieder eine Krise kommt, habe ich Angst, dass sie trotz aller erlernten Selbsthilfestrategien doch wieder so heftig wird wie beim ersten Mal, als ich für vier Jahre in der Psychiatrie gelandet bin! Das wäre für mich wirklich eine Katastrophe."
>
> (Lena)

> „Leider gibt es auch Ängste, die die Störung mit sich gebracht haben, die immer noch an mir nagen. Ängste, dass es wieder so werden kann. Dass ich wieder in Kreisläufen stecken bleibe."
>
> (Lorelei)

Unterscheiden sich die Zukunftsängste von Borderline-Betroffene von denen gesunder Menschen? Ja und Nein. Nirgendwo gibt es eine Garantie dafür, dass die weitere Entwicklung positiv verläuft oder die gewonnene, meist schwer erarbeitete Stabilität erhalten werden kann. Die Angst vor dem Ungewissen kennen alle Menschen. Borderline-Betroffene haben eher die Tendenz anzunehmen, dass die Dinge im Leben unkontrollierbar sind und man stets schicksalshaften Ereignissen ausgeliefert ist. Sie rechnen nicht unbedingt mit dem Positiven.

Berechtigt ist auch die Angst vor Erschöpfung im Sinne eines Burn-outs als Folge der Borderline-Störung. Betroffene berichten, dass sie zunächst viel Kraft und Energie in sich haben, aber der Alltag mit Borderline auch so anstrengend ist, dass die Reserven irgendwann aufgebraucht sind. Es gelingt eine Zeit lang, eine Funktionalität aufrechtzuerhalten und gleichzeitig an der inneren Front zu kämpfen, bis der Einbruch kommt und man vielleicht auch bemerkt, wie das Auftanken nicht gut funktioniert hat oder eine Art „Leck“ im Energie-Tank ist. Hier können wieder die älteren Betroffenen den Jüngeren den Rat mitgeben, sich frühzeitig um den Energiehaushalt zu kümmern, sich möglichst gut in Selbstfürsorge zu üben und sich Erholungszeiten zu gönnen.

Wenn man schon sehr früh mit psychischer Belastung zu kämpfen hat, wird es schwer sein, sich von der Idee zu lösen, dass alles noch viel schlimmer werden könnte. Den Hang zum Katastrophendenken kennen gerade Borderline-Betroffene gut. Es mag dennoch manchen gelingen, sich eine offensive positive Haltung anzueignen, nach dem Motto: Es ging mir lange genug schlecht in meinem Leben, jetzt kommt die Sonnenseite, und ich tue mir Gutes, wo immer es geht! Eine solche Haltung ermöglicht es, den Fokus der Wahrnehmung eher auf das Gute und Schöne zu richten.

Zukunftsängste zu überwinden ist sicherlich eine Lebenskunst, die einem nicht unbedingt in die Wiege gelegt ist. Dem Leben wieder zu vertrauen, nachdem man die Schattenseiten der Existenz kennengelernt hat, ist ein herausfordernder Prozess. Möglicherweise ist nach abgeschlossener Borderline-Behandlung dann noch eine anschließende Traumatherapie erforderlich, um dieses Grundvertrauen zurückzuerlangen bzw. neu zu erlernen.

Mut zur Zukunft

Borderline-Betroffene haben gute Gründe, zuversichtlich in die Zukunft zu blicken und mutig ihren Weg zu gehen. Dies mag auf den ersten Blick provokant oder gar sarkastisch klingen. Doch es ist eine Frage der Perspektive. Wie würde man ein Kind ermutigen, nach einem verlorenen Fußballspiel weiter zu trainieren? Man würde sich dem Kind freundlich zuwenden, es an die Stärken und Fähigkeiten erinnern und es ermutigen, „dran“zubleiben. Vielleicht würde man auch betonen, welchen Wert das Kind – völlig unabhängig von einer erlebten Niederlage – hat. Diese optimistische, unterstützende Haltung sich selbst gegenüber gelingt anfangs vermutlich nur schwerfällig, zögernd – aber man kann sie üben, bis es immer leichter wird.

Als Borderline-Betroffener ist man auf jeden Fall krisenerprobt. Das Vertrauen in die Fähigkeit, Krisen bewältigen zu können, macht ein Stück des Mutes zur Zukunft aus.

Dass Veränderung möglich ist, kann schon durch kleine Dinge im Alltag erfahrbar gemacht werden. Einfach einmal etwas Neues ausprobieren, eine Weile dabeibleiben und dann wahrnehmen, welche Fortschritte möglich waren.

Auf dem Weg durchs Leben ab und zu innehalten und auf das Erreichte zurückblicken, das stärkt den Mut zum Weitergehen. Es geht darum, den Erfahrungsschatz zu betrachten und ihn als eine wahre Bereicherung im Leben zu verstehen. Von ehemaligen Borderline-Patienten hört man oft, dass sie ihre Biografie nicht mit irgendjemand anderem tauschen möchten, auch wenn dies möglich wäre. Die Erfahrungen sind wertvoller Teil des Lebens, der unverwechselbaren, einzigartigen Geschichte.

Wandlung des Trialogs

Auch die Kommunikation und Auseinandersetzung im Trialog der drei beteiligten Gruppen wandeln sich beim gemeinsamen Älterwerden.

Das Verständnis wird immer größer und die Beziehungen wandeln sich. Es entstehen neue Prozesse – auch über die von allen gewünschte Gesundung hinaus.

Der gegenseitige Respekt wächst, Versöhnung wird möglich – und sogar Freundschaft.

Literatur

American Psychiatric Association (2005): *Leitlinien zur Behandlung der Borderline Persönlichkeitsstörung.* Hans Huber.

American Psychiatric Association (2013): *Diagnostisches und Statistisches Manual Psychischer Störungen DSM-5®.* In der deutschen Fassung von Falkai und Wittchen, mitherausgegeben von Döpfner, Gaebel, Maier, Rief, Saß und Zaudig (2014). Hogrefe Verlag.

Armbrust, M. & Jungbluth, G. (2009): „Stationäre Verhaltenstherapie für Menschen mit Persönlichkeitsstörungen in einem psychosomatischen Versorgungskrankenhaus". In: E. Fabian, B. Dulz & Ph. Martius (Hrsg.), *Stationäre Psychotherapie der Borderline-Störungen: Therapiespektrum und klinikspezifische Behandlungskonzepte.* Schattauer, S. 51–70.

Arntz, A. & van Genderen, H. (2010): *Schematherapie bei Borderline-Persönlichkeitsstörung.* Beltz.

Banzhaf, A. (2011): *Geschlechterunterschiede bei der Borderline-Persönlichkeitsstörung.* Unveröffentlichte Dissertation an der Freien Universität Berlin (einzusehen unter: ↗ http://www.diss.fu-berlin.de/diss/receive/FUDISS_thesis_000000021713?lang=en) NBN: urn:nbn:de:kobv:188-fudissthesis000000021713-8.

Bateman, A. & Fonagy, P. (1999): „Effectiveness of partial hospitalization in the treatment of borderline personality disorder: a randomized controlled trial". *American Journal of Psychiatry* 156(10):1563–9.

Bateman, A. & Fonagy, P. (2001): „Treatment of borderline personality disorder with psychoanalytically oriented partial hospitalization: an 18-month follow up". *American Journal of Psychiatry* 158: 36–42.

Bateman, A. & Fonagy, P. (2004): *Psychotherapy for BPS: Mentalization-based treatment.* Oxford University Press.

Bateman, A. & Fonagy, P. (2008): *Psychotherapie der Borderline-Persönlichkeitsstörung: Ein mentalisierungsgestütztes Behandlungskonzept.* Psychosozial-Verlag.

Bateman, A. & Fonagy, P. (2011): „Borderline-Persönlichkeitsstörung und Mentalisierungsbasierte Therapie. Das Mentalisierungsmodell der BPS". In B. Dulz, S. Herpertz, O. Kernberg & U. Sachsse: *Handbuch der Borderline-Störungen.* 2. Aufage. Schattauer, S. 570.

Beck, A., Freeman, A. et al. (1999): *Kognitive Therapie der Persönlichkeitsstörungen.* Beltz.

Berbalk, H. & Young, J. (2009): *Schematherapie.* In: J. Margraf & S. Schneider (Hrsg.): *Lehrbuch der Verhaltenstherapie. Bd. 1: Grundlagen, Diagnostik, Verfahren, Rahmenbedingungen.* Springer Verlag.

Berking, M. (2010): *Training emotionaler Kompetenzen.* Springer Verlag.

Berking, M. & von Känel, M. (2007): „Achtsamkeitstraining als psychotherapeutische Interventionsmethode. Konzeptklärung, klinische Anwendung und aktuelle Befundlage". *Psychotherapie, Psychosomatik und Medizinische Psychologie* 57: 170–177.

Bohus, M. (2002): *Borderline-Störung.* Hogrefe.

Bohus, M. & Reicherzer, M. (2012): *Ratgeber Borderline-Störung : Informationen für Betroffene und Angehörige.* Hogrefe.

Bohus, M. & Wolf, M. (2009): *Interaktives SkillsTraining für Borderline-Patienten.* Schattauer.

Bohus, M., Buchheim, P., Doering, S., Herpertz, S., Kapfhammer, H., Linden, M., Müller-Isberner, R., Renneberg, B., Sass, H., Schmitz, B., Schweiger, U., Resch, F., Tress, W. (2009): *S2-Praxisleitlinien in Psychiatrie und Psychotherapie.* Band 1: „Behandlungsleitlinie Persönlichkeitsstörungen". Steinkopff.

Brunner, R. & Resch, F. (2009): *Borderline-Störungen und selbstverletzendes Verhalten bei Jugendlichen.* Vandenhoeck & Ruprecht.

Bungert, M., Liebke, L., Thome, J., Katrin Haeussler, K., Bohus, M. & Lis, S. (2015): „Rejection sensitivity and symptom severity in patients with borderline personality disorder: effects of childhood maltreatment and self-esteem". *Borderline Personality Disorder and Emotion Dysregulation* 2:4, 15–25.

Clarkin, J., Levy, K., Lenzenweger, M. & Kernberg, O. (2004). „The Personality Disorders Institute/Borderline Personality Disorder Research Foundation randomized control trial for borderline personality disorder: Rationale, methods, and patient characteristics". *Journal of Personality Disorders,* 18, 52–72.

Clarkin, J., Yeomans, F. & Kernberg, O. (1999): *Psychotherapy for Borderline Personality.* Wiley.

Clarkin, J., Yeomans, F. & Kernberg, O. (2001): *Psychotherapie der Borderline-Persönlichkeit. Manual zur psychodynamischen Therapie.* Schattauer.

D'Zurilla T. J. & Goldfried, M. R. (1971). Problem Solving and Behavior Modification. *Journal of Abnormal Psychology,* 78, 107–126.

Driessen, M., Beblo, T., Reddemann, L., Rau, H., Lange, W., Silva, A., Berea, R.C. , Wulff, H., Ratzka, S.: (2002): „Ist die Borderline-Persönlichkeitsstörung eine komplexe posttraumatische Störung? Zum Stand der Forschung". *Nervenarzt,* 73:820–829.

Dulz, B., Benecke, C. & Richter-Appelt, H. (2009): *Borderline-Störungen und Sexualität: Ätiologie - Störungsbild -Therapie.* Schattauer.

Dulz, B, Herpertz, S., Kernberg, O., & Sachsse, U. (Hrsg.) (2011): *Handbuch der Borderline-Störungen.* Schattauer.

Fiedler, P. (2007): *Persönlichkeitsstörungen.* Beltz.

Fleischhaker, C. & Schulz, E. (2010): *Borderline-Persönlichkeitsstörungen im Jugendalter.* Springer.

Fleischhaker, C., Sixt, B. & Schulz, E. (2011): *DBT-A: Dialektisch-behaviorale Therapie für Jugendliche.* Springer.

Fonagy, P. (1989): „On tolerating mental states : theory of mind in borderline patients". *Bulletin Anna Freud Centre* 12: 91–115.

Giesen-Bloo, J., van Dyck, R., Spinhoven, P., van Tilburg, W., Dirksen, C., van Asselt, T., Kremers, I., Nadort, M., Arntz, A. (2006): „Outpatient psychotherapy for borderline personality disorder: randomized trial of schema-focused therapy vs transference-focused psychotherapy". *Archives General Psychiatry* 63(6):649–58.

Goldenberg, G., Ziegler, W. & Karnath, H. (2014): *Klinische Neuropsychologie - Kognitive Neurologie.* Thieme.

Goldman, S., D`Angelo, E. & DeMaso, D. (1993): „Psychopathology in the families of children and adolescents with borderline personality disorder". *American Journal of Psychiatry* 150: 1832–1835.

Grawe, K. (2004): Neuropsychotherapie. Hogrefe.

Gunderson, J. G. (2010): „Revising the Borderline Diagnosis for DSM-5: An alternative proposal". *Journal of personality disorders,* 24(6), 694–708.

Gunderson, J. G. & Kolb, J.E. (1978): „Discriminating features of borderline patients". *American Journal of Psychiatry,* 132 (1), 1–10.
Gutz, L., Küpper, C., Renneberg, B. & Niedeggen, M. (2011): „Processing social participation: an event-related brain potential study". *Cognitive Neuroscience and Neuropsychology* Vol. 22, Issue 9; S. 453–458.
Herman, J. L. (2014): *Die Narben der Gewalt: Traumatische Erfahrungen verstehen und überwinden.* Junfermann Verlag.
Herpertz, S. (2007): „Neurobiologie und Borderline-Persönlichkeitsstörung". *Psychotherapie im Dialog,* 7; 8 (4); S. 342–346.
Herpertz, S. (2012): „Neuronale Marker gestörter Emotionsregulation und sozialer Interaktion bei der Borderline-Persönlichkeitsstörung". *Klinische Neurophysiologie* 43–V073.
Holmes, J. (2002): *John Bowlby und die Bindungstheorie.* Reinhardt.
Holodynski, M. (Hrsg,) (2012): *Emotionale Entwicklung: Funktion, Regulation und Soziokultureller Kontext von Emotionen.* Springer.
Jacob, G. & Arntz, A. (2010): „Schematherapie bei Borderline-Persönlichkeitsstörung". *Neuro aktuell* Bd. 24, Nr. 8 S. 31–33.
Jobst, A., Hörz, S., Birkhofer, A., Martius, P. & Rentrop, M. (2010): „Einstellung von Psychotherapeuten gegenüber der Behandlung von Patienten mit Borderline-Persönlichkeitsstörung". *Psychotherapie, Psychosomatik, Medizinische Psychologie,* 60(3/04), 126–131.
Kabat-Zinn, J. (2008): *Zur Besinnung kommen.* Arbor.
Kernberg, O. (1992): *Objektbeziehungen und Praxis der Psychoanalyse.* Klett-Cotta.
Kernberg, O. (2012): „Zur Differenzialdiagnose von bipolarer Störung, Depression, ADHS sowie Persönlichkeitsstörungen". *PTT Persönlichkeitsstörungen* 16:163–175.
Kernberg, O., Dulz, B. & Sachsse, U. (2000): *Handbuch der Borderline-Störungen.* Schattauer.
Knuf, A. (2009): *Gesundung ist möglich! Borderline-Betroffene berichten.* 4. Auflage. Balance Buch + Medien Verlag.
Knuf, A. & Tilly, Chr. (2009): *Borderline: Das Selbsthilfebuch.* Balance Buch + Medien Verlag.
Körner, H. (Hrsg.) (1996): *Die Farben der Wirklichkeit.* Körner Verlag.
Kreisman, J. J. & Straus, H. (1992): *Ich hasse dich, verlass mich nicht.* Kösel.
Kröger, C., Harbeck, S., Rickert, I., Wollburg, E., Gersch, K., Armbrust, M. & Kliem, S. (2013): „Remission, Response und deren Prädiktion nach einer Dialektisch-Behavioralen Therapie der Borderline-Persönlichkeitsstörung im stationären Setting". *Zeitschrift für Klinische Psychologie und Psychotherapie,* 42 (1), 45–54.
Kröger, C. & Kosfelder, J. (2007): „Eine Meta-Analyse zur Wirksamkeit der Dialektisch Behavioralen Therapie bei Borderline-Persönlichkeitsstörungen". *Zeitschrift für Klinische Psychologie und Psychotherapie* 36 (1): 11–17.
Kröger, C. & Unckel, C. (2006): *Borderline-Störung: Wie mir die dialektisch-behaviorale Therapie geholfen hat.* Hogrefe.
Lawson, Chr. A. (2006): *Borderline-Mütter und ihre Kinder: Wege zur Bewältigung einer schwierigen Beziehung.* Psychosozial Verlag.
LeDoux, J. (2001): *Das Netz der Gefühle: Wie Emotionen entstehen.* Deutscher Taschenbuchverlag.
Leichsenring, F. & Leibing, E. (2003): „The effectiveness of psychodynamic psychotherapy and cognitive-behavioral therapy in personality disorders. A meta-analysis". *American Journal of Psychiatry* 160: 1223–1232.
Linehan, M. M. (1987): „Dialectical Behavior Therapy for Borderline Personality Disorder: Theory and Method". *Bulletin of The Menninger Clinic,* 51, S. 261–76.

Linehan, M. M. (1996): *Dialektisch-Behaviorale Therapie der BPS.* CIP-Medien.

Ludäscher, P., Bohus, M. & Schmahl, C. (2006): „Schmerzwahrnehmung und Schmerzverarbeitung bei der Borderline-Persönlichkeitsstörung". *PTT Persönlichkeitsstörungen,* Vol 10: No.3; S. 199–206.

Mason, P. & Kreger, R. (2009): *Schluss mit dem Eiertanz: Für Angehörige von Menschen mit Borderline.* Neuausgabe. Psychiatrie-Verlag.

Masterson, J. F. & James, U. (1993): *Die Sehnsucht nach dem wahren Selbst.* Klett-Cotta.

McKay, M. (2008): *Starke Emotionen meistern: DBT in der Praxis.* Junfermann Verlag.

Nadort, M., Arntz, A., Smit, J. H., Giesen-Bloo, J., Eikelenboom, M., Spinhoven, P., van Asselt, T., Wending, M. & van Dyck, R. (2009): „Implementation of outpatient schema therapy for borderline personality disorder with versus without crisis support by the therapist outside office hours: A randomized trial". *Behaviour Research and Therapy,* 47, 961–973.

Pagura, J., Stein, M.B., Bolton, J.M., Cox, B.J., Grant, B.F. & Sareen, J.: (2010): „Comorbidity of BPD and PTSD in the U.S. population". *Journal of Psychiatric Research* 44(16), 1190–1198.

Paris, J. (2008): *Treatment of Borderline Personality Disorder.* Guilford.

Petermann, F. & Winkel, S. (2009): *Selbstverletzendes Verhalten.* Hogrefe.

Potreck-Rose, S. (2008): *Von der Freude, den Selbstwert zu stärken.* Klett-Cotta.

Reich, J. (Hrsg.) (2013): *Übersehene Kinder: Biografien erwachsener Töchter von Borderline-Müttern.* 2. Auflage. Marta Press.

Remmel, A., Kernberg, O. & Vollmoeller, W. (2006): *Körper und Persönlichkeit.* Schattauer.

Renneberg, B., Herm, K., Hahn, A., Staebler, K., Lammers, C. & Roepke, S. (2012): „Perception of Social Participation in Borderline Personality Disorder". *Clinical Psychology & Psychotherapy* Vol. 19, Issue 6, S. 473–480.

Roediger, E. (2009): *Was ist Schematherapie? Eine Einführung in Grundlagen, Modell und Anwendung.* Junfermann Verlag.

Rosenbach, C. & Renneberg, B. (2011): „Rejected, Excluded, Ignored. The perception of social rejection and mental disorders – A Review". *Verhaltenstherapie,* 21(2), 87–98.

Ruiz-Sancho, A. & Gunderson, J. G. (2000): „Familien von Patienten mit Borderline-Persönlichkeitsstörung: ein Literaturüberblick". In: O. Kernberg, B. Dulz & U. Sachsse, *Handbuch der Borderline-Störungen.* 1. Auflage 2000, Schattauer.

Sachsse, U. (2008): *Selbstverletzendes Verhalten.* Vandenhoeck & Ruprecht.

Schlüter-Müller, S. Schmeck, K. & Schmid, M. (2009): „Borderline-Störungen bei Kindern und Jugendlichen". *Psychiatrie* 4/2009.

Schneider, W. & Lindenberger, U. (Hrsg.) (2012): *Entwicklungspsychologie.* Beltz.

Sender, I. (2000): *Ratgeber: Das Borderline-Syndrom.* CIP-Medien.

Sipos, V., Bohus, M. & Schweiger, U. (2011): „Dialektisch-behaviorale Therapie für Essstörungen (DBT-E)". *Psychotherapie, Psychosomatik, Medizinische Psychologie* 61(2): 87–91.

Spitzer, R. L. & Endicott, J. (1979): „Justification for separating schizotypal and borderline personality disorders". *Schizophrenia Bulletin* 5(1): 95–104.

Staebler, K., Renneberg, B., Stopsack, M., Fiedler, P., Weiler, M. & Roepke, S. (2011): „Facial emotional expression in reaction to social exclusion in borderline personality disorder". *Psychological Medicine* Vol.41, Issue 09, S. 1929–1938.

Szomoru, S. (2004): *Partnerbeziehung als Brutstätte von Borderline: Borderline-Persönlichkeiten und das Leid ihrer Angehörigen.* Starks-Sture Verlag.

Thich Nath Hanh (1996): *Das Wunder der Achtsamkeit.* Krüger Verlag.

Thielemeyer, N. (2011): *Psyche auf Grenzgang.* Wiesenburg.
Tilly, Chr. & Offermann, A. (2012): *Mama, Mia und das Schleuderprogramm.* Balance Buch + Medien Verlag.
Utschakowski, J., Gyöngyvér, S. & Bock, T. (Hg.) (2009): *Vom Erfahrenen zum Experten: Wie Peers die Psychiatrie verändern.* 5. Auflage. Psychiatrie Verlag.
Watkins, P. N. (2009): *Recovery – wieder genesen können. Ein Handbuch für Psychiatrie-Praktiker.* Huber.
Wiegrand-Grefe, S., Geers, P., Plass, A., Petermann, F. & Riedesser, P. (2009): „Kinder psychisch kranker Eltern: Zusammenhänge zwischen subjektiver elterlicher Beeinträchtigung und psychischer Auffälligkeit der Kinder aus Elternsicht". *Kindheit und Entwicklung – Zeitschrift für Klinische Kinderpsychologie* Vol. 18, No. 2, S. 111–121.
Wiegrand-Grefe, S., Mattejat, F. & Lenz, A. (Hrsg.) (2011): *Kinder mit psychischen kranken Eltern.* Vandenhoeck & Ruprecht.
Wilkinson-Ryan, T., Westen, D. (2000): „Identity disturbance in borderline personality disorder: an empirical investigation". *American Journal of Psychiatry* 157: 528–541.
Young, J. & Klosko, J. (2006): *Sein Leben neu erfinden.* Junfermann Verlag.
Young, J., Klosko, J., Weishaar, M. (2003): *Schema Therapy. A Practitioner's Guide.* Guilford Press. Dt. (2008): *Schematherapie. Ein praxisorientiertes Handbuch.* 2. Auflage. Junfermann Verlag.
Zanarini, M., Frankenburg F., Reich, D. & Fitzmaurice, G. (2010): „Time to Attainment of Recovery From Borderline Personality Disorder and Stability of Recovery": A 10-year Prospective Follow-Up Study. *American Journal of Psychiatry;* 167: 663–667.
Zanarini, M. & Hörz, S. (2011): „Epidemiologie und Langzeitverlauf der Borderline-Persönlichkeitsstörung"In: B. Dulz, S. Herpertz, O. Kernberg & U. Sachsse, *Handbuch der Borderline-Störungen.* 2. Auflage. Schattauer, S. 44.
Zanarini, M., Williams, A. A., Lewis, R. E., Reich, R. B., Vera, S. C., Marino. M. F., Levin, A., Yong, L. & Frankenburg, F. R. (1997): „Reported pathological childhood experiences associated with the development of borderline personality disorder". *American Journal of Psychiatry* 154: 1101–1106.

Internetquellen und -ressourcen

Schramm, St. (2013): „Immer auf der Kippe". Online unter ↗ http://www.zeit.de/2013/17/borderliner-psychisch-krank (Datum des letzten Zugriffs: 5.5.2015).

Bundesverband der Angehörigen psychisch Kranker: ↗ http://www.bapk.de (Datum des letzten Zugriffs: 5.5.2015)

Über das Konzept des „radikalen Akzeptierens/Annehmens": ↗ http://www.borderline-netzwerk.info/lexikon/borderline_annehmen.htm (Datum des letzten Zugriffs: 5.5.2015)

„Eltern sein mit Borderline", Homepage, die Information bereitstellt/Aufklärung leistet rund um das Thema „Eltern sein mit Borderline" bzw. „Mutter sein mit Borderline": ↗ http://www.eltern-sein-mit-borderline.de/de/eltern-sein-mit-borderline-2.html (Datum des letzten Zugriffs: 5.5.2015)

Die Seite wird betrieben von Dr. Wolfram Dorrmann (Institut für Verhaltenstherapie, Verhaltensmedizin und Sexuologie, IVS). Sie richtet sich sowohl an Praktiker und Wissenschaftler, die sich mit Psychotherapieforschung oder Psychotherapieausbildung und Supervision beschäftigen, als auch an Menschen in Krisen: ↗ http://www.krisen-intervention.de (Datum des letzten Zugriffs: 5.5.2015)

Informationen zu „Mama macht mich krank. Eine Dokumentation über die Kinder von psychisch Kranken“: ↗ http://www.medienprojekt-wuppertal.de/v_192 (Datum des letzten Zugriffs: 5.5.2015)

Neue Arbeit ist ein diakonisches Sozialunternehmen und Tochter der Evangelischen Gesellschaft Stuttgart e.V. Das Sozialunternehmen bietet in der Region Stuttgart Arbeitsperspektiven durch Beschäftigung, Integration, Qualifizierung und Vermittlung: ↗ http://www.neue-arbeit.de (Datum des letzten Zugriffs: 5.5.2015)

Einführung in die Übertragungsfokussierte Psychotherapie: ↗ http://www.tfp-institut-muenchen.de/pdf/clarkin_kap1.pdf (Datum des letzten Zugriffs: 5.5.2015)

Benediktushof, Seminar- und Tagungszentrum GmbH in Unterfranken: ↗ http://www.west-oestliche-weisheit.de/der-benediktushof.html (Datum des letzten Zugriffs: 5.5.2015)

Video „Teste deine Wahrnehmung“: ↗ http://www.youtube.com/watch?v=9hV8-tEka4E (Datum des letzten Zugriffs: 5.5.2015)

Über die Autoren

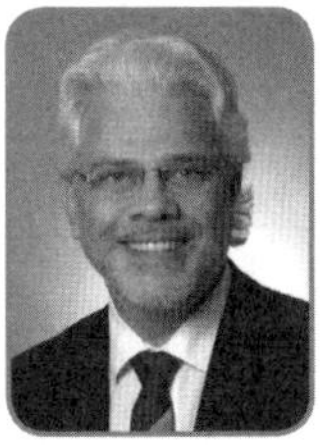

Dr. med. Michael Armbrust, 1960 in Esslingen a. N. geboren, ist Chefarzt an der Schön Klinik in Bad Bramstedt, wo er ab 1995 den Borderline-Behandlungsschwerpunkt aufbaute. Er ist leitender Arzt des Bereiches für Persönlichkeitsstörungen, ADHS und soziale Phobien. Michael Armbrust ist Facharzt für Psychotherapeutische Medizin und Facharzt für Psychiatrie. Er arbeitet als zertifizierter DBT-Therapeut und Supervisor und doziert an mehreren Ausbildungsinstituten zum Thema Verhaltenstherapie bei Persönlichkeitsstörungen. Er ist verheiratet und Vater von vier Kindern.

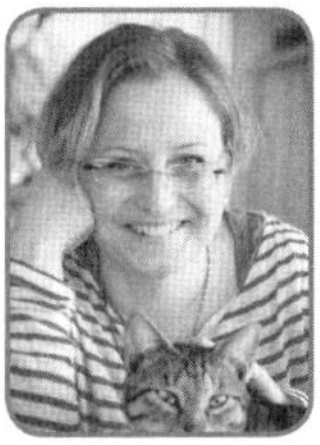

Anja Link, 1972 in Nordrhein-Westfalen geboren, Diplom-Sozialpädagogin (FH). Erfahrungswissen mit Borderline seit 1988, seit 2003 dialogische Fortbildungen, Mit-Begründerin des Borderline-Trialogs, seit 2006 Aufbau und Etablierung der bundesweit tätigen Borderline-Trialog Kontakt- und Informationsstelle in Nürnberg.